实用内科进展

医学项目编委会 主编

U0194136

华龄出版社
HUALING PRESS

图书在版编目（CIP）数据

实用内科进展 / 医学项目编委会主编 . -- 北京：
华龄出版社 , 2023.7
ISBN 978-7-5169-2506-5

Ⅰ . ①实… Ⅱ . ①医… Ⅲ . ①内科学 Ⅳ . ① R5

中国国家版本馆 CIP 数据核字 (2023) 第 059972 号

责任编辑	郑雍		责任印制	李未圻
书　　名	实用内科进展		作　　者	医学项目编委会
出　　版	华龄出版社 HUALING PRESS			
发　　行				
社　　址	北京市东城区安定门外大街甲 57 号		邮　编	100011
发　　行	（010）58122255		传　真	（010）84049572
承　　印	运河（唐山）印务有限公司			
版　　次	2023 年 7 月第 1 版		印　次	2023 年 7 月第 1 次印刷
规　　格	787mm×1092mm		开　本	1/16
印　　张	13.25		字　数	264 千字
书　　号	ISBN 978-7-5169-2506-5			
定　　价	128.00 元			

目　录

前　言

　　近年来随着基础医学理论与技术的蓬勃发展，临床医学内容的不断更新与深入，国人生活的环境条件不断变化，临床上常见病的疾病谱也在逐渐改变，疾病的诊断、治疗手段也在不断进步。为适应医学科学和临床研究迅速发展的形势，内科学这个大的学科相应也进入一个飞速发展的阶段。内科学与许多基础学科和其他临床学科有密切关系，所阐述的内容在整个临床医学的理论和实践中具有普遍意义，是学习和掌握其他临床学科的重要基础。药物是防治疾病的有力武器，在现代医疗中占有非常重要的地位。随着国内外医药行业的发展，越来越多的药物与剂型进入临床使用，药物与人体之间可互相影响，药物对人体的作用和人体对药物的反应均有着明显的差异性。因此，对症用药是每位临床医师随时需要面临的考验，同时也是临床医师需要不断进行研究的课题。为适应这一需要，不断总结和丰富临床诊治经验，提高内科医师解决常见和疑难问题的能力，特编写本书。

　　本书主要以内科常见病、多发病的临床诊断与治疗等为重点，如呼吸系统疾病、消化系统疾病、循环系统疾病、内分泌系统疾病等内科疾病。并对近年部分内科疾病的诊疗新技术、新进展进行概述，力求全书的科学性、先进性和创新性。本书在编写过程中，广泛收集了国内外有关内科疾病诊治的先进经验及近年临床研究进展，以确保内容的科学性、先进性和适用性。本书除了可满足临床医师使用外，还可作为医学院校学生课外读本。

编　者

第一章 心血管内科疾病

第一节 老年高血压

高血压发病率随年龄的升高而逐渐升高，老年人高血压的患病率为 45% 以上。因此，老年患者更应重视高血压筛查及防治。老年高血压具有血压波动大，易发生直立性低血压，以收缩压升高为主，脉压大，并发症多，临床表现多样化，药物反应不一致，自主神经功能受损等特点。老年高血压不同于单纯的原发性高血压，多并发症导致患者的多重用药，药物不良反应和依从性差等，这增加了老年高血压的防治难度。老年高血压患者存在多维健康风险，因此需要多样化的治疗策略来应对老年高血压的多种风险。基于精准医学的个体化治疗及多种干预措施联合应用成为制订治疗方案的趋势。

《中国老年高血压诊治共识》将老年高血压定义为年龄 ≥ 60 岁、血压持续或 3 次以上非同日坐位收缩压 ≥ 140mmHg 和（或）舒张压 ≥ 90mmHg。若收缩压 ≥ 140mmHg，舒张压 < 90mmHg，定义为单纯收缩期高血压。

一、危险因素

（一）不可变因素

包括年龄、种族、性别、遗传、心脑血管事件病史等。

（二）可变因素

1. 超重、肥胖

有科学证据证明，超重人群患高血压的危险比正常人群高 3~5 倍。

2. 吸烟史

烟叶中含有尼古丁（烟碱）会兴奋中枢神经和交感神经，使心率加快，同时也促使肾上腺释放儿茶酚胺，使小动脉收缩，导致血压升高。尼古丁还会刺激血管内的化学感受器，反射性地引起血压升高。

3. 饮酒

长期持续饮酒，每天超过 50g 白酒是高血压发病因素。中美心血管病流行病合作研究表明，男性持续饮酒者与不饮酒者比较，4 年内发生高血压的危险增高 40%，女性为 50%。饮酒者脑卒中发生率是不饮酒者的 1.4 倍。

4. 膳食高钠低钾

膳食中平均每人每日摄入食盐增加 2g，收缩压和舒张压均值分别增高 2mmHg 及 1.2mmHg，膳食钠 / 钾比值与血压呈正相关。

5. 缺乏体力活动

久坐少运动的人比爱运动的人发生高血压的风险增加 20% ～ 50%。

6. 其他

长期精神紧张、超负荷工作，缺乏社会支持与心血管疾病具有相关性。

二、发病机制

（一）老年人病理生理改变

老年人的生理特征主要是衰老或老化，表现为内脏器官与组织的萎缩，细胞数量的减少，再生能力降低，免疫功能低下，多种生理功能障碍。随着人体老化带来的动脉粥样硬化，首先侵犯心血管及脑血管，据统计，60 岁以上无动脉粥样硬化改变者仅占 17%。胆固醇积聚在动脉壁上，使动脉壁变厚，促使动脉粥样硬化，从而引起心肌梗死、脑卒中等不良心脑血管事件。目前，心脑血管病已成为威胁老年人健康的主要原因之一。

（二）老年收缩性高血压机制

大动脉粥样硬化、血管变硬，导致大血管弹性降低甚至消失、顺应性下降，进而导致收缩压升高，舒张压正常或降低，脉压加大。

三、临床表现

（一）收缩压升高、脉压增大

老年患者以单纯收缩期高血压多见，超过 1/2 的老年高血压为单纯收缩期高血压，脉压能预测老年患者心脑血管事件发生的危险性，脉压与动脉粥样硬化程度成正比关系。研究表明，冠心病的发生与收缩压的关系密切，脑卒中、左室肥厚、充血性心力衰竭方面尤为明显。

（二）血压波动明显

血压的波动极易受季节、活动等因素的影响，剧烈活动、季节变化均可导致血压不易控制。

（三）易发生直立性低血压

老年人因神经调节功能差、动脉弹性下降、体质虚弱等原因而较易发生直立性低血压，患者表现站立位比平卧位时收缩压降低超过 20mmHg，平均动脉压降低 10% 以上，且伴随视物模糊、头晕、乏力等症状。

（四）易出现假性高血压

假性高血压是指应用普通袖带法所测得的血压值大于经动脉穿刺直接测得的血压值。欧洲高血压治疗指南指出：假性高血压是由于严重的动脉粥样硬化妨碍了肱动脉的收缩，使测得的血压值假性升高，这在老年人中，尤其是在动脉粥样硬化较严重的老年人中常见。

（五）并发症多，症状严重

老年高血压患者病史均较长，血管功能存在明显的障碍，伴有多个靶器官功能的损害及多种危险因素，故极易并发出现冠心病、脑卒中、心力衰竭等疾病。

四、治疗

（一）治疗目标

老年高血压治疗的主要目标是保护靶器官，最大限度降低心脑血管事件和死亡的风险。≥ 65 岁老年人推荐血压控制目标 < 150/90mmHg，若能够耐受可降低至 140/90mmHg 以下。对于收缩压 140 ~ 149mmHg 的老年患者，可考虑使用降压药物治疗，在治疗过程中需监测血压变化及有无心、脑、肾灌注不足的临床表现。

对于高血压合并心、脑、肾等靶器官损害的老年患者，建议采取个体化、分级达标的治疗策略：首先将血压降低至 < 150/90mmHg，耐受良好者可降低至 < 140/90mmHg。对于年龄 < 80 岁且一般状况好、能耐受降压的老年患者，可降至 < 130/80mmHg；≥ 80 岁的患者，建议降至 < 150/90mmHg，如能耐受降压治疗，可降至 < 140/90mmHg。

对于有症状的颈动脉狭窄患者，降压治疗应慎重，不应过快过度降低血压，如能耐受可降至 < 140/90mmHg。过度降压不利于各重要脏器的血流灌注，增加了老年人昏厥、跌倒、骨折和死亡的风险。

对于伴有缺血性心脏病的老年高血压患者，在强调收缩压达标的同时应关注舒张压，舒张压 < 60mmHg 时应在密切监测下逐步达到收缩压目标。

（二）治疗策略

一般的降压治疗策略同样适用于老年高血压患者。但老年群体常合并冠心病、糖尿病等多种基础疾病，伴有多种危险因素，靶器官损害及并发症发生也相对较多。因此，老年高血压患者的治疗策略不应仅针对特定的血压水平，更需根据患者的血压值及危险分层采取不同的处理，综合平衡降压治疗给老年患者带来的风险和益处。治疗老年高血压应遵循缓慢、平稳、安全有效、个体化降压的原则。刚开始服用药物时应遵循从小剂量开始，优先选择长效制剂或复方制剂，以平稳控制血压的同时，最大可能地降低靶器官的损害。研究表明，大部分高血压患者需同时联合服用多种降压药物，才能将血压降至正常范围。因此，治疗老年高血压应依从联合用药的原则。在选择降压药物种类时，应综合考虑老年人的具体病情。治疗过程中需密切监测药物不良反应。

（三）治疗方法

1. 非药物治疗

非药物治疗是高血压治疗的基本措施，消除不利于心理和身体健康的行为和习惯，目的是降低血压、控制其他心血管危险因素和并存的临床疾病状况。具体内容如下：

（1）合理膳食，减少钠盐的摄入：中国营养学会推荐每人每日食盐量不超过 6 g。

（2）适当减轻体重：建议体重指数（BMI）应控制在 24kg/m² 以下。高血压患者 BMI 减少 10% 则可使患者的胰岛素抵抗、糖尿病、高脂血症和左心室肥厚有所改善。

（3）适当补充钾和钙盐：鼓励摄入新鲜蔬菜、水果、脱脂牛奶，以及富含钾、钙、膳食纤维、不饱和脂肪酸的食物。

（4）减少膳食脂肪摄入：脂肪量应控制在总热能的 25% 以下，饱和脂肪酸的量应 < 7%。研究证实，对于老年人，限制高脂饮食可预防高血压的发生，以及控制血压。

（5）限制饮酒：中国营养学会建议成年男性饮用酒精量 < 25g/d，相当于啤酒750mL，或葡萄酒 250mL 或白酒 75g；成年女性每日饮用酒精量 < 15g，相当于啤酒450mL，或葡萄酒 150mL，或白酒 50g。每日摄入酒精量 > 30g 者，随饮酒量的增加血压显著升高。此外，研究证实，饮酒降低降压药物的疗效，高血压患者应严格限制饮酒量。

（6）运动：运动有利于减轻体重和改善胰岛素抵抗，提高心血管调节能力，降低血压。可根据年龄及身体状况选择适合的运动方式，如快步行走，一般每周 3～5 次，每次 30～60 分钟。

（7）其他：减轻精神压力，保持心理平衡，避免情绪波动。

老年人（特别是高龄老年人）过于严格地控制饮食及限制食盐摄入可能导致营养障碍及电解质紊乱，应根据患者具体情况选择个体化的饮食治疗方案。过快、过度减轻体重可导致患者体力不佳影响生活质量，甚至导致抵抗力降低而易患其他系统疾病。因此，老年人应鼓励适度减轻体重而非短期内过度降低体重。运动方式更应因人而异，需结合患者体质状况及并存疾病等情况制订适宜的运动方案。

2. 药物治疗

（1）利尿药：利尿药以氯噻酮、氢氯噻嗪为主，价格较为低廉，且大部分患者耐受性较好，能够降低心血管事件发生率，成为高血压治疗的主要药物。临床上选择超过60岁的高血压患者作为研究对象，治疗前所有患者的血压均在160/90～240/120mmHg范围，分别采取氢氯噻嗪、氨苯蝶啶进行治疗，其中控制不佳者可增加甲基多巴，治疗后发现治疗组患者血压明显降低，随访5年中，与安慰剂组进行对比，治疗组心血管事件发生率明显降低。

（2）β受体阻断药：β受体阻断药属于传统降压药物，被应用于高血压治疗中已有数十年历史，但其降压效果存在较大争议。近几年临床上开展多项研究，均证明β受体阻断药在高血压患者治疗中具有重要意义，尤其是合并心肌梗死、心绞痛患者的治疗中。另外研究中还发现，β受体阻断药可降低心血管疾病的发生率及病死率，保障患者身心安全。选择65岁以上患者作为老年组，另选择65岁以下患者作为对照组，均采取β受体阻断药进行治疗，治疗前老年组立位血压水平明显低于对照组，治疗后发现老年人立位血压与治疗前相比明显升高，可能与神经反射有关。因此，β受体阻断药在老年患者中具有一定安全性。

（3）钙通道阻滞药：钙通道阻滞药属于临床上常见的降压药物，临床上经过多次实验发现钙通道阻滞药能够有效降低老年患者的血压水平，其治疗效果与利尿药相似，同时可应用于冠心病或者糖尿病患者中。既往研究表明，收缩压增高性高血压属于心血管事件中独立的危险因素，若能够采取以钙通道阻滞药为基础的治疗方式，能够直接减少患者收缩压水平，并降低心血管疾病的病死率，保障患者生命安全。

（4）血管紧张素转换酶抑制药（ACEI）：ACEI药物具有降低老年患者产生心血管事件发生率的效果，与利尿药相似。与氢氯噻嗪进行对比，ACEI能够促进男性老年患者的心血管事件降低17%左右，对女性患者效果相同。临床选择年龄超过60岁，同时合并高度心血管事件发生危险的患者，按照随机数字法分为两组，分别采取安慰剂与雷米普利进行治疗，所有患者随访5年，结果发现雷米普利组心血管病死率降低37%左右，脑卒中、心肌梗死发生率分别减少33%、23%左右。

（5）血管紧张素受体抑制药（ARB）：ARB药物的降压效果与ACEI具有一定相

似性，但用药后患者出现的不良反应较少。ARB 药物主要通过切断血管紧张素Ⅱ受体，抑制血管紧张素的升压效果，最终发挥出降压目的。选择 75 岁以上老年高血压患者，分别采取利尿药与 ARB 药物，随访中发现患者出现的不良反应有头痛及头晕等，其中 ARB 组患者并未出现低钾血症或者高尿酸血症等，说明老年患者对其耐受性较好，可成为临床上一线降压药物。

3. 特殊情况的降压治疗

老年高血压患者常并发冠心病、心功能不全、脑血管病、慢性肾疾病、糖尿病等，应根据个体特点选择降压治疗方案。

（1）卒中：急性缺血性卒中发病 1 周内降压治疗应谨慎，一般先处理焦虑、疼痛、恶心、呕吐和颅压增高等情况。若血压持续升高 ≥ 200/110mmHg，可使用降压药物缓慢降压（24 小时降压幅度 < 15%），并严密观察血压变化。急性缺血性卒中拟溶栓治疗时，血压应控制在 180/100mmHg 以内。急性缺血性卒中，如患者病情平稳，血压持续 > 140/90mmHg，可于卒中发病数天后恢复发病前使用的降压药物或启动降压药物治疗。缺血性卒中血压长期控制目标为 < 140/90mmHg，近期腔隙性脑梗死患者的血压可控制至 < 130/80mmHg。急性脑出血早期积极降压可能改善预后。如无禁忌，血压可降至 140/90mmHg。当颅内压增高时，血压 ≥ 180/100mmHg 时给予降压治疗，目标血压为 160/90mmHg。脑出血患者的血压长期控制目标 < 130/80mmHg。

（2）冠心病：血压控制目标 < 140/90mmHg，如能耐受降压治疗可降至 130/80mmHg。如无禁忌证，首选 β 受体阻滞药、血管紧张素转化酶抑制剂。血管紧张素转化酶抑制剂不能耐受时使用选择性阻断血管紧张素Ⅱ受体。血压或心绞痛难以控制时，可使用二氢吡啶类钙拮抗剂。舒张压 < 60mmHg 时降压应谨慎，在密切监测下逐步达到收缩压降压目标。

（3）慢性心力衰竭：血压控制目标 < 130/80mmHg，高龄患者 < 140/90mmHg。若无禁忌证，首选 β 受体阻滞药、血管紧张素转化酶抑制剂、利尿药及醛固酮拮抗药治疗。血管紧张素转化酶抑制剂不能耐受时使用选择性阻断血管紧张素Ⅱ受体替代。

（4）肾功能不全：血压控制目标 < 130/80mmHg，高龄患者 < 140/90mmHg。若无禁忌证，首选血管紧张素转化酶抑制剂或选择性阻断血管紧张素Ⅱ受体，从小剂量开始并监测肾功能和血钾变化。慢性肾疾病 4 期患者可使用二氢吡啶类钙拮抗剂、襻利尿药、α 受体阻滞药、β 受体阻滞药等，慎用血管紧张素转化酶抑制剂或选择性阻断血管紧张素Ⅱ受体。

（5）糖尿病：血压控制目标 < 140/90mmHg，若可耐受则降至 130/80mmHg。首选血管紧张素转化酶抑制剂或选择性阻断血管紧张素Ⅱ受体。

老年高血压治疗中需要考虑较多因素，不仅要全面掌握患者血压本身状况，同时还应重点关注老年患者合并的基础疾病，通过综合评估后选择合适的药物进行治疗。药物治疗过程中应从小剂量开始，同时还可以联合用药，从而提高治疗效果。切不可大幅度快速降压，临床应逐渐降压，从而降低心血管疾病的发生率、病死率，保障患者身心安全。

第二节 心绞痛

心绞痛是冠状动脉供血不足，心肌急剧的缺血、缺氧所引起的临床综合征。其疼痛主要特点是位于胸骨后阵发性压榨性疼痛或闷压不适，可放射至心前区和左上肢尺侧、右臂和两臂的外侧面或颈与下颌。常发生于劳力或情绪激动时，持续数分钟，休息或用硝酸酯制剂后缓解。值得注意是，有些病例表现为腹痛、牙痛甚至头痛等不典型症状。

一、心绞痛的分型

目前常采用的心绞痛分型包括 WHO 分型和 Braunwald 分型。

（一）WHO 分型

按照心绞痛的发作性质进行分型，分为劳力性心绞痛、自发性心绞痛和混合性心绞痛 3 型。

1. 劳力性心绞痛

力性心绞痛是由运动或其他心肌需氧量增加等因素诱发的心绞痛。

2. 自发性心绞痛

自发性心绞痛是由于心肌的供氧量减少所诱发的心绞痛。与劳力性心绞痛相比，自发性心绞痛疼痛持续时间一般较长，程度较重，且不易为硝酸甘油所缓解。

3. 混合性心绞痛

混合性心绞痛劳力性和自发性心绞痛同时并存。

（二）Braunwald 分型

按照心绞痛发作状况进行分型，分为稳定型心绞痛、不稳定型心绞痛和变异型心绞痛 3 型。

1. 稳定型心绞痛

稳定型心绞痛是由于劳力引起心肌缺血，导致胸部及附近部位的不适，可伴心功能障碍，但没有心肌坏死。其特点为前胸阵发性的压榨性窒息样感觉，主要位于胸骨后，可放射至心前区和左上肢尺侧面，也可放射至右臂和两臂的外侧面或颈与下颌部，持续数分钟，往往经休息或舌下含服硝酸甘油后迅速消失。

2. 不稳定型心绞痛

不稳定性心绞痛是由急性心肌缺血引起的临床综合征，是介于稳定性心绞痛与急性心肌梗死之间的心绞痛。包括初发型心绞痛、恶化劳力型心绞痛、静息型心绞痛、卧位型心绞痛和心肌梗死后心绞痛等。与 ST 段抬高型心肌梗死和非 ST 段抬高型心肌梗死并称急性冠脉综合征。

3. 变异型心绞痛

变异型心绞痛为自发性心绞痛的一种。1959 年，Prinzmetal 等将冠状动脉痉挛引起的缺血性心绞痛命名为"变异型心绞痛"，指出此心绞痛的发作与活动无关，疼痛发生在安静时，发作时心电图 ST 段抬高，发作过后 ST 段下降，不出现病理 Q 波。变异型心绞痛可导致急性心肌梗死及严重心律失常，甚至心室颤动及猝死。

二、临床表现

（一）症状

心绞痛主要临床表现即发作性胸痛，其疼痛特点如下。

1. 部位

典型的稳定型心绞痛主要位于胸骨体上段或中段之后，也可波及大部分心前区，可放射至左肩、左臂内侧直至无名指和小指。不典型者，疼痛可位于胸骨下段、左心前区或上腹部，放射至颈部、下颌、咽部、左肩胛部以及右胸前等处。

2. 性质

典型表现为压榨性、闷胀性或窒息性，偶伴濒死感。发作时，患者往往不自觉地停止活动，直至缓解。不典型者疼痛较轻，或仅有左前胸不适或发闷感。

3. 持续时间

疼痛出现后常逐步加重，历时 1～5 分钟，很少超过 15 分钟，可数天或数周发作一次或多次，严重者可一日发作数次。

4. 诱因

常由体力活动或应激（发怒、焦急、过度兴奋）诱发，吸烟、休克、心动过速、严重贫血、饱餐、寒冷、低血糖等也可是其诱因。

5. 缓解方式

一般于休息或舌下含服硝酸甘油片 1～2 分钟（很少超过 5 分钟）缓解。

（二）体征

不发作时一般无体征。心绞痛发作时，患者表情焦虑、皮肤苍白、冷或出汗。心率可正常、增快或减慢，以增快居多，可有房性或室性奔马律，可有一过性心尖区收缩期杂音（乳头肌供血不足引起功能失调致二尖瓣关闭不全而产生），第二心音可有逆分裂，血压可略高或降低，还可有交替脉或心前区抬举性搏动。

三、辅助检查

（一）实验室检查

1.心脏标志物

血清心肌酶和肌红蛋白以及肌钙蛋白 T、肌钙蛋白 I 的测定，有助于鉴别心肌梗死和"微小心肌损伤"，肌钙蛋白 T、肌钙蛋白 I 还有助于不稳定型心绞痛的危险分层。

2.C- 反应蛋白和白介素 –6

大多数不稳定型心绞痛患者血清 C- 反应蛋白（CRP）和白介素 -6 增高，而稳定型心绞痛则正常。

（二）其他辅助检查

1.心电图检查

心电图（electrocardiogram，ECG）是发现心肌缺血、诊断心绞痛的有效而无创性的方法。

（1）静息时 ECG：约半数以上患者无异常表现，可考虑进行动态心电图记录和（或）心脏负荷试验。也可能有陈旧性心肌梗死的改变或非特异性 ST 段和 T 波异常，有时出现房室或束支传导阻滞或室性、房性期前收缩等心律失常。

（2）心绞痛发作时 ECG：可见以 R 波为主的导联中，ST 段压低 0.1mV 以上，T 波平坦或倒置，发作过后数分钟内逐渐恢复。

（3）ECG 运动试验：常用活动平板运动、踏车运动等，这是评价心肌缺血最常用的无创检查方法，其敏感性达 70％，特异性达 70％～90％。典型心绞痛并且负荷 ECG 阳性者，诊断冠心病的准确率达 95％，阳性标准为运动中或运动后 ST 段水平型或下斜型压低 0.1mV（J 点后 60～80ms），持续超过 2 分钟。ECG 运动试验的适应证包括：①临床上可疑冠心病患者；②冠心病高危患者的筛查；③冠状动脉搭桥及心脏介入治疗前后的评价；④对陈旧性心肌梗死患者非梗死部位心肌缺血的监测。禁忌证包括：①急性心肌梗死（2 天内）；②高度危险的不稳定性心绞痛；③引起症状或影响血流动力学的未控制的心律失常；④活动性心内膜炎；⑤有症状的主动脉瓣狭窄；⑥失代偿性心力衰竭；⑦急性肺血栓形成或肺梗死；⑧急性非心脏性功能失调影响运动试验或被运动试验加剧；⑨急性心肌炎或心包炎；⑩躯体障碍影响安全性或运动量。

（4）动态 ECG：连续 24 小时或 24 小时以上的 ECG 记录，可发现 ST-T 改变和各种心律失常出现的时间与患者活动和症状的关联。ECG 上显示缺血性 ST-T 改变而当时无心绞痛发生时，称为无痛性心肌缺血。

2. 放射性核素心脏检查

放射性核素心脏检查包括心肌灌注显像、心室腔显像、心肌代谢显像等，有助于判断心肌缺血或坏死。

（1）静息和负荷心肌灌注显像可使静息时心肌无明显缺血的患者显形。

（2）放射性核素心腔造影有助于了解室壁运动和测定左心室射血分数。

3. 超声心动图检查

稳定性心绞痛患者静息超声心动图大部分无异常，负荷（主要为运动和药物负荷试验）超声心动图可帮助识别心肌缺血的范围和程度。

4. 磁共振成像检查

磁共振成像检查可同时获得心脏解剖、心肌灌注与代谢、心室功能及冠状动脉成像信息。

5.CT 检查

T 检查已被广泛用于无创性诊断冠状动脉病变，可检测冠状动脉的钙化、预测冠状动脉狭窄的存在、显示管壁上的斑块等。

6. 选择性冠状动脉造影检查

选择性冠状动脉造影检查是显示冠状动脉粥样硬化性病变最有价值的有创性检测手段。可分别显影出左、右冠状动脉直径至 $100\mu m$ 的分支。

7.X 线检查

无异常发现，或见主动脉增宽、心影增大、肺充血等。

四、诊断

（一）冠心病心绞痛诊断流程

（1）仅靠病史诊断，辅以体格检查和静息心电图适用于症状轻、典型并对药物治疗效果好的老年患者和不适合冠状动脉介入治疗的患者。

（2）心电图运动试验负荷超声、心肌核素成像以及运动核素血管成像等对存在严重功能障碍的患者进一步做冠脉造影，以确定冠脉介入治疗的适应证及选择何种介入治疗。

（3）冠状动脉造影适合不典型和症状较严重的患者，包括不稳定性心绞痛、早期梗死后心绞痛和冠状动脉介入治疗后早期症状复发者。

（二）危险度分层

1.临床危险评估

临床危险评估包括临床症状、体征、既往病史、危险因素和实验室检查等。

2.心脏收缩功能评估

左心室射血分数（Left ventricular ejection fraction，LVEF）是慢性稳定性冠心患者长期存活的强预测因素，LVEF < 35%年病死率 > 3%。

3.运动负荷心电图

评分高者年病死率高。

4.冠状动脉病变程度评估

通过狭窄部位、范围和严重程度进行评估，正常者12年存活率为91%，而三支病变患者12年存活率仅为50%。

（三）典型胸痛符合以下三个标准

（1）具备典型性质和持续时间的胸部不适。

（2）体力和情绪负荷诱发。

（3）休息和（或）硝酸酯药物可缓解。

不典型胸痛符合上述两项指标，而非心源性疼痛符合一项或不符合上述标准。

根据典型的发作特点和体征，含用硝酸甘油后缓解，结合年龄和存在冠心病高危因素加上心电图改变，除外其他原因所致的心绞痛，一般即可建立诊断。发作时心电图无改变的患者可考虑做心电图负荷试验或做24小时动态心电图连续监测，仍不能确诊者可考虑行冠脉CT和冠状动脉造影。

心绞痛严重度的分级根据加拿大心血管病学会分类分为4级。Ⅰ级：一般体力活动（如步行和登楼）不受限，仅在强、快或长时间劳力时发生心绞痛。Ⅱ级：一般体力活动轻度受限，快步、饭后、寒冷或刮风中、精神应激或醒后数小时内发作，步行2个街区以上、登楼一层以上和爬山均引起心绞痛。Ⅲ级：一般体力活动明显受限，步行1~2个街区，登楼一层引起心绞痛。Ⅳ级：一切体力活动都引起不适，静息时也发生心绞痛。

五、治疗

稳定型心绞痛治疗和药物的二级预防目的一是改善冠状动脉血供缓解症状，提高生活质量。二是改善预后，减少心力衰竭、心肌梗死、猝死等不良心血管事件发生，降低致死率和致残率，改善生存质量和延长患者生命。

（一）一般治疗

发作时立刻休息，一般患者在停止活动后症状即可消除。平时注意合理膳食，减盐减油、减糖，适量运动，维持健康体重，戒烟、戒酒，保持心理平衡及良好睡眠。

（二）药物治疗及二级预防

1. 硝酸酯类

主要通过扩张冠状动脉，增加冠脉循环血量，还可通过舒张静脉，增加静脉容量，减少静脉回流，降低心脏容积、室壁张力和前负荷，降低心肌耗氧量并舒张动脉，降低后负荷而减轻心脏射血阻力，与舒张静脉降低前负荷协同作用，降低心肌耗氧量。常见不良反应为颜面潮红、反射性心率加快及舒张脑血管引起的搏动性头痛。用药过量或敏感者可发生直立性低血压，甚至昏厥。常用药物包括硝酸甘油、硝酸异山梨醇和单硝酸异山梨醇。

2. β 受体阻断剂

β 受体阻断剂同时兼有抗缺血及改善预后的双重作用。β 受体阻断剂有降低心肌耗氧量，改善缺血区血液供应，改善心肌代谢，增加组织供氧的作用。若无禁忌证，应尽早、长期应用于心绞痛的治疗和二级预防。

β 受体阻断剂如普萘洛尔、吲哚洛尔、噻马洛尔及选择性 β1 受体阻断剂如阿替洛尔、美托洛尔、醋丁洛尔等，均可用于治疗心绞痛，能减少和减轻心绞痛发作次数和程度，增加运动耐量，改善缺血性心电图的变化，减少硝酸甘油用量。

需要注意的是，若用药后患者出现有症状的严重心动过缓（＜50 次／分），应减量或暂停用药，而非停药，否则易致心率反跳性增加，有引起心肌缺血或疼痛症状频发的风险。

3. 钙通道阻滞剂

目前用于临床的钙通道阻滞剂包括维拉帕米、硝苯地平、地尔硫䓬、氨氯地平、普尼拉明和哌克昔林等，可单独应用，也可以与硝酸酯类或 β 受体阻断剂合用。

钙离子拮抗剂有降低心肌耗氧量，增加心肌供氧量，保护缺血心肌细胞的作用。

4. 血管紧张素转化酶抑制剂和血管紧张素Ⅱ受体拮抗剂

绝大多数慢性冠心病患者都能够得益于血管紧张素Ⅱ受体拮抗剂的长期治疗，若无禁忌证，冠心病患者均应长期服用血管紧张素Ⅱ受体拮抗剂作为二级预防。具有适应证但不能耐受血管紧张素Ⅱ受体拮抗剂治疗的患者，可服用选择性阻断血管紧张素Ⅱ受体类药物。血管紧张素Ⅱ受体拮抗剂和选择性阻断血管紧张素Ⅱ受体的主要作用是抗心肌缺血与心肌梗死。

5. 抗血小板和抗血栓形成药

降低血液黏度和防止血液凝固是防治心肌缺血的重要措施。因此，抗血小板和抗血栓形成药广泛应用于防治心肌缺血。

抗血小板药包括阿司匹林、二磷酸腺苷（ADP）受体阻断剂和血小板糖蛋白Ⅱb/Ⅲa（GPⅡb/Ⅲa）受体抑制剂（GP）。阿司匹林具有抑制血小板聚集，防止血栓形成的作用。ADP受体阻断剂包括噻氯吡啶和氯吡格雷，是强效血小板抑制剂。若无禁忌证，冠心病患者均应长期服用阿司匹林（75～150mg/d）治疗，因存在禁忌证或不能耐受而不能服用阿司匹林者，可用氯吡格雷（75mg/d）替代。GPⅢb/Ⅲa受体阻制剂是新的一类抗血小板药物，目前临床应用的主要为静脉制剂，包括阿昔单抗、埃替非巴肽、替罗非班和拉米非班。其作用机制是抑制血小板聚集的"最后共同通路"纤维蛋白原与GPⅢb/Ⅲa受体结合，从而抑制血小板聚集。

6. 他汀类药物

他汀类药物具有改善内皮功能失调，抑制白细胞-内皮细胞反应，抗氧化，稳定斑块，抗血栓形成，抑制血管平滑肌细胞的增殖，调节血脂，预防心脑血管急性事件发生的作用。若无禁忌证，长期使用他汀类药物，使低密度脂蛋白胆固醇（LDL-C）降至 1.8mmol/L 以下是合理的。

（三）血运重建治疗

稳定型心绞痛血运重建主要包括经皮冠状动脉介入治疗（Percutaneous coronary intervention，PCI）和冠状动脉旁路移植术（Coronary artery bypass grafting，CABG）。

1.PCI

PCI 是指经心导管技术疏通狭窄甚至闭塞的冠状动脉管腔，从而改善心肌的血流灌注的治疗方法。包括经皮冠状动脉球囊血管成形术、冠状动脉支架植入术、冠状动脉旋磨术、切割球囊成形术等。以下为 PCI 适应证：

（1）药物难以控制的心绞痛。

（2）无创检查提示较大面积心肌缺血（缺血面积大于左心室面积的 10%）。

（3）冠状动脉病变适合 PCI 者：①冠状动脉左主干狭窄≥50%；②前降支近段狭窄≥70%；③伴左心室功能降低的 2 支或 3 支病变。

2.CABG

CABG 的主要原理是使用自身血管在主动脉和病变的冠状动脉间建立旁路（称为"桥"），使主动脉内的血液跨过血管狭窄的部位直接灌注到狭窄远端，从而恢复心肌血供。适应证包括：

（1）冠状动脉多支血管病变，尤其是合并糖尿病的患者。

（2）冠状动脉左主干病变。

（3）不适合行 PCI 的患者。

（4）心肌梗死后合并室壁瘤，需要同时进行室壁瘤切除的患者。

（5）狭窄段的远端管腔通畅，血管供应区有存活心肌。因而，慢性稳定性心绞痛介入治疗临床路径明确指出，糖尿病伴多支血管复杂病变、严重左心功能不全和无保护左主干病变者，CABG 疗效优于 PCI。

第三节 急性冠脉综合征

急性冠状动脉综合征（Acute coronary syndrome，ACS）特指冠心病中急性发病的临床类型，是冠状动脉内不稳定的粥样斑块破裂或糜烂引起血栓形成所导致的心脏急性缺血综合征。目前，将 ACS 分为 ST 段抬高型心肌梗死（st-elevation myocardial infarction，STEMI）、非 ST 段抬高型心肌梗死（Non ST segment elevation myocardial infarction，NSTEMI）和不稳定性心绞痛（unstable angina，UA），NSTEMI 与 UA 合称非 ST 段抬高型急性冠状动脉综合征（NSTE-ACS）。

一、病因

心血管病可防、可治，控制心血管危险因素能大幅降低心血管病的患病率和病死率。已知心血管病的危险因素有近 300 种，最重要的有 10 余种。现有研究表明，缺血性心血管病的发病 80% 以上归因于高血压病、糖尿病、血脂异常、吸烟、超重、体力活动不足、不合理膳食、早发心脏病家族史等危险因素，其他因素的比例不到 20%。

年龄、性别和家族史属于不可改变的危险因素，但医护人员可以与"风险"人群合作，以确保及早识别可控的风险因素并加以控制。当存在 2 个或 2 个以上主要的可控风险因素时，相对风险是成倍增加而不是简单相加。

在 STEMI 患者中，90% 以上由冠状动脉易损粥样硬化斑块破裂和随后的血栓形成所至。在 NSTE-ACS 患者中，只有 35%～75% 的患者发生冠状动脉内血栓。

其他导致心肌氧供失衡的原因包括：①冠状动脉痉挛：血管痉挛是由血管壁的高收缩性引起的，也可能是由可卡因使用引起的。短暂和局灶性冠状动脉痉挛，有时称为变异型心绞痛，其中 ST 段抬高出现在 12 导联心电图上，大多数情况下不进展为 STEMI。②冠状动脉严重狭窄不伴痉挛或血栓：冠状动脉严重变窄发生于一些患有"进行性动脉粥样硬化"或经皮冠状动脉介入治疗后再狭窄的患者。③动脉炎：炎症过程通常对动脉斑块的不稳定性和随后的破裂有影响。④继发性不稳定型心绞痛：可能发生在以下病理状态——发热、心动过速和甲状腺功能亢进症，心肌耗氧量增加；贫血和缺氧，减少氧气输送到心肌；低血压，减少冠状动脉灌注。当这些病症发生在具有潜在动脉粥样硬化冠心病的患者中时，ACS 可能会发生。

二、临床表现

ACS 的临床表现和症状取决于病变部位以及心肌缺血的严重程度和持续时间。在急性心肌梗死（acute myocardial infarction，AMI）前 24 小时内，心室颤动是最常见的致命心律失常，可能导致心脏骤停。下壁梗死 / 缺血可伴有短暂或长期缓慢性心律失常。在有右冠状动脉闭塞的下壁梗死患者中，窦房结和房室结的血液供应减少可能导致各种心律失常和短暂性的心脏传导阻滞。房室传导阻滞也可见于广泛前壁心肌梗死，通常预后不良。患者还可能出现急性左心衰竭。NSTE-ACS 患者较少出现严重的左心室功能不全所致的低血压（心源性休克）。

胸部中央不适或疼痛仍然是 ACS 的主要临床症状。典型的症状表现为胸骨后不适，放射至颈部、下颌、左肩或手臂。我国 1/6 ~ 1/3 的患者疼痛性质和部位不典型，可被描述为一种沉重感、紧张感或钝痛，更多是胸痛。ACS 引起的胸部不适也可能与消化不良混淆，或被描述为麻木或刺痛的感觉，并经常放射到左臂或双臂到手指。ACS 胸痛可发生在休息时，也可由运动引起，或与短时间内发作频率和严重程度的增加有关（如变异性心绞痛）。许多女性还会将不适描述成近期的疲劳和虚弱感。部分无疼痛患者（多为糖尿病患者或老年人）一开始即表现为休克或急性心力衰竭。

相当数量的患者仅仅表现出轻微症状或没有任何胸痛或不适。因此，许多 STEMI 或 NSTE-ACS 可能仍未被识别，临床归类为"沉默"事件。相关症状常包括呼吸短促、恶心、出汗、时有头晕。无症状和不典型症状是急性冠状动脉事件的重要特征，且多与不良结果有关。

三、辅助检查

心电图和心脏生化标志物在 ACS 的诊断、评估风险和确定适当的治疗策略方面具有重要作用。

（一）心电图

12 导联（或 18 导联）心电图对 ACS 患者诊疗策略的制订至关重要。在 ACS 的早期阶段，心电图可能是正常的。

1.STEMI 在 12 导联心电图上的早期证据

STEMI 在 12 导联心电图上可表现为：缺血区域 T 波振幅增加，随着病情发展，出现超急性 T 波改变（T 波变得更突出和高尖）。这些变化通常只出现在 ST 段抬高之前 5～30 分钟。ST 段抬高继续，T 波变宽，ST 段逐渐呈弓背向上型抬高，常在 1 小时内达到最大高度。

再灌注治疗的 12 导联心电图标准：两个相邻肢体导联的 ST 段抬高 ≥ 1mm，或两个相邻胸导联的 ST 段抬高 ≥ 2mm，或新发的左束支传导阻滞。

镜像导联 ST 段的压低以及病理性 Q 波的形成是反映 STEMI 的间接特征。

2.NSTE–ACS 心电图表现

NSTE-ACS 的心电图表现如下。

（1）水平型或下斜型 ST 段压低。

（2）T 波倒置。

（3）ST 压低小于 0.5mm，双相 T 波（特别是在胸前导联，这表明左前降支动脉病变），正常心电图（1%～6%）。

与胸痛相关的 ST 段偏离 0.5mm 提示严重的冠心病，并伴有高病死率和再梗死率，特别是在 ST 段压低幅度较大的患者中。

（二）实验室检查

快速检测心肌血清标志物有助于及早发现 ACS 患者，帮助临床医师快速做出判断、进行危险分层和及时启动治疗。值得注意的是，在分析血清标志物时，临床医师要将不同血清标志物开始升高、达到高峰及恢复的时间牢记于心，对首次心肌标志物阴性者定期复查对避免漏诊非常必要。

传统标志物如肌酸激酶（CK）、CK-MB（CK 的同工酶）和肌红蛋白在 ACS 的诊断上可能有一些优势，但心肌肌钙蛋白结合临床病史和 12 导联心电图已成为诊断 ACS 最适合的标志物。心肌肌钙蛋白仅见于心肌细胞内，在缺血损伤后 4 小时内可在血液中检测到，并持续升高达 2 周。有条件者可行床旁快速检测（POCT 方法）高敏肌钙蛋白（hs-cTn），在 20 分钟内获得结果，如结果为阴性，应间隔 1～2 小时再次采血检测，并与首次结果比较，若结果增高超过 30%，应考虑急性心肌损伤的诊断。若初始两次检测结果仍不能明确诊断而临床提示 ACS 可能时，则在 3～6 小时内后重复检查。

心肌肌钙蛋白具有很高的特异性和敏感性，但不能解释造成心肌坏死的原因。这种坏死可能不是由于 ACS，而是由于缺氧、肺栓塞、急慢性心力衰竭、肾脏衰竭、快速性心律失常或缓慢性心律失常、心肌炎等因素所致。

（三）超声心动图

超声心动图能在临床症状出现及心电图异常之前发现心肌缺血和坏死时发生的室壁运动异常。然而，室壁运动异常并不是急性缺血所特有的，也可能是陈旧性心肌梗死的结果。另外，超声心动图可以发现主动脉夹层所致的主动脉反流、心包炎所致的心包积液以及肺栓塞所致的右心收缩、舒张功能障碍等，有助于临床医师鉴别诊断胸痛的其他原因。

（四）放射检查

ACS 患者胸部 X 线检查表现一般正常。然而，潜在的异常表现可能包括肺水肿和（或）由于左心室扩张导致的心胸比增加。本质上，胸部 X 线检查在 ACS 中的价值在于排除其他可能引起胸痛的原因，而不是为 ACS 的早期诊断提供具体信息。

冠状动脉多排螺旋 CT 造影检查越来越多地用于无创诊断冠状动脉病变，但是严重钙化病变可能导致过度估计冠状动脉的管腔狭窄程度，其缺点还包括无法评估冠脉血流及在心律失常患者中的敏感性较低。

（五）冠状动脉造影和其他介入性检查

虽然新诊断技术不断出现，但冠状动脉造影仍是诊断冠心病最准确、快速地方法，它不仅能显示冠状动脉分支解剖、病变部位的全貌特征，还可以显示冠状动脉的管腔狭窄程度、分布及某些动脉内病变的特征，以及左心室整体和阶段性运动异常、侧支动脉循环状态。另外，IVUS、血管镜、OCT 等技术的应用也可提高病变的诊断率。

（六）心肌负荷试验

对于疑似 ACS 的患者，如果观察期间没有出现进一步胸痛、血流动力学障碍、ST 段压低或 ST 段抬高、首次和重复血液心脏生化标志物升高（6 ~ 12 小时）等情况，则心肌负荷试验可协助排除冠心病诊断，从而避免不必要的住院治疗。

四、诊断及危险分层

对于年龄 > 30 岁的男性和年龄 > 40 岁的女性（糖尿病患者年龄小），主诉符合上述胸痛症状时应考虑 ACS，并根据一系列心电图和心肌标志物的检测诊断为 NSTE-ACS 或 STEMI。

（一）第 4 版《心肌梗死通用定义》将 AMI 分为 5 种临床类型

1.1 型

自发性心肌梗死。

2.2 型

继发于心肌氧供需失衡的心肌梗死。

3.3 型

心脏性猝死。

4.4 型

（1）4a 型：经皮冠状动脉介入治疗（PCI）相关心肌梗死。

（2）4b 型：支架血栓形成引起的心肌梗死。

5.5 型

外科冠状动脉旁路移植术（CABG）相关心肌梗死。

（二）AMI 的定义

AMI 的定义为当存在急性心肌损伤伴有急性心肌缺血的临床证据，且检出了肌钙蛋白值升高和（或）下降、至少有一个值高于 99%URL 时，并至少存在如下情况之一。

（1）MI 的症状。

（2）新发缺血性 ECG 改变。

（3）发生病理性 Q 波。

（4）有存活心肌新丢失的影像学证据或新的节段性室壁运动异常。

（5）通过血管造影和尸解检出冠状动脉血栓（不适用于 2 型或 3 型心肌梗死）。

ACS 患者的规范诊治需要多学科，包括院前急救、急诊科、心内科、心外科、检验科和影像学科的合作。我国指南建议 STEMI 发病 12 小时内应进行再灌注治疗，患者到达医院 10 分钟内完成首份心电图，必要时追加 V7 ~ V9 导联以排除左回旋支闭塞导致的心肌梗死，进门至溶栓（DTN）时间为 30 分钟，进门至球囊扩张（DTB）时间为 90 分钟（最新美国指南建议首次医疗接触时间至球囊扩张时间为 120 分钟）。

（三）ACS 临床危险评估原则

首先明确诊断，然后进行临床分类和危险分层，最终确定治疗方案。在危险性评估中心电图是最重要的资料，其次为心肌损伤标志物、年龄、有无陈旧性心肌梗死、是否合并糖尿病和（或）高血压等临床资料。

（四）STEMI 危险性评估

对于此类患者，紧急血运重建是最有效的治疗，风险评估是一个连续的过程。具有以下任何一项即可确定为高危患者。

（1）年龄＞70岁。

（2）多部位心肌梗死（指两部位以上）。

（3）前壁心肌梗死。

（4）伴血流动力学不稳定，如低血压、窦性心动过速（心率＞100 次/分）、严重室性心律失常、快速性心房颤动、肺水肿或心源性休克等。

（5）左、右束支传导阻滞源于 AMI。

（6）既往有心肌梗死病史。

（7）合并糖尿病和未控制的高血压。

（8）溶栓治疗失败、伴有右心室梗死和血流动力学异常的下壁 AMI。

（9）合并机械性并发症的 STEMI 患者死亡风险增大。冠状动脉造影可为 STEML 危险分层提供重要信息。

（五）NSTE-ACS 危险性评估

1. 缺血风险

包括全球急性冠状动脉事件注册研究（GRACE）风险积分（表1-1）、心肌梗死溶栓试验或血小板糖蛋白Ⅱb/Ⅲa受体拮抗药治疗不稳定型心绞痛风险模型等，推荐采用 GRACE 评分对入院和出院患者进行风险评估。

2. 出血风险

出血发生率与远期预后呈正相关，对于接受冠状动脉造影的 ACS 患者，CRUSADE 评分的应用价值较高。

表 1-1 NSTE-ACS 患者 GRACE 评分

年龄（岁）	得分	心率（次/分）	得分	收缩压（mmHg）	得分	肌肝（mg/dL）	得分	Killip分级	得分	危险因素	得分
＜30	0	＜50	0	＜80	58	0~0.39	1	Ⅰ	0	入院时心脏骤停	39
30~39	8	50~69	3	80~99	53	0.4~0.79	4	Ⅱ	20	心电图ST段改变	28
40~49	25	70~89	9	100~119	43	0.8~1.19	7	Ⅲ	39	心肌坏死标志物升高	14
50~59	41	90~109	15	120~139	34	1.2~1.59	10	Ⅳ	59		
60~69	58	110~149	24	140~159	24	1.6~1.99	13				
70~79	75	150~199	38	160~199	10	2.0~3.99	21				
80~89	91	≥200	46	≥200	0	≥4	28				

五、治疗

ACS 在治疗上有很多共同之处，NSTE-ACS 的治疗目标是稳定斑块、治疗残余心肌缺血和并发症、进行长期二级预防。STEMI 的治疗原则是保护和维持心脏功能，挽救濒死心肌，防止梗死面积进一步扩大，缩小心肌缺血范围，及时处理各种并发症，保护和维持心功能，提高患者的生活质量。

（一）ACS 的药物治疗

1.抗栓治疗

（1）抗血小板治疗

国内外指南推荐在服用阿司匹林的基础上联合应用一种 P2Y12 受体抑制剂至少 12 个月，有极高出血风险等禁忌证除外；建议 P2Y12 受体抑制剂首选替格瑞洛；不能使用替格瑞洛者，建议应用氯吡格雷。对有高胃肠出血风险者可加用质子泵抑制剂（PPI），但 PPI 的应用疗程目前尚存争议。在有效的双联抗血小板及抗凝治疗情况下，不推荐造影前常规应用 GP Ⅱ b/ Ⅲ a 受体拮抗剂。

（2）抗凝治疗

确诊为 ACS 时立即应用肠道外抗凝药，警惕并观察出血风险。接受溶栓治疗的患者，应至少接受 48h 抗凝治疗（最多 8 天或至血运重建）。抗凝药物可选择静脉推注普通肝素或皮下注射低分子肝素。

（3）PCI 围术期非口服抗凝药物治疗

围术期前中后阶段均为血栓事件的高发时期，非口服抗凝药物的选择应用直接决定了 PCI 手术成败，影响患者近期及远期预后。目前国内可应用的围术期非口服抗凝药物包括普通肝素（Unfractionated heparin，UFH）、低分子肝素（Low molecular weight heparin，LMWH）、磺达肝癸钠和比伐芦定。①UFH 是 STEMI 溶栓或 PCI 前最关键的基础性治疗，国内外指南均给予 Ⅰ 类推荐。但最新研究显示，低剂量 UFH 不能显著减少出血事件，且缺血事件和支架血栓发生率更高。②依诺肝素是目前国内外指南唯一推荐用于 ACS 患者 PCI 围术期的 LMWH。研究表明，依诺肝素较 UFH 能显著降低 STEMI 患者主要终点和主要的次要终点事件（死亡、非致死 MI 和紧急血运重建）的发生率。对于 NSTE-ACS 患者，依诺肝素在 PCI 围术期的抗凝疗效和安全性不劣于或优于 UFH。③磺达肝癸钠是高选择性的游离 X a 因子抑制剂，对 Ⅱ a 因子无作用，导管内血栓风险较高；临床罕有肝素诱导的血小板减少发生。用于 NSTE-ACS 患者 PCI 围术期抗凝与依诺肝素疗效相似。④比伐芦定对游离型及结合型凝血酶均有抑制作用，不激活血小板、不与血浆蛋白结合、不引起 HIT，与 UFH 疗效相似但出血风险显著降低，且不增加支架内血栓风险，PCI 术后可维持使用以减少血栓风险。但对于直接 PCI 术中应用比伐芦定的患者，应密切监测 24 小时，警惕发生缺血事件，PCI 后应适当延长给药时间。

2. 溶栓治疗

标准溶栓治疗仅用于 STEMI 患者，且院前溶栓效果优于入院后溶栓。在不具备 PCI 条件的医院或因各种原因使首次医学接触时间至球囊扩张时间明显延迟时，对有适应证的 STEMI 患者，静脉内溶栓仍是好的选择。

对发病 3 小时内的患者行溶栓治疗，即刻疗效与直接 PCI 相当，有条件时可在救护车上即可开始溶栓治疗。发病 3~12 小时内溶栓疗效不如直接 PCI，但预期首次医学接触时间至球囊扩张时间延迟大于 120 分钟，无禁忌证者行溶栓治疗仍可获益。对发病 12~24 小时仍有缺血性胸痛和持续 ST 段抬高者溶栓仍然有效。研究显示完全性左束支传导阻滞、大面积梗死（下壁合并右室梗死、前壁梗死）患者溶栓获益最大。

明确 STEMI 诊断后应在就诊后 30 分钟内用药，规范用药方法和剂量，以获得最佳疗效。

（1）溶栓药物包括：①非特异性纤溶酶原激活剂，常用的有尿激酶和链激酶。②特异性纤溶酶原激活剂，需同时使用肝素，冠状动脉开通率优于链激酶，常用的是阿替普酶。③新型特异性纤溶酶原激活剂，常用的是瑞替普酶，均需联合肝素（48h）以防止再闭塞。

（2）溶栓疗效评估：①血管再通的间接判定指标。第一，60~90 分钟内心电图抬高的 ST 段至少回落 50%。第二，cTn 峰值提前至发病 12 小时内，CK-MB 值峰值提前到 14 小时内。第三，2 小时内胸痛症状明显缓解。第四，2~3 小时内出现再灌注心律失常，如加速性室性自主心律、房室传导阻滞、束支传导阻滞突然改善或消失，或下壁心肌梗死患者出现一过性窦性心动过缓、窦房传导阻滞，伴或不伴低血压。其中心电图变化和心肌损伤标志物峰值前移最为重要。②冠状动脉造影判断标准：TIMI2 或 3 级血流表示血管再通，TIMI3 级为完全性再通，溶栓失败则梗死相关血管持续闭塞（TIMI0-1 级）。国内外指南推荐无论临床判断是否再通，均应早期（3~24 小时内）进行旨在介入治疗的冠脉造影。无冠脉造影和 PCI 条件的医院，在溶栓治疗后应将患者转运到有 PCI 条件的医院。

3. 抗缺血治疗

（1）硝酸酯类药物：临床上常用硝酸甘油、硝酸异山梨酯（消心痛）和单硝酸异山梨酯。对于 STEMI，硝酸酯类药物主要用于持续性严重胸痛伴高血压和反复缺血发作的患者，下壁心肌梗死尤其是合并右室心肌梗死伴低血压时禁用硝酸制剂。对于 NSTE-ACS，静脉滴注硝酸酯类药物可常规应用，需监测血压，持续静脉滴注 24~48h 即可，时间过长可能产生耐药性而降低疗效。口服硝酸酯类药物主要用于控制和预防心绞痛的发作。

（2）β 受体阻滞剂：在 ACS 治疗中的作用已得到充分肯定，应用于不稳定性心绞痛可明显减少心肌缺血和 AMI 发生率。在 AMI 中应用有利于缩小心肌梗死面积，减少复发性心肌缺血、再梗死、心室颤动及其他恶性心律失常。AMI 发病 24 小时内应常规口服 β 受体阻滞剂，该药还可在 AMI 二级预防中长期应用，合并中重度左心衰竭或房室传导阻滞等禁忌证除外。

（3）钙通道阻滞药：不推荐使用短效二氢吡啶类钙拮抗剂，可用硝苯地平、地尔硫䓬和维拉帕米。硝苯地平主要用于治疗高血压和冠心病，对血管痉挛导致的变异性心绞痛也有特效。地尔硫䓬多用于冠心病心绞痛的治疗，对于劳力性、变异性、混合性心绞痛有较好效果。维拉帕米除用于治疗冠心病心绞痛外，主要用于治疗快速性室上性心动过速等。

4. 其他药物治疗

（1）ACEI/ARB：主要通过影响心肌重构、减轻心室过度扩张而减少慢性心力衰竭的发生，降低病死率。目前倾向于所有无禁忌证的 ACS 患者均应给予 ACEI 长期治疗，但剂量和时间视病情而定，从低剂量开始，逐渐加量。不能耐受 ACEI 者可用 ARB 替代。

（2）调脂药物：除降低胆固醇延缓斑块进展、稳定斑块从而明显减少冠心病患者心脏事件发生率的作用外，还有抗感染、改善内皮功能、抑制血小板聚集等多种效应，推荐对所有无禁忌证的 ACS 患者尽早开始他汀类药物治疗，无须考虑胆固醇水平。

（二）ACS 的介入治疗

1.STEMI 的急诊介入治疗

STEMI 患者应尽早争取行急诊介入治疗，此时只开通梗死相关动脉。其有效治疗时间窗和溶栓有效治疗时间窗一致，发病 12 小时内（包括正后壁心肌梗死）或伴有新出现左束支传导阻滞的患者开通梗死相关动脉对改善预后都有益，伴严重急性心力衰竭或心源性休克（不受发病时间限制）是直接经皮冠状动脉介入治疗（PPCI）的Ⅰb 类指征，发病 12 ~ 24 小时内若患者仍然有胸痛症状、血流动力学不稳定和（或）心电图进行性缺血证据，开通梗死相关动脉利大于弊。但对于发病 24 小时后患者血流动力学稳定的患者，PCI 治疗不仅无益反而有害。

补救性 PCI 是对溶栓治疗失败的患者及时进行的介入治疗，适用于溶栓治疗后仍有胸痛，ST 段抬高无明显回落，AMI 发病时间仍在 12 小时内的患者。

溶栓治疗后冠脉造影提示 TIMI 血流达Ⅱ ~ Ⅲ级表示溶栓成功，但 TIMI 血流Ⅱ

级者再次血栓形成闭塞的概率很高，而且梗死后心绞痛发生率也非常高，因此须立即行补救性介入治疗。而对于 TIMI 血流为Ⅲ级者无论梗死相关血管的残余程度如何，现有证据均不主张立即行介入治疗。

对于未行溶栓治疗、溶栓失败及错过溶栓或直接 PCI 的急性心肌梗死患者，延期介入治疗是否有利尚存争议，目前倾向于 AMI 发病 1 周后进行介入治疗较为合适。

2.NSTE–ACS 的介入治疗

NSTE-ACS 的介入治疗应在危险度分层的基础上决定。

（1）极高危缺血患者：①血流动力学不稳定或心源性休克；②危及生命的心律失常或心脏骤停；③心肌梗死机械性并发症；④急性心力衰竭伴难治性心绞痛和 ST 段改变；⑤再发 ST-T 动态演变，尤其是伴有间歇性 ST 段抬高。建议行紧急冠状动脉造影（＜2 小时）。

（2）高危缺血患者：① cTn 动态改变；② ST 段或 T 波动态演变（有或无症状）；③ GRACE 评分＞ 140 分。建议早期介入策略（＜ 24 小时）。

（3）中危缺血患者：①糖尿病；②肾功能不全，估算肾小球滤过率（eGFR）＜ 60mL/（min·1.73m²）；③左心室功能下降（LVEF ＜ 40％）或充血性心力衰竭；④早期心肌梗死后心绞痛；⑤近期行 PCI 治疗；⑥既往行 CABG 治疗；⑦ 109 分 ＜ GRACE 评分＜ 140 分；⑧无创检查时反复出现缺血症状。建议介入策略（＜ 72 小时）。

（4）对于无症状的低危患者：建议先行非侵入性检查（如无创负荷试验、心脏超声等），寻找缺血证据，再决定是否采用介入策略。

第四节 急性心肌梗死

心肌梗死是指心脏出现一种紧急并且具有破坏性的情况。它表现出来的身体特征有头晕、心律失常、胸骨后疼痛等，比较严重的患者甚至会失去知觉。造成心肌梗死的重要因素是心肌的血液循环障碍，从而引起持续性缺血缺氧所引起的心肌坏死。心肌梗死是比较严重并且能够直接危及生命的病症，发生时必须马上做出急救反应。有 1/3 发生心肌梗死的患者发生时间集中于 0 时至 6 时。在一些欠发达国家中，心肌梗死已经在各种死亡原因中排在靠前的位置。从 1985 年至今，心肌梗死的直接致死率有所下降，但是，心肌梗死的高病死率仍然没有下降。

在最近一段时间内，世界卫生组织（WHO）指出："在一些工业化比较先进的国家中，在那些对生产、社会及家庭承担责任最高的年龄组中，心血管疾病最为引人关注，排在死亡原因的第一位。"在中国，我们不断地对传染病和寄生虫病进行管控，冠心病的病例骤然上升，尤其是心肌梗死病例的上升，甚至成为某些地区人口的主要死亡原因。为此，只有对心肌梗死的病因及发病机制进行更具体的分析和研究才能得出防治的方法。

心肌梗死在全世界的所有疾病中病死率是较高的，世界卫生组织对心肌梗死的诊断标准进行了规定：一是血清心肌酶学发生改变，二是缺血症状心电图（ECG）异常的变化。但是，有一种比较敏感并且具有特殊性的肌钙蛋白（cTn）被发现，再加上无创影像学的不断发展，促使辨别心肌梗死病症更加精准。不管是从哪个角度来看，对于心肌梗死的界定都是十分重要的。

一、急性心肌梗死定义

当临床上具有与心肌缺血相一致的心肌坏死证据时，应被称为"心肌梗死"。满足以下任何一项标准均可诊断为心肌梗死。

（1）心脏生化标志物（cTn 最佳）水平升高和（或）降低超过参考值上限 URL99 百分位值，同时至少伴有下述心肌缺血证据之一：

①缺血症状。

②ECG 提示新发缺血性改变 [新发 ST-T 改变或新发左束支传导阻滞（LBBB）]。

③ECG 提示病理性 Q 波形成。

④影像学证据提示新发局部室壁运动异常或存活心肌丢失。

（2）突发心源性死亡（包括心搏骤停），通常伴有心肌缺血的症状，伴随新发 ST 段抬高或新发 LBBB 和（或）经冠脉造影或尸检证实的新发血栓证据，但死亡常发生在获取血标本或心脏标志物升高之前。

（3）基线 cTn 水平正常者接受经皮冠脉介入治疗（PCI）后，如心脏标志物水平升高超过 URL99 百分位值，则提示围术期心肌坏死；心脏标志物水平超过 URL99 百分位值的 3 倍被定义为与 PCI 相关的心肌梗死。

（4）基线 cTn 水平正常者接受冠脉搭桥术（CABG）后，如心脏标志物水平升高超过 URL99 百分位值，则提示围手术心肌坏死。与 CABG 相关的心肌梗死的定义为心脏标志物水平超过 URL99 百分位值的 5 倍，同时合并下述一项：新发病理性 Q 波、新发完全性左束支传导阻滞、冠脉造影证实新发桥血管或冠状动脉闭塞或新出现的存活心肌丢失的影像学证据。

（5）病理发现急性心肌梗死。

二、临床表现

（一）典型表现

STEMI 典型表现为胸部、颈部和下颌部不适，患者常自述为压榨感、烧灼感，持续时间为 30 分钟或者更长。考虑其他非缺血性胸痛的原因也非常重要，主动脉夹层动脉瘤、气胸、心包炎、肺栓塞、食管破裂、腹腔内脏器缺血或破裂。这些情况都危及生命，故需要及时的诊断和治疗。如不能鉴别急性心肌梗死和主动脉夹层动脉瘤时，需要借助影像学检查予以明确。

（二）不典型表现

乏力、呼吸困难、心力衰竭、头晕和昏厥常见于糖尿病和老年患者。女性患者下述症状并非少见，呼吸短促、疲劳、下颌疼痛、疼痛持续数小时而非几分钟。女性患者通常在急性心肌梗死前数周有前驱症状：非同寻常的疲劳、睡眠障碍、呼吸困难。触诊时出现胸膜样症状或疼痛非常少见，但并不能排除急性心肌梗死的可能。

（三）无痛性心肌梗死

有 20％的心肌梗死无胸痛症状，因而不易被察觉。STEMI 临床特点与梗死范围、部位、侧支循环等密切相关。及时详细获得并正确解读症状、体征及辅助检查资料有助于诊断及鉴别诊断。

老年（＞75 岁）、女性、糖尿病、慢性肾功能不全患者症状常不典型，包括上腹部疼痛、消化不良、胸部刺痛、胸膜炎样胸痛或进行性呼吸困难。

（四）体征

STEMI 多无明显特异性体征。但鉴别诊断可以借助详细的体检来完成，排除危险。

1.全身状态

焦虑、抑郁、多汗或 Levine 征（握拳放于前胸部），通常血压正常或升高。重者可出现皮肤湿冷、面色苍白、烦躁不安、颈静脉怒张、肺部啰音、心率增快、心律失常、心脏杂音或心包摩擦音和奔马律等。

2.颈部

颈静脉压轻度升高或正常。

3.心脏

心动过速，S1 减弱，可闻及 S4 或 S3，可闻及杂音或心包摩擦音。

4.肺

左心衰竭时可闻及湿啰音或哮鸣音。

5. 四肢

可见外周血管疾病体征。

三、早期分诊和转运推荐

流行病学调查发现，急性 STEMI 死亡患者中，约 50% 在发病后 1 小时死于院外，多由于可救治的致病性心律失常（如心室颤动）所致。STEMI 发病 12 小时内、持续性 ST 段抬高或新发生左束支传导阻滞者，早期药物或机械性再灌注治疗获益明显。而且，应该强调"时间就是心肌，时间就是生命"，尽量缩短发病至入院和再灌注治疗的时间。院前延迟占总时间延迟的主要部分，取决于公众的健康意识和院前急救医疗服务。《急性 ST 段抬高型心肌梗死诊断和治疗指南》推荐的最初诊断策略应该基于以下措施：

（1）大力开展有关 STEMI 早期典型和非典型症状的公众教育，使患者在发生疑似急性缺血性胸痛症状后，尽早向急救中心呼救，避免因自行用药和长时间多次评估症状而导致就诊延误。急救医疗服务系统应根据患者的病史、体检和心电图结果做出初步诊断和分诊。对有适应证的 STEMI 患者，院前溶栓效果优于入院后溶栓。

（2）对发病 3 小时内的患者，溶栓治疗的即刻疗效与直接 PCI 基本相似，有条件时可在救护车上开始溶栓治疗。

（3）对于不能急诊 PCI 的医院，应将适于转运的高危 STEMI 患者，溶栓治疗出血风险高、症状发作 4 小时后就诊的患者，低危但溶栓后症状持续、怀疑溶栓失败的患者，在静脉溶栓后应尽快转运至可行急诊 PCI 的医院，必要时行 PCI 或采取相应的药物治疗。

（4）在转运至导管室之前，可进行抗血小板和抗凝治疗。也可请有资质的医师到有 PCI 硬件设备但不能独立进行 PCI 的医院，进行直接 PCI。急救人员要掌握急救处理方法，包括持续心电图和血压监测、吸氧、建立静脉通道和使用急救药物，必要时给予除颤和心肺复苏。在公众中普及心肌再灌注治疗知识，以减少签署手术同意书时的犹豫和延误。

四、早期临床评估和危险分层

（一）临床评估

（1）病史采集应迅速和有针对性，重点是胸痛和相关症状。STEMI 引起的胸痛通常位于胸骨后或左胸部，可向左上臂、下颌、颈、背、肩部或左前臂尺侧放射；胸痛持续＞ 10 ~ 20 分钟，呈剧烈的压榨性疼痛或压迫感、烧灼感，常伴有恶心、呕吐、大汗和呼吸困难等；含硝酸甘油不能完全缓解。

（2）应注意非典型疼痛部位、无痛性心肌梗死和其他不典型的表现，特别是女性、老年、糖尿病及高血压患者。既往史包括冠心病史（心绞痛、心肌梗死、CABG 或 PCI），未控制的严重高血压，糖尿病，外科手术或拔牙，出血性疾病（包括消化性溃疡、脑血管意外、大出血、不明原因贫血或黑便），脑血管疾病（缺血性卒中、颅内出血或蛛网膜下腔出血），以及应用抗血小板、抗凝和溶栓药物。

（二）危险分层

危险分层是一个连续的过程，需根据临床情况不断更新最初的评估。高龄、女性、Killip 分级 Ⅱ ~ Ⅳ级、既往心肌梗死史、心房颤动、前壁心肌梗死、肺部啰音、血压＜ 100mmHg、心率＞ 100 次 / 分、糖尿病、肌钙蛋白明显升高等独立危险因素使 STEMI 患者死亡风险增加。另外，溶栓治疗失败（胸痛不缓解、ST 段持续抬高）或伴有右心室梗死和血流动力学异常的下壁 STEMI 患者病死率高。

STEMI 新发生心脏杂音时，提示可能有室间隔穿孔或二尖瓣反流，超声心动图检查有助于确诊，这些患者死亡风险增大，需尽早外科手术。

五、现场救治

（一）及时预估病症情况及诊治

医护人员来到患者身边时，要问清楚既往病史、此次自己进行治疗和吃药的状况。快速检查身体，判断是否存在心脏停止、心律失常、心力衰竭、心源性休克等其他症状。主要是预估胸痛和心电图的显示情况。掌握疼痛的位置、特征、具体时间，应该特别关注痛性心肌梗死和其他非正常的状况，尤其是老年人、女性患者、患有高血压和糖尿病的患者，仔细检查他们是否脸色苍白、皮肤存在湿冷的情况，情绪是否焦躁不安和颈静脉怒张等。若患者具有以下情况，就能断定 AMI。

（1）缺血性胸痛的临床病症历史。

（2）心电图的不稳定变化。

（3）心肌坏死的血清标志物浓度的不稳定变化。

进入医院之前的救助过程中，通常按照特征性心电图变化及一般的临床症状先断定 AMI。心电图检测是在急诊科以及入院前救助工作中对患者十分重要的检查。

（二）急诊紧急处理

（1）与患者首次医疗接触（FMC）后立即启动诊断与治疗程序。

（2）在 10 分钟内尽快完成 12 导联心电图。

（3）对所有拟诊 STEMI 患者启动心电图监测。

（4）对于有进行性心肌缺血体征和症状的患者，即使心电图表现不典型，也应当积极处理。

（5）院前处理 STEMI 患者必须建立在能够迅速和实施再灌注治疗区域网络基础上，尽可能使更多患者接受直接 PCI。

（6）能够实施直接 PCI 的中心必须提供 24 小时的服务，尽可能在接到通知后 60 分钟内开始实施直接 PCI。

（7）所有医院和医疗急救系统必须记录和监测时间延误，努力达到并坚守下列质量标准：首次医疗接触到记录首份心电图时间 ≤ 10 分钟，首次医疗接触到实施再灌注时间：溶栓 ≤ 30 分钟，直接 PCI ≤ 90 分钟（如果症状发作在 120 分钟之内或直接到能够实施 PCI 的医院，则 ≤ 60 分钟）。溶栓成功后稳定的患者实施血管造影的最佳时间是 3 ~ 24 小时，无风险情况下应尽早进行。

（三）药物的应用

（1）舌下含化硝酸甘油，如没有禁忌证可给予硝酸甘油静脉滴注 10 ~ 20 μg/min，收缩压不高于 90mmHg（1mmHg = 0.133kPa）时应降低滴速或暂且停止滴注。

（2）必要时可用吗啡或哌替啶等止痛药，同时可适量安定静脉推注缓解紧张情绪。

（3）多巴胺的应用：如果患者出现休克，在补液同时可以使用多巴胺 5 ~ 20 μg/（kg·min）进行静脉滴注。

（4）抗心律失常药物的应用：心电监护出现频发室性期前收缩，可以给予胺碘酮 3mg/kg 稀释静脉推注，1 ~ 1.5mg/min 静脉滴注，或给予利多卡因 1mg/kg 静脉推注后 1 ~ 4mg/（kg·min）维持静脉滴注。如果心率过慢可以给予阿托品静脉推注。有研究表明，在 AMI 入院前救助过程中，预防性使用胺碘酮能有效避免恶性心律失常发生率的增加，减少除颤的使用，可提高救治成功率，而且没有主要的不良反应。

（四）抗血小板聚集药物的应用

如患者无凝血功能障碍，可给予阿司匹林 150 ~ 300mg 嚼服，硫酸氢氯吡格雷 300mg 嚼服，阿托伐他汀 40mg 嚼服，以稳定冠状动脉内的不稳定斑块，防止梗死面积的进一步加大。

（五）早期再灌注治疗

当前研究结果表明，AMI 再灌注是重要的治疗手段。初期进行静脉溶栓，能够有效提升冠脉状动脉再通率，降低病死率，使 AMI 诊疗的成效更加明显。越早进行溶栓诊疗，就越容易恢复梗死相关血管的再灌注。进行迅速通道诊疗的 AMI 患者的溶栓要比一般情况下住院治病的患者成效好。对此进行了一系列探究，结果表明，入院前的溶栓诊治可以有效改善 AMI 患者冠脉血管的再通率，减小患者的病死率，对患者的病情恢复有很大的帮助。同时结果还指出，在急救车上尽早进行溶栓能减小治疗时间，减小病死率 11%，如果在冠状动脉闭塞 30 分钟内再通能够防止患者出现 AMI，当然 2 小时内再通的最佳。

第五节 病毒性心肌炎

病毒性心肌炎是指病毒感染引起的心肌局限性或弥漫性的急性或慢性炎症病变，属于感染性心肌疾病。在病毒流行感染期约有 5% 患者发生心肌炎，也可散在发病。临床表现轻重不同。根据典型的前驱感染病史；相应的临床表现；心电图、心肌损伤标志物、超声心动显示的心肌损伤证据考虑该诊断，确诊有赖于心内膜心肌活检。目前无特异性治疗方法，治疗主要针对病毒感染和心肌炎症。大多数患者经适当治疗后痊愈，极少数患者在急性期因严重心律失常、急性心力衰竭和心源性休克死亡。部分患者可演变为扩张型心肌病。

一、病因机制

（一）病因

各种病毒都可引起心肌炎，其中以引起肠道和上呼吸道感染的各种病毒感染最多见。肠道病毒为微小核糖核酸病毒，其中柯萨奇病毒、埃可（ECHO）病毒、脊髓灰质炎病毒为致心肌炎的主要病毒；黏病毒如流感病毒、副流感病毒、呼吸道合胞病毒等引起的心肌炎也不少见；腺病毒也可引起心肌炎。此外，麻疹病毒、腮腺炎病毒、乙型脑炎病毒、肝炎病毒、巨细胞病毒等也可引起心肌炎。临床上绝大多数病毒性心肌炎由柯萨奇病毒和埃可病毒引起。柯萨奇病毒的 B 组为心肌炎的首位病原体，按其分型以，2、4 二型最多见，5、3、1 型次之。

（二）发病机制
从动物实验、临床与病毒学、病理观察，发现有以下两种机制。
1.病毒直接作用

实验中将病毒注入血循环后可以造成心肌炎。在急性期，主要在起病 9 天以内，患者或动物的心肌中可分离出病毒，病毒荧光抗体检查结果阳性，或在电镜检查时发现病毒颗粒。病毒感染心肌细胞后产生溶细胞物质，使细胞溶解，在心肌炎患者心肌用聚合酶链反应技术可检测到病毒基因片段或核糖核酸（RNA）。

2. 免疫反应

实验研究显示，人体病毒性心肌炎起病 9 天后心肌内已不能再找到病毒，但心肌炎仍能继续。有些患者病毒感染的其他症状轻微而心肌炎表现颇为严重，还有些患者心肌炎的症状在病毒感染其他症状开始一段时间以后方出现，有些患者的心肌中可能发现抗原抗体复合体。以上都提示免疫机制的存在。实验中小鼠心肌细胞感染少量柯萨奇病毒，测得其细胞毒性不显著，如加用同种免疫脾细胞，则细胞毒性增强。如预先用抗胸腺抗体及补体处理免疫脾细胞，则细胞毒性不增强，若预先以柯萨奇 B 抗体及补体处理免疫脾细胞，则细胞毒性增加，实验说明病毒性心肌炎有细胞介导的免疫机制存在。研究还提示细胞毒性主要由 T 淋巴细胞所介导。临床上，病毒性心肌炎迁延不愈者，淋巴细胞转化率、补体 C 均较正常人低。抗核抗体、抗心肌抗体、补体均较正常人的检出率为高，说明病毒性心肌炎时免疫功能低下。最近发现病毒性心肌炎时自然杀伤细胞的活力与 α 干扰素也显著低于正常，γ 干扰素则高于正常，也反映有细胞免疫失控。小鼠实验性心肌炎给予免疫抑制剂环孢素后感染早期使病情加重和病死率增高，感染 1 周后给药则使病死率降低。

以上资料提示病毒性心肌炎早期以病毒直接作用为主，以后则以免疫反应为主。

二、临床表现

临床表现取决于病变的广泛程度与部位。重者可至猝死，轻者几无症状。老年人因多合并其他疾病，故临床症状相对较重。

（一）症状

心肌炎的症状可能出现于原发病的症状期或恢复期，如在原发病的症状期出现，其表现可被原发病掩盖。多数患者在发病前有发热、全身酸痛、咽痛、腹泻等症状，反映全身性病毒感染，但也有部分患者原发病症状轻而不显著，须仔细追问才被注意到，而心肌炎患者常诉胸闷、心前区隐痛、心悸、乏力、恶心、头晕。临床上诊断的心肌炎中，90% 左右以心律失常为主诉或首见症状，其中少数患者可由此而发生昏厥或阿司综合征。极少数患者起病后发展迅速，出现心力衰竭或心源性休克。

（二）体征

1. 心脏扩大

轻者心脏不扩大，一般有暂时性扩大，不久即恢复。心脏扩大显著反映心肌炎广泛而严重。

2. 心率改变

有与体温不相称的心率增快或心率异常缓慢，均为心肌炎的可疑征象。

3. 心音改变

第一心音低钝，时有第三心音或第四心音、奔马律。心包摩擦音的出现反映有心包炎存在。

4. 杂音

心尖区可能有收缩期吹风样杂音或舒张期杂音，前者为发热、贫血、心腔扩大所致，后者因左室扩大造成的相对二尖瓣狭窄。杂音响度都不超过 3/6 级，心肌炎好转后即消失。

5. 心律失常

极常见，各种心律失常都可出现，以房性与室性期前收缩最常见，其次为房室传导阻滞。此外，心房颤动、病态窦房结综合征均可出现。心律失常是造成猝死的原因之一。

6. 心力衰竭

重症弥散性心肌炎患者可出现急性心力衰竭，属于心肌泵血衰竭，左右心同时发生衰竭，引起心排血量过低，故除一般心力衰竭表现外，易合并心源性休克。

三、辅助检查

（一）实验室检查

1. 白细胞计数可升高

白细胞计数在病毒性心肌炎可正常，偏高或降低，血沉大多正常，也可稍增快，C- 反应蛋白大多正常，心肌坏死标志物如 CK、CK-MB 等在急性期升高，慢性心肌炎多在正常范围。

2. 心电图

（1）ST-T 变化：主要表现有 ST 段下移，T 波低平或倒置；少数患者可出现类似急性心肌梗死的心电图改变如 ST 段弓背向上抬高和病理性 Q 波。

（2）心律失常：除窦性心动过速与窦性心动过缓外，异位心律与传导阻滞常见。房性、室性、房室交接处期前收缩均可出现，约 2/3 患者以室性期前收缩为主要表现。期前收缩可有固定的联律间距，但大多数无固定的联律间距，部分符合并行收缩，这种无固定联律间距的期前收缩可能反映异位兴奋性，患者除期前收缩外无其他发现，可能来自局灶性病变，期前收缩可为单源性，也可为多源性。室上性或室性心动过速比较少见，但室性心动过速有可能引起昏厥。心房颤动与扑动也可见到，扑动相对较少见。

上述各种快速心律可以短阵频发，也可持续不止。心室颤动较少见，但为猝死的原因。一至三度窦房、房室、束支或分支传导阻滞都可出现，约 1/3 患者起病后迅速发展为三度房室传导阻滞，成为猝死的另一机制。

上述各种心律失常可以合并出现。心律失常可以见于急性期，在恢复期消失，也可随瘢痕形成而造成持久的心律失常。瘢痕灶是引起期前收缩反复出现的基础之一。24 小时动态心电图对了解心律失常有重要帮助。

最近的研究显示，除外单纯的左束支传导阻滞的 QRS 波增宽是患者预后不良的独立阳性预测因子。

3.X 线检查

局灶性心肌炎无异常变化。弥散性心肌炎或合并心包炎的患者心影扩大，心搏减弱，严重者可见肺瘀血或肺水肿。

4. 超声心动图

心肌炎患者可出现广泛的心室功能障碍、局部的室壁运动异常以及射血分数保留的心脏舒张功能障碍。组织学证实，心肌炎可出现类似扩张型心肌病、肥厚型心肌病和限制性心肌病改变并可类似缺血性心脏病。暴发性心肌炎常由于强烈的炎症反应导致心肌间质水肿、收缩功能丧失，进而表现为左心室并不扩大，但肥厚、收缩减弱。新的影像技术如组织多普勒和应变率成像在心肌炎诊断中的应用还有待确定。

5. 核素检查

有 2/3 的患者可见到左室射血分数减低。

（二）病毒学检查

包括从咽拭子或粪便或心肌组织中分离出病毒，血清中检测特异性抗病毒抗体滴定度，从心肌活检标本中用免疫荧光法找到特异抗原或在电镜下发现病毒颗粒，也可用聚合酶链反应从粪便、血清、心肌组织中检测病毒 RNA。

（三）心内膜心肌活检

可提供心肌炎的病理组织学证据，即心肌的炎症细胞浸润、心肌细胞的变性和坏死。

四、诊断

心肌炎的诊断一般根据病因的特点、心脏相关的临床症状和体征、实验室检查发现的心电图异常、心肌坏死标志物升高、超声心动图的异常，并排除其他心脏疾病时做出。心肌炎的确切诊断需要病理组织学的证据，主要是心内膜心肌活检的结果，因其对治疗的指导意义有限而且有一定的操作风险，临床并不常规进行。对于所有怀疑心肌炎的病例，我们必须先排除冠心病和其他心血管病，如原发性高血压或能够解释临床症状的心脏外非炎症性疾病。少数本来患有其他心血管疾病如冠心病、心肌病、高血压心脏病的患者可合并心肌炎导致病情恶化，此时往往容易被误诊为是原发病的进展。此时如果临床医师强烈怀疑心肌炎，应进一步完善心内膜心肌活检。在许多情况下心肌炎的诊断有相当难度，例如在病毒感染的病史不明显，而心肌坏死的标志物又正常的时候，即使有明确的心力衰竭和心律失常等心脏损害，心肌炎的诊断将难以确定。

成人急性病毒性心肌炎诊断参考标准如下。

（一）病史与体征

在上呼吸道感染、腹泻等病毒感染后3周内出现心脏表现，如出现不能用一般原因解释的感染后重度乏力、胸闷、头昏（心排血量降低所致）、心尖第一心音明显减弱、舒张期奔马律、心包摩擦音、心脏扩大、充血性心力衰竭或阿司综合征等。

（二）上述感染后3周内出现下列心律失常或心电图改变

（1）窦性心动过速、房室传导阻滞、窦房阻滞、束支阻滞。

（2）多源、成对室性期前收缩、自主性房性或交界性心动过速、阵发或非阵发性室性心动过速、心房或心室扑动或颤动。

（3）两个以上导联 ST 段呈水平型或下斜型下移 $\geq 0.01\text{mV}$ 或 ST 段抬高或出现异常 Q 波。

（三）心肌损害的参考指标

病程中血清心肌肌钙蛋白 I 或肌钙蛋白 T（强调定量测定）、CK-MB 明显增高。超声心动图示心腔扩大或室壁活动异常和（或）核素心功能检查证实左室收缩或舒张功能减弱。

（四）病原学依据

（1）在急性期从心内膜、心肌、心包或心包穿刺液中检测出病毒、病毒基因片段或病毒蛋白抗原。

（2）病毒抗体：第二份血清中同型病毒抗体（如柯萨奇 B 组病毒中和抗体或流行性感冒病毒血凝抑制抗体等）滴度较第一份血清升高 4 倍（2 份血清应相隔 2 周以上）或一次抗体效价 ≥ 640 者为阳 320 者为可疑阳性。

（3）病毒特异性 IgM：以 ≥ 1 : 320 者为阳性（按各实验室诊断标准，需在严格质控条件下）。如同时有血中肠道病毒核酸阳性者更支持有近期病毒感染。

对同时具有上述（一）（二）中任何一项，（三）中任何两项，在排除其他原因心肌疾病后，临床上可诊断急性病毒性心肌炎。如同时具有（四）中（1）项者，可从病原学上确诊急性病毒性心肌炎；如仅具有（四）中（2）（3）项者，在病原学上只能拟诊为急性病毒性心肌炎。如患者有阿司综合征发作、充血性心力衰竭伴或不伴心肌梗死样心电图改变、心源性休克、急性肾衰竭、持续性室性心动过速伴低血压或心肌心包炎等一项或多项表现，可诊断为重症病毒性心肌炎。如仅在病毒感染后 3 周内出现少数期前收缩或轻度 T 波改变，不宜轻易诊断为急性病毒性心肌炎。

对难以明确诊断者，可进行长期随访，有条件时可做心内膜心肌活检进行病毒基因检测及病理学检查。

在考虑病毒性心肌炎诊断时，首先应除外急性冠脉综合征，尤其对于有冠心病危险因素的高危人群伴心电图 ST-T 改变者，有时需完善冠脉造影以明确诊断。其他应除外甲状腺功能亢进症、二尖瓣脱垂综合征及影响心肌的其他疾病，如风湿性心肌炎、中毒性心肌炎、结缔组织病、代谢性疾病以及克山病等。

五、治疗

心肌炎的治疗应针对两方面：病毒感染和心肌炎症。心肌炎治疗最核心的原则是处理好心律失常和心力衰竭，有证据支持的是病因靶向治疗。

（一）病毒感染

近年来提出用干扰素或干扰素诱导剂预防和治疗心肌炎。一些中草药如板蓝根、连翘、大青叶、虎杖等初步实验研究认为可能对病毒感染有效。

（二）心肌炎的对症治疗

1. 血流动力学不稳定的患者

有血流动力学不稳定的心衰患者应该尽快地住进 ICU 使用呼吸机和机械性心肺支持设施。对于伴有心源性休克或严重心室功能障碍的急性心肌炎病例，可能需要利用心室辅助装置或体外膜肺氧合来作为心脏移植或疾病恢复的过渡。由于其简单、有效，体外膜肺氧合往往能挽救这些患者的生命。

2. 血流动力学稳定的患者

当怀疑心肌炎但没有症状或者仅有轻微症状时，推荐将患者收入院进行临床监测直至患者明确诊断。因为心肌炎患者的病情进展迅速且可能在毫无征兆的情况下出现心肺突发事件（如严重的心脏传导阻滞或危及生命的心律失常），即使患者最初的心脏收缩功能是正常的。急性期运动试验是禁忌，因为其可诱发心律失常。

血流动力学稳定的心力衰竭患者应该使用利尿剂、血管紧张素转化酶抑制剂或者血管紧张素受体阻断剂和 β 受体阻滞剂。对于尽管采用了最优化处理仍存在持续性心衰症状的患者，应该考虑使用醛固酮受体拮抗剂。针对有心力衰竭症状的患者应用洋地黄类药时须谨慎，从小剂量开始，逐步增加，以避免发生毒性反应，除洋地黄类药外，扩血管药也可应用。随着患者心室功能的恢复，何时停用抗心力衰竭治疗暂无定论。

（三）心律失常

期前收缩频繁或有快速心律失常者用抗心律失常药。如因高度房室传导阻滞、快速室性心律或窦房结损害而引起昏厥或低血压，则需用电起搏或电复律，多数三度房室传导阻滞患者用起搏器度过急性期后得到恢复。

（四）避免运动

心肌炎患者应卧床休息，进易消化和富含维生素和蛋白质的食物。心肌炎急性期应限制体力活动最少 6 个月。

（五）免疫调节治疗

肾上腺皮质激素的应用，可使严重心肌炎的心力衰竭好转，严重心律失常（如高度房室传导阻滞）减轻或消除，其作用可能是通过抑制心肌炎的炎症和水肿、消除变态反应、减轻毒素的作用。实验中激素抑制干扰素的合成和释放、加速病毒增殖，引起感染加重，故目前认为一般患者不必应用，尤其是发病最初的 10 天内。但临床实践证明，对重症患者，激素仍宜应用，以度过危重时期。对其他方法治疗效果不佳者或免疫反应强烈者，在发病后 10 天至 1 个月内，也可考虑应用激素；对一般心肌炎患者，应用激素、环孢素等作免疫抑制治疗未证明有益。

促进心肌代谢的药物，如三磷酸腺苷、辅酶 A、肌苷、环磷腺苷、细胞色素 C 等在治疗中可能有辅助作用，一般可选用三磷酸腺苷 10 ~ 20mg，或辅酶 A50U，或肌苷 200 ~ 400mg，或环磷腺苷 20 ~ 40mg，或细胞色素 C15mg 肌内注射，2 ~ 3 次 / 天。辅酶 Q10 治疗心肌炎，口服 20 ~ 60mg，3 次 / 天。静脉使用高剂量的免疫球蛋白可以通过多种途径调节免疫和炎症反应，没有严重的不良反应，可用于难治性心肌炎的治疗。近年来发现黄芪对提高免疫功能及改善心功能可能有益，口服或注射均可，也可用免疫核糖核酸每周皮下注射 6mg 或胸腺素 10mg，每天 1 次肌内注射，也可用转移因子、干扰素治疗。

第二章 呼吸内科疾病

第一节 急性上呼吸道感染

急性上呼吸道感染是指自鼻腔至喉部之间急性炎症的概称，是呼吸道最常见的一种传染病。70%～90%由病毒引起，少数由细菌引起，细菌感染常继发于病毒感染之后。本病四季（多发于冬春季）、任何年龄均可发病，通过含有病毒的飞沫、雾滴或经污染的用具进行传播，多数为散发性，但常在气候突变时流行。由于病毒的类型较多，人体对各种病毒感染后产生的免疫力较弱且短暂，并无交叉免疫，同时在健康人群中有病毒携带者，故一个人1年内可有多次发病。

一、病因机制

急性上呼吸道感染多由病毒引起。主要有流感病毒（甲、乙、丙）、副流感病毒、呼吸道合胞病毒、腺病毒、鼻病毒、艾柯病毒、柯萨奇病毒、麻疹病毒、风疹病毒。细菌感染可直接或继病毒感染之后发生，以溶血性链球菌为多见，其次为流感嗜血杆菌、肺炎球菌和葡萄球菌等。偶见革兰阴性杆菌。其感染的主要表现为鼻炎、咽喉炎或扁桃体炎。

急性上呼吸道感染常于机体抵抗力降低时发生，如受寒、劳累、淋雨等情况，原已存在或由外界侵入的病毒和（或）细菌迅速生长繁殖，导致感染。本病预后良好，有自限性，一般5～7天痊愈。常继发支气管炎、肺炎、鼻窦炎，少数人可并发急性心肌炎、肾炎、风湿热等。

二、诊断

（一）临床表现

根据病因不同，临床表现可有不同的类型。

1.普通感冒

成年人多数为鼻病毒引起，其次为副流感病毒、呼吸道合胞病毒、艾柯病毒、柯萨奇病毒等。起病较急，初期有咽干、咽痒或烧灼感，发病同时或数小时后，可有喷嚏、鼻塞、流清水样鼻涕，2～3天或以后变稠。可伴咽痛，有时由于咽鼓管炎使听力减退，也可出现流泪、味觉迟钝、呼吸不畅、声嘶、少量咳嗽等。一般无发热及全身症状，或仅有低热、不适、轻度畏寒和头痛。检查可见鼻腔黏膜充血、水肿、有分泌物，咽部轻度充血。如无并发症，一般经3～7天痊愈。

2. 急性病毒性咽炎、喉炎

根据病毒对上、下呼吸道感染的解剖部位不同引起的炎症反应，临床可表现为咽炎、喉炎。

急性病毒性咽炎多由鼻病毒、腺病毒、流感病毒、副流感病毒以及肠病毒、呼吸道合胞病毒等引起。临床特征为咽部发痒和灼热感，当有咽下疼痛时，常提示有链球菌感染，咳嗽少见，流感病毒和腺病毒感染时可有发热和乏力。体检咽部明显充血和水肿，颌下淋巴结肿大且触痛。腺病毒咽炎可伴有结膜炎。

急性病毒性喉炎多由鼻病毒、流感病毒甲型、副流感病毒及腺病毒等引起。临床特征为声嘶、讲话困难、咳嗽时疼痛，常有发热、咽炎或咳嗽，体检可见喉部水肿、充血，局部淋巴结轻度肿大和触痛，可闻及喘息声。

3. 疱疹性咽峡炎

常由柯萨奇病毒A引起，表现为明显咽痛、发热，病程约1周。检查可见咽充血，软腭、腭垂、咽及扁桃体表面有灰白色疱疹有浅表溃疡，周围有红晕。多于夏季发作，多见儿童，偶见于成年人。

4. 咽结膜热

主要由腺病毒、柯萨奇病毒等引起。临床表现有发热、咽痛、畏光、流泪，咽及结膜明显充血。病程4～6d，常发生于夏季，游泳中传播。儿童多见。

5. 细菌性咽－扁桃体炎

多由溶血性链球菌引起，其次为流感嗜血杆菌、肺炎球菌、葡萄球菌等引起。起病急，明显咽痛、畏寒、发热，体温可达39℃以上。查体可见咽部明显充血，扁桃体肿大、充血、表面有黄色点状渗出物，颌下淋巴结肿大、压痛，肺部无异常体征。

（二）实验室检查

1. 血常规

病毒性感染见白细胞计数正常或偏低，淋巴细胞比例升高。细菌感染有白细胞计数与中性粒细胞增多和核左移现象。

2. 病毒和病毒抗原的测定

视需要可用免疫荧光法、酶联免疫吸附检测法、血清学诊断和病毒分离鉴定，以判断病毒的类型，区别病毒和细菌感染。

3. 细菌学检查

可通过痰细菌培养或咽拭子细菌培养判断细菌类型并行药敏试验。

三、治疗

（一）病因治疗

1. 抗病毒治疗

目前尚无特殊抗病毒药物。普通感冒及急性咽炎、喉炎主要选用吗啉胍和其他抗感冒药，如复方感冒灵、三九感冒冲剂、复方氨酚烷胺胶囊（力克舒）、复方盐酸伪麻黄碱缓释胶囊（康泰克）等；化学药物治疗病毒感染，尚不成熟。吗啉胍对流感病毒和呼吸道病毒有一定疗效。阿糖腺苷对腺病毒感染有一定效果。利福平能选择性抑制病毒 RNA 聚合酶，对流感病毒和腺病毒有一定的疗效。近年发现一种人工合成的、强有力的干扰素诱导药——聚肌苷酸 - 聚胞苷酸（简称 polyl：C）可使人体产生干扰素，能抑制病毒的繁殖。

2. 抗菌药物治疗

如有细菌感染（如细菌性咽 - 扁桃体炎等），可根据病原菌选用敏感的抗菌药物。经验用药常选青霉素、第一代头孢菌素、大环内酯类或氟喹诺酮类。单纯的病毒感染一般可不用抗生素，但由于常并发细菌感染，因此，临床上常用抗菌药物作为上呼吸道感染的主要治疗措施。

（二）对症治疗

病情较重或发热者或年老体弱者应卧床休息，忌烟，多饮水，室内保持空气流通。如有发热、头痛，可选用解热镇痛药如复方阿司匹林、索米痛片等口服。咽痛可用抗炎喉片含服，局部雾化治疗。鼻塞、流鼻涕可用 1% 麻黄碱滴鼻等。

（三）并发症治疗

出现并发症时，按并发症治疗原则进行处理。

（四）中医中药治疗

采用中成药或辨证施治的原则对上呼吸道感染有其独到之处。

第二节 急性气管－支气管炎

急性气管－支气管炎为气管支气管树的急性炎症，临床主要症状有咳嗽和咳痰。病变局限于黏膜，病愈后支气管黏膜结构可以完全恢复正常，病程一般不超过 1 个月。冬季发病率高。老年人、小儿多见。尽管通常病情轻，但急性支气管炎在糖尿病和慢性肺或心脏患者中可能很严重，常继发气流阻塞，肺炎是严重的并发症。

一、病因机制

（一）感染

可以由病毒、细菌直接感染，也可因急性上呼吸道感染的细菌、病毒，在机体抵抗力降低时，乘机侵入支气管黏膜而引起炎症。常见的病原体有副流感病毒、流感病毒 A 和 B、腺病毒、冠状病毒、呼吸道合胞病毒、柯萨奇病毒 A21、鼻病毒、引起风疹和麻疹的病毒、肺炎支原体、肺炎衣原体、百日咳杆菌、肺炎链球菌、流感嗜血杆菌、葡萄球菌等。

（二）物理、化学因素

如过冷空气、粉尘、烟雾或刺激性气体（氨气、氯气、硫化氢等）刺激气管黏膜引起炎症。

（三）过敏反应

常见变应原有花粉、有机粉尘、真菌孢子、细菌蛋白质等，可引起支气管过敏性炎症。

二、诊断

（一）临床表现

1.症状

（1）起病较急，往往先有急性上呼吸道感染的症状：鼻卡他症状，不适，寒战，低热，背部和肌肉疼痛以及咽喉痛等。

（2）咳嗽：剧烈咳嗽的出现通常是支气管炎出现的信号，开始时干咳无痰，但几小时或几天后出现少量黏痰，稍后出现较多的黏液或黏液脓性痰，偶可痰中带血，有些患者有烧灼样胸骨后痛或胸骨后发紧感、气促，咳嗽时加重，咳嗽、咳痰可延续 2～3 周才消失。

（3）发热：急性气管支气管炎可有不同程度的发热，38℃左右，多于3天降至正常，持续发热提示可能合并肺炎。

2.体征

急性支气管炎肺部体征较少。可以无任何肺部体征，呼吸音可增粗，可能闻及散在的高音调或低音调干啰音，偶然在肺底部闻及捻发音或湿啰音，但啰音位置常不固定，咳嗽后可减少或消失。持续存在的肺部局部体征提示支气管肺炎的发生。

（二）实验室检查

1.血常规

外周血白细胞分类及计数多无明显改变，但细菌感染较重时，白细胞总数和中性粒细胞增高。

2.病原学检查

可通过痰培养行病原学检查，如细菌或支原体等。

3.胸部 X 片

正常或双肺纹理增粗／增多。

三、治疗

（一）一般治疗

休息、保暖、多饮水、足够的热量、室内保持良好的通风等。

（二）抗菌药物治疗

根据感染的病原体及药敏试验选择抗菌药物治疗。一般未得到病原菌阳性结果前可选用大环内酯类、青霉素类、头孢菌类（第一代、第二代）、氟喹诺酮类。多数患者用口服抗菌药物即可，症状较重者可用肌内注射或静脉滴注。

（三）对症治疗

如镇咳、祛痰、降温等。

（四）中医中药治疗

中医通过辨证将急性气管 - 支气管炎咳嗽分为风寒咳嗽、风热咳嗽、燥热咳嗽、凉燥咳嗽而采取不同的药方进行治疗。

第三节 慢性阻塞性肺疾病

慢性阻塞性肺疾病（Chronic obstructive pulmonary disease，COPD）由于其患病人数多、病死率高、社会经济负担重，已成为一个重要的公共卫生问题，目前COPD已成为世界范围内第四位导致患者死亡的原因。在我国，COPD同样是严重危害人民健康的重要疾病之一，据流行病学资料显示，我国北方及部分中部地区15岁以上人群中COPD的发病率约为3%，说明COPD在我国的患病率之高是十分惊人的。近年来，随着吸烟人数的增加，在西方女性及中国、埃及、印度、古巴、墨西哥及南非等国COPD的发病率有逐年增加的趋势。

COPD是一种常见的可以预防和可以治疗的疾病，其特征是持续存在的不可逆气流受限。气流受限呈进行性发展，伴有气道和肺对有害颗粒或气体所致慢性炎症反应的增强。急性加重和合并症影响患者整体疾病的严重程度。

一、危险因素及发病机制

（一）危险因素

COPD的危险因素包括宿主因素和环境因素，COPD的发生通常是这两种因素相互作用的结果。宿主因素研究最多的是 α 抗胰蛋白酶缺乏，但在我国尚无由 α1抗胰蛋白酶缺乏引起肺气肿的正式报道。目前其他参与COPD发病的基因尚未确定。环境因素包括：吸烟、职业性粉尘、化学物质、空气污染、感染等。其中，吸烟是COPD重要的发病因素，吸烟导致支气管上皮纤毛变短、不规则及运动障碍，不能有效清除有害颗粒，降低局部抵抗力，削弱吞噬细胞功能。吸烟者FEV1年下降率快。

（二）发病机制

目前认为，COPD以气道、肺实质和肺血管的慢性炎症为特征，其中肺泡巨噬细胞、CD8＋T细胞和中性粒细胞为主要的炎性细胞，这些细胞活化后释放多种炎性递质，如白三烯B4、IL-8、TNF-α 等，破坏肺结构并进一步促进中性粒细胞的炎症反应。另外，肺部的氧化/抗氧化及蛋白酶/抗蛋白酶失衡在COPD的发病中也起重要作用。

二、临床表现

（一）症状

COPD的症状好发于冬春寒冷季节，常有呼吸道反复感染史及急性加重史。首发症状为咳嗽，初期咳嗽呈间歇性，晨起重，以后早晚均有咳嗽，但夜间咳嗽并不显著，通常伴有咳少量黏液痰，清晨较多，合并感染时痰量增多、咳脓性痰，有时出现咳血痰或咯血，但少数患者仅为干咳，部分患者可无明显咳嗽症状。呼吸困难或气短是 COPD 的标志性症状，早期为活动后出现，后逐渐加重，以致日常活动甚至休息时也出现。部分患者可出现喘息和胸闷，晚期患者常有体重下降、食欲缺乏、精神抑郁或焦虑等。

（二）体征

早期可无明显体征，主要体征为：胸廓过度膨胀、前后径增大、剑突下胸骨下角增宽；呼吸变浅、频率增快、辅助呼吸肌参加呼吸运动，重症患者可出现胸腹矛盾运动；患者常采取缩唇呼吸以增加呼出气量、喜前倾坐位；严重低氧血症患者可出现皮肤黏膜发绀；伴右侧心力衰竭患者可出现下肢水肿、肝大。肺部叩诊呈过清音、心浊音界缩小、肝上界下移。听诊双肺呼吸音低，呼气延长，双肺底可闻及湿性啰音，双肺可闻及干啰音；心音遥远，剑突下心音较清晰响亮。

（三）肺功能检查

肺功能检查是判断气流受限的客观指标，且重复性好。事实上，气流受限是以 FEV1 和 FEV1/FVC 降低来确定的。吸入支气管扩张药后一秒用力呼气容积（FEV1）< 80％预计值且第一秒用力呼气量占所有呼气量的比例（FEV1/FVC）< 70％者，可判断为不完全可逆的气流受限。另外，由于气流受限导致肺过度充气，使肺总量、功能残气量和残气容积增高，肺活量减低。肺毛细血管及肺泡隔破坏导致弥散功能降低。

（四）胸部 X 线检查

COPD 早期可无异常，以后逐渐出现两肺纹理增粗、紊乱等非特异性改变；主要 X 线表现为肺过度充气：肺容积增大、肺野透光度增加、胸廓前后径增大、肋骨走向变平、膈肌低平、有时可见肺大疱；心脏呈悬垂狭长形，肺门血管呈残根状，肺野外周血管纹理纤细稀少。并发肺动脉高压和肺源性心脏病时，可有肺门血管影扩大、右下肺动脉增宽、肺动脉圆锥膨隆及右心室增大表现。

（五）血气分析

血气分析对晚期 COPD 患者十分重要，对 FEV1 < 40％预计值、急性加重期及具有呼吸衰竭或右侧心力衰竭征象患者均应做血气分析。COPD 患者血气异常首先表现为轻、中度低氧血症，随着疾病进展，低氧血症逐渐加重，并出现高碳酸血症。

（六）其他检查

低氧血症患者，可出现红细胞增多症，并发感染时，痰涂片可见大量中性粒细胞，痰培养可检出相应病原菌，COPD 患者常见的感染病原菌为肺炎链球菌、流感嗜血杆菌、卡他莫拉菌、肺炎克雷伯杆菌等。

胸部 CT 检查尤其是高分辨率 CT 检查可区别肺气肿类型、确定肺大疱大小和数量具有非常高的敏感性和特异性，对预计肺大疱切除术和肺减容手术的效果有一定价值。

三、诊断

依据病史、危险因素、体征及肺功能检查等综合分析诊断 COPD。肺功能检查提示不完全可逆的气流受限是诊断 COPD 的金标准。

COPD 应通过病史、体征、胸部 X 线表现等与哮喘、充血性心力衰竭、肺结核、支气管扩张等鉴别。COPD 与哮喘有时难以鉴别，尤其是部分哮喘患者发生气道重塑，导致气流受限的不可逆性；部分 COPD 患者可伴有气道高反应性，气流受限部分可逆，另外，尚有少部分患者两种疾病并存。此时，因根据患者临床表现及相关检查全面分析，必要时行支气管激发试验、支气管舒张试验和 PEF 变异率来进行鉴别。

四、评估

COPD 评估的目的是确定疾病严重程度、疾病对患者健康状态的影响及未来风险，以决定患者治疗方案。COPD 评估包括患者目前症状严重程度、肺功能严重程度、急性加重风险及目前并发症情况。

（一）症状评估

《慢性阻塞性肺疾病全球防治倡议》推荐使用改良英国 MRC 呼吸困难分级问卷（表 2-1）进行呼吸困难指数评分，或 COPD 评估测试问卷进行生命质量评分。mMRC 与其他健康状态测试的相关性好，且能预测未来的病死可能性；COPD 评估测试（CAT）问卷的评估可靠性与圣乔治呼吸问卷（SGRQ）相似，对患者健康状况的评估结果可靠。当 mMRC 的级别为 2 级或 2 级以上，或者 CAT 的评分为 10 或 10 以上时，提示患者的症状评分高。

表 2-1 mMRC 呼吸困难严重程度评估问卷

级别	标准
mMRC0 级	除剧烈运动外，一般不出现呼吸困难
mMRC1 级	平路急行或上坡时出现气短
mMRC2 级	因为呼吸困难平路行走较同龄人慢或按自己的速度行走时必须停下来呼吸
mMRC3 级	平路行走 100m 或数分钟后即出现气短
mMRC4 级	因呼吸困难不能离开房间或穿脱衣服即出现呼吸困难

（二）气流受限严重程度分级

基于吸入支气管扩张药后 FEV1/FVC < 70％基础上，患者气流受限严重程度分级，见表 2-2。

表 2-2 气流受限严重程度分级

级别	分级标准
GOLD1：轻度	FEV1 ≥ 80％预计值
GOLD2：中度	50％≤ FEV1 < 80％预计值
GOLD3：重度	30％≤ FEV1 < 50％预计值
GOLD4：极重度	FEV1 < 30％预计值

（三）急性加重的评估

急性加重一种急性起病的过程，其特征是患者呼吸系统症状恶化，超出日常的变异，并且导致需要改变药物方案。急性加重会引起肺功能的下降、健康状态的恶化和死亡风险增加，急性加重的发生也是评估 COPD 预后的内容。既往 1 年中急性加重 2 次或 2 次以上者，再次出现急性加重的发生率高。不同患者急性加重的发生率变化很大，急性加重风险的最佳预测指标是以往的急性加重病史，另外，气流受限恶化会导致急性加重的发生增多，20％的 GOLD2（中度气流受限）患者经常发生需要使用抗生素和（或）激素治疗的急性加重，GOLD3（重度气流受限）和 GOLD4（极重度气流受限）的患者发生急性加重的概率明显增加。由于急性加重导致肺功能下降、健康状态恶化和死亡风险增加，故评估急性加重风险被纳入 COPD 评估的一部分。

（四）并发症的评估

COPD 常发生于长期吸烟的中年人，这些患者常常有各种与吸烟或老化相关的疾病。COPD 本身也存在肺外的表现，如体重减轻、营养不良和骨骼肌功能异常。COPD 患者经常存在的其他并发症包括：心血管疾病、代谢综合征、骨质疏松、抑郁症和肺癌，COPD 可以增加出现其他并发症的风险。轻度、中度或重度气流限制的患者均可以出现这些并发症，且这些并发症能影响 COPD 患者的病死率和住院率。因此，COPD 患者应该常规筛查这些并发症，并给予合理治疗。

（五）综合评估

COPD 对患者健康状态的影响包括症状、肺功能和急性加重。因此，对 COPD 患者的综合评估应该包括这 3 个指标。其中肺功能和急性加重评估未来发生急性加重的危险度，根据这 3 个指标的评分，将患者分为 A、B、C 和 D4 类。在评估时，肺功能和急性加重的评分可以出现危险的不一致的情况，当两者不一致时，取危险度高的作为评分。进行该综合评估时，先根据 mMRC 或 CAT 进行评分，当 mMRC 的级别低于 2 级或 CAT 评分低于 10 时，患者属于表格中左侧的组别 A 类或 C 类。当 mMRC 的级别≥2 级或 CAT 评分≥10 时，患者属于表格中右侧的组别 B 类或 D 类。过去 1 年急性加重次数≥2 次为 C 类或 D 类，≤1 次为 A 或 B 类。4 类患者的具体情况如下：A 类：较少的症状，低风险；B 类：较多的症状，低风险；C 类：较少的症状，高风险；D 类：较多的症状，高风险。

五、治疗

（一）稳定期的治疗

COPD 稳定期的治疗目的是减轻患者症状和减少未来风险两个方面，前者包括减少症状、提高运动耐力和改善健康状况，或者包括防止疾病进展、预防和治疗急性加重、预防和治疗合并发症。

COPD 稳定期的治疗措施包括减少危险因素（尤其是吸烟），加强患者的教育和管理及药物治疗等多个方面。药物治疗用于预防和控制症状，减少急性加重的频率和严重程度，提高运动耐力和改善患者生命质量。

GOLD 推荐的治疗方法是个体化治疗，其措施是先进行病情的评估，其评估包括症状评估、肺功能分级、急性加重的风险和合并症情况，根据前 3 者组成的综合评估方法将 COPD 患者分为 4 类，不同组别采用不同的治疗方案。同时，根据并发症情况，再给予相应的治疗，这样就可以制订个体化的治疗方案。

在非药物治疗方面，所有患者均须戒烟，并推荐进行运动锻炼，根据当地情况选择流感疫苗和肺炎球菌疫苗接种。B 类、C 类和 D 类患者还须接受肺康复训练，但肺康复训练和运动锻炼的益处不应被过分夸大。在药物治疗方面，GOLD 按照不同组别患者，分别推荐首选药物、首选替代药物和其他治疗药物。

1. 支气管扩张药

支气管扩张药通过舒张支气管平滑肌、扩张支气管、促进肺的排空、改善肺过度充气状态，进而提高 FEV1，改善患者运动耐力，是控制 COPD 症状的主要药物。目前常用的支气管扩张药包括 β2 受体激动药、抗胆碱能药及甲基黄嘌呤药。联合应用不同作用机制和不同作用时间的支气管扩张药可增强支气管扩张作用而不良反应相当或减少。联合应用短效 β2 受体激动药和抗胆碱能药可使 FEV1 获得更大和更持久的改善；联合应用 β2 受体激动药、抗胆碱能药和（或）甲基黄嘌呤类药，也可改善患者肺功能和健康状态。

2. 糖皮质激素

COPD 稳定期应用糖皮质激素治疗并不能阻止患者 FEV1 的降低。有证据表明，对重度和极重度、反复急性加重患者规律应用中等剂量以上吸入激素治疗能降低患者急性加重频率和改善患者健康状态，联合应用吸入激素和长效 β2 受体激动药的作用优于单用吸入激素。但目前长期应用吸入激素对 COPD 患者的安全性尚无定论。对 COPD 患者，不推荐长期应用口服激素治疗。目前常用的吸入激素有氟替卡松、布地奈德和倍氯米松。

3. 其他药物

（1）磷酸二酯酶 4 抑制药：如罗氟司特虽无支气管扩张作用，但与 LAMA 或 LABA 联用可改善患者肺功能，与吸入激素联用可减少急性加重。

（2）祛痰药：目前祛痰药的疗效并不确切，对于气道黏稠分泌物较多的患者，可以应用祛痰药以利于痰液排除和气道引流通畅。常用祛痰药有羧甲司坦、氨溴索、乙酰半胱氨酸等。

（3）抗氧化药：COPD 患者氧化应激作用增强，促进 COPD 的病理生理变化，应用 N- 乙酰半胱氨酸等抗氧化药可降低疾病反复加重的频率。

（4）免疫治疗：流感疫苗具有减少 COPD 患者的严重程度和病死率，可每年注射 1~2 次。

4. 氧疗

对于极重度患者应进行长期家庭氧疗，其应用指征如下。

（1）$PaO_2 < 7.3kPa$（55mmHg）或 $SaO_2 < 88\%$。

（2）$PaO_2 7.3 \sim 8.0kPa$（55~60mmHg），或 $SaO_2 < 89\%$ 伴有肺动脉高压、心力衰竭或红细胞增多症（血细胞比容 > 55%）。长期家庭氧疗一般通过鼻导管给氧，流量 1~2L/min，吸氧时间 > 15 小时 / 天。

5. 康复治疗

康复治疗包括呼吸生理治疗、肌肉训练、营养支持、精神治疗等。呼吸生理治疗包括帮助患者咳嗽、用力呼气以促进分泌物排除，使患者放松缩唇呼吸以克服急性呼吸困难等。肌肉训练包括全身肌肉及呼吸肌锻炼。营养支持应使患者达到理想体重。

6. 机械通气治疗

目前稳定期 COPD 患者是否需要应用机械通气治疗尚存在很大争论，对于合并 Ⅱ

呼吸衰竭的患者，联合对于应用无创正压通气和长期家庭氧疗对纠正 CO_2 潴留和减轻患者呼吸困难的作用明显优于单用 LTOT。

7. 外科治疗

对于部分 COPD 患者，根据患者不同情况，选择肺大疱切除术、肺减容手术或肺移植等。

（二）急性加重期的治疗

COPD 急性加重最常见的原因为气管 - 支气管树感染（主要为病毒或细菌感染）和空气污染，但仍有约 1/3 的患者加重的原因难以确定。肺炎、肺栓塞、气胸、肋骨骨折 / 胸部外伤、不恰当应用催眠镇静药、麻醉药、β 受体阻滞药、充血性心力衰竭、心律失常等可以引起与 COPD 急性加重类似的表现，应注意鉴别。

1. 抗生素

当患者呼吸困难加重、痰量增加及脓性痰时，应选用合适的抗生素治疗。COPD 患者继发感染常见的细菌有肺炎链球菌、流感嗜血杆菌、卡他莫拉菌、肺炎克雷伯杆菌等，所选抗生素抗菌谱应覆盖上述细菌。COPD 患者多有支气管、肺部感染反复发生和反复应用抗生素治疗的病史，部分患者合并有支气管扩张，这些患者感染的细菌耐药情况较一般患者严重，因此，痰培养＋药敏对于指导抗生素的应用尤为重要。对于合并支气管扩张的患者，铜绿假单胞菌是常见的感染病原菌，选用抗生素时应注意选用能覆盖该菌的抗生素。另外，由于患者长期应用抗生素和激素，患者易继发真菌感染，宜采取预防和抗真菌措施。

2. 支气管扩张药

对于过去已经规律应用支气管扩张药的患者，当 COPD 急性加重时应适当增加以往支气管扩张药的量和频次，必要时联合应用 2 种或 2 种以上支气管扩张药。对于较严重患者，可给予数天大剂量支气管扩张药联合雾化吸入治疗。

3. 糖皮质激素

全身使用糖皮质激素治疗可能加快病情缓解和肺功能恢复激素量，通常应用泼尼松龙 30 ~ 40mg/d，连续 7 ~ 14 天，也可应用甲泼尼松龙静脉注射。近年来，国内外应用如布地奈德雾化悬液（普米克令舒）替代全身激素治疗儿童哮喘急性加重，起到部分替代全身激素的作用，但其在 COPD 急性加重的作用尚不清楚。

4. 控制性氧疗

氧疗是 COPD 加重期住院患者的基础治疗。无严重合并症的 COPD 加重期患者氧疗后较容易达到满意的氧合水平（$PaO_2 > 60mmHg$ 即 8.0kPa，或 $SaO_2 > 90\%$），但氧疗 30 分钟后应复查血气以判断是否达到满意的氧合水平和有无引起 CO_2 潴留或酸中毒。

5. 机械通气治疗

机械通气治疗的目的是改善患者的氧合、纠正 CO_2 潴留、减轻呼吸肌疲劳、减轻患者症状，进而减少患者的病死率。机械通气治疗包括无创机械通气和有创机械通气两种。

（1）无创机械通气：COPD 急性加重期住院患者应用无创正压通气可以降低 $PaCO_2$、提高 PaO_2、减轻呼吸困难、降低气管插管率和有创通气的使用，缩短住院天数，降低患者病死率。其应用指征如下：中至重度呼吸困难，伴辅助呼吸肌参与呼吸并出现胸腹矛盾运动；中至重度酸中毒（pH < 7.30 ~ 7.35）及高碳酸血症（$PaCO_2$ 45 ~ 60mmHg，即 6.0 ~ 8.0kPa）；呼吸 > 25 次 / 分。排除标准：呼吸抑制或呼吸停止；心血管功能不稳定（低血压、心律失常、心肌梗死）；嗜睡、神志障碍，不能配合的患者；严重心血管并发症（低血压、休克、心力衰竭）；易误吸者；痰液黏稠和气道内有大量分泌物；近期颌面部手术或胃食管手术；头面部外伤，鼻咽部异常；极度肥胖及严重胃肠胀气。

（2）有创机械通气：在积极药物及无创正压通气治疗后患者呼吸衰竭仍进行性恶化时应进行有创通气治疗，其应用指征为：重度呼吸困难，伴辅助呼吸肌参与呼吸并出现胸腹矛盾运动；呼吸 > 35 次 / 分；威胁生命的低氧血症 [PaO_2 < 40mmHg 或氧合指数（PaO_2/FiO_2）< 200mmHg]；严重酸中毒（pH < 7.25）及高碳酸血症（$PaCO_2$ > 60mmHg）；呼吸抑制或停止；嗜睡、神志障碍；严重心血管并发症（低血压、休克、心力衰竭）；其他严重并发症（代谢紊乱、脓毒血症、肺炎、肺栓塞、气压伤、大量胸腔积液）；无创正压通气治疗失败或存在无创正压通气的排除指征。常用通气模式有辅助 / 控制通气（A/C）、压力支持通气（PSV）、同步间歇强制通气（SIMV）、SIMV + PSV。由于 COPD 患者存在内源性呼气末正压（PEEPi），为减少 PEEPi 所致的吸气功耗增加和人 - 机对抗，常需加用外源性 PEEP（相当于 70% ~ 80%PEEPi）。COPD 患者有时脱机较为困难，应根据患者具体情况决定脱机时间，应用 NIPPV 有利于患者早期脱机。

6. 其他治疗

约有 50%COPD 住院患者其体重低于理想体重的 90%，而且大多有全身肌肉（尤其是膈肌）的消耗。目前认为低体重和肌肉消耗与 COPD 病死率的增高和临床一般情况的恶化有关，而针对低体重的有效治疗措施有助于改善生存率。因此，应加强营养支持治疗。对于卧床、红细胞增多症或脱水的患者，应考虑应用肝素或低分子肝素抗凝治疗。注意维持水、电解质平衡，治疗伴随疾病等。

第四节 肺水肿

肺水肿是指由于各种原因引起肺内血管与组织之间液体交换功能紊乱或肺内淋巴引流不畅所导致的液体在肺间质或肺泡腔内过量蓄积的病理状态，可在多种系统疾病的基础上发生。临床表现为突发性呼吸困难、发绀、咳嗽、咳白泡状或血性泡沫痰。两肺有弥散性湿啰音或哮鸣音，X线检查见两肺呈蝴蝶形的片状模糊影。肺水肿可以危及生命，但如果能发现并纠正造成肺液体平衡紊乱的原因，则可减少对患者的危害。

一、病因机制

（一）心源性肺水肿

心源性肺水肿系心脏解剖或功能的异常引起的肺水肿，充血性心力衰竭是最常见的病因。可有冠状动脉粥样硬化性心脏病，高血压心脏病、心肌梗死、风湿性心脏病、主动脉瓣病变、先天性心血管畸形、左心房黏液瘤、左心房血栓、心脏压塞、左心房转移性肿瘤，非肥厚型非扩张型心肌病及心动过速等。由于左心室排出绝对或相对不足，或左心房排血受阻，使左心每搏输出量低于右心，左心房压增高，肺循环瘀血，肺毛细血管静水压增高使得液体滤过量超过了淋巴系统的清除能力。

（二）非心源性肺水肿

非心源性肺水肿是除严重心血管疾病以外的其他多种病因引起的以呼吸困难、咳嗽、严重低氧血症为临床表现的急症，由于肺血管内皮屏障对液体和蛋白质的通透性增加所致的肺水肿。其导致的临床综合征通常称为急性肺损伤或急性呼吸窘迫综合征。其中最常见的原因为肺炎、败血症、吸入胃内容物和重大创伤。肺损伤可经气道和血流发生，其确切的发病机制目前尚不明确。肺损伤后所致的炎症反应也很复杂，其特点是急性反应性细胞因子与其天然抑制剂、氧化剂、蛋白酶、抗蛋白酶、脂质递质、生长因子以及与修复过程有关的胶原前体等物质共同参与。表现为肺毛细血管通透性增加，血浆胶体渗透压降低，组织间隙负压增加。

1.高原肺水肿

高原肺水肿是指在高海拔地区发生的肺水肿，一般发生在海拔 > 3000m 的地区。其机制可能是由于随着海拔的升高，吸入氧分压下降，易患个体发生了缺氧性血管收缩，而缺氧引起的肺动脉收缩强度不均一，局部区域小动脉严重痉挛，血流量减少并流向其他区域，使其他部位肺血流量增加，表现为超灌注，毛细血管内压增加，出现非炎性漏出。

2. 神经源性肺水肿

神经源性肺水肿是指在无原发性心、肺和肾等疾病的情况下，由颅脑损伤或中枢神经系统其他疾病引起的急性肺水肿，是一种进行性脑血管意外引起的肺部应激性损伤，多见于严重的脑出血患者。其发生机制是位于丘脑下部的水肿中枢因创伤、颅内高压、炎症或缺氧而受损害，中枢的抑制作用被解除，导致肾上腺交感神经放电的增加，肺毛细血管压力升高和通透性增加，发生肺水肿。

3. 复张性肺水肿

复张性肺水肿是指由于胸腔穿刺排气或抽液速度过快、量过多时，胸腔内负压骤然增加所致的肺水肿。一方面，由于骤然加大的胸腔负压使得微血管周围的静水压迅速下降，导致滤过压力的增加；另一方面，肺长期受压后缺氧，内皮细胞受损，肺泡毛细血管通透性增高，加之肺泡表面活性物质减少，肺表面张力增加，肺毛细血管周围形成负压，液体易从毛细血管漏出，导致肺水肿的形成。

4. 与误吸相关的肺水肿

与误吸相关的肺水肿系吸入胃酸、淡水或海水所致的肺水肿。

（1）胃内容物误吸：胃酸可引起气道上皮化学性烧伤，气道水肿，支气管收缩，气道闭合伴肺不张。吸入量大时炎症反应严重，累及远端气道及肺泡。

（2）淡水淹溺：低渗性液体迅速通过肺泡毛细血管进入血循环，造成血容量突然增加，血浆胶体渗透压降低。若心肌功能不全，左心室不能负担血容量增加所造成的后负荷时，可诱发肺水肿。

（3）海水淹溺：大量高渗性的液体进入肺部后，可使大量水分从血循环进入肺泡，引起肺水肿。液体中的 Na^+、$Ca2^+$、$Mg2^+$ 离子进入血流，可致心室颤动而死亡。

5. 药物性肺水肿

药物性肺水肿包括药物变应性肺水肿和药物过量肺水肿。

（1）药物变应性肺水肿：多由青霉素、链霉素、磺胺类、鱼精蛋白、抗肿瘤药物、胺碘酮、噻嗪类等引起。

（2）药物过量肺水肿：多由解热镇痛药、镇静催眠药、麻醉药、平喘药、链激酶、二醋吗啡、美沙酮、碘类造影剂等引起。

6. 中毒性肺水肿

刺激性气体、尿毒症毒素、有机磷杀虫药、毒蛇咬伤、百草枯等中毒均可引起肺水肿。临床以有机磷中毒最为常见，其中毒发生机制为抑制体内乙酰胆碱酯酶的活性，导致乙酰胆碱蓄积，致使胆碱能神经开始过度兴奋，后转为抑制和衰竭，从而临床上出现相应的中毒症状。表现为毒蕈碱样症状主要为副交感神经兴奋所致的平滑肌痉挛和腺体分泌增加，呼吸道分泌物增多，严重者出现肺水肿。

二、诊断

（一）临床表现

除有各基础疾病的症状及体征时；典型的肺水肿临床表现可分为 5 期。

1. 肺充血期

胸闷、心悸、失眠、烦躁不安、血压升高、劳力性呼吸困难等。

2. 间质性肺水肿期

夜间阵发性呼吸困难、端坐呼吸、咳嗽、呼吸急促、心动过速（心率加快）、肺部听诊可闻及哮鸣音，可有轻度发绀或动脉血氧分压下降。

3. 肺泡水肿期

症状加重，迅速出现严重呼吸困难，咳嗽剧烈，咳大量粉红色泡沫痰，皮肤苍白，全身出汗，发绀明显，两下肺甚至全肺湿啰音。血气分析有明显的低氧血症、低碳酸血症和（或）代谢性酸中毒。

4. 休克期

由于严重缺氧、大量液体外渗引起血容量减少及心收缩力减弱而发生心源性休克。表现为神志改变、血压下降、皮肤湿冷等，血气分析显示严重低氧，代谢性酸中毒。

5. 终末期

病情进一步恶化，出现循环衰竭及多脏器衰竭，患者死亡。

（二）辅助检查

1. 胸部 X 线检查

价廉、无创、易得、可重复，对急性肺水肿的临床诊断十分重要，为临床上最常用的评价肺水肿的方法。可以观察中度以上肺水肿及范围，且可监控病理的进展，并随基础疾病的不同及病理分期不一表现多样。其缺点为敏感度差，故在疾病早期可正常，且读片带有一定程度的主观性，加之如肺充气程度不同，可致诊断困难或误诊。

（1）间质性肺水肿

①肺血重新分布：上肺显示的血管阴影增粗、增多，下肺野血管阴影变细，与正常比呈上下逆转现象。

②支气管周围袖口症：由于间质性肺水肿时，支气管周围结缔组织内有液体存积，致支气管壁形成的环形阴影增厚，边缘模糊，且多位于外周部，管腔无狭窄。

③肺纹理及肺门血管增粗、模糊：由于肺血管周围结缔组织内液体存积所致。

④肺野透光度降低：因肺间质内液广泛分布于支气管，血管周围，小叶间隔及小叶内支气管血管周围和肺泡间隔而致。

⑤间隔线：肺水肿时，小叶间隔的结缔组织及淋巴管内有较多的液体，使其增厚，故而在 X 线上可见边缘清楚，锐利的细线形阴影，厚 1～2mm，长约 2cm，与胸膜垂直。Kerley B 线是间质性肺水肿最重要的 X 线征象。在正位片上多在肋膈角处胸膜下显示最清楚，而侧位片上则表现为与胸骨下及膈胸膜垂直的线形阴影。有时也可见自肺上野弧形斜向肺门的 Kerley A 线。

⑥胸膜反应：少量胸腔积液或胸膜增厚。

（2）肺泡型水肿：为间质性肺水肿继续发展的结果，胸部 X 线片上往往两者同时并存。肺泡性肺水肿肺野实变影最典型的改变是阴影密度由肺门向外逐渐变淡，呈"蝶翼征"，而且动态摄片检查肺部阴影变化快，形成"此消彼长"的景观，但肺部阴影均出现在近肺门的中心肺野内。表现为肺泡实变阴影，包括腺泡结节、斑片状及大片融合边缘模糊的阴影，弥散分布或局限于一侧或一叶。

2. 胸部 CT

早期即能显现异常征象，甚至可区分肺充血和肺间质水肿。

（1）间质性肺水肿：小叶间隔增厚、边缘光滑，支气管血管未增粗、光滑；肺内有磨玻璃样密度影，可两肺弥散分布或为小叶中心性分布。

（2）肺泡性肺水肿：肺透光度下降，CT 值普遍增高，两肺有斑片状或弥散性磨玻璃样密度病变，若病情进展则形成肺实变影，小叶间隔增厚少见。

3. 动脉血气分析

PaO_2，$PaCO_2$ 和 pH 等也是反映肺水肿患者整体肺功能的指标，但其对诊断早期肺水肿并不敏感。因血管内压力的增加可使得血液更多地被分配到通气功能较好的肺组织中去，所以，PaO_2 早期可不出现降低，甚至在部分高压性肺水肿患者中，早期可出现 PaO_2 增高的情况。

4.B 型钠尿肽（BNP）

放射性指示剂稀释法：通过静脉注射两种不同的指示剂，一种是可通透到血管外液（如氚水、113mIn 标记的运铁蛋白），可用以计算含水量；另一种是不能透到血管外指示剂（如 99mTc 标记的红细胞）可用来计算血管内液量，但其计算出的含水量仅为直接称重的 2/3，不能用于间质性肺水肿的早期诊断。

5. 热传导稀释法（又称双指示剂法）

把 Swan-Ganz 导管插到肺动脉，注射热或冷却盐水和靛氰绿指示剂，经肺动脉至达主动脉根部，然后经主动脉导管采取血样，以心排血量乘以染料和热传导时间的平均差，可计算血管外肺含水量，该法准确性高，变异率小，但因创伤较大，一般只限于重症监护室用。可将血管外肺水低估39%，为灌注依赖性，多用于研究领域，常用于比较相似病因造成的肺损伤的血管外肺水肿。

6. 血浆胶体渗透压—肺毛细管楔压差值测定

正常情况下，两者差值约为 1.53kPa（约 10mmHg）。当差值 < 0.53kPa（4mmHg）时多提示有肺水肿，有助于肺水肿的早期诊断。

7. 肺扫描

以 ^{99}mTc- 人血球蛋白微囊或 ^{131}mIn 运铁蛋白静脉注射进行灌注肺扫描，由于肺血管通透性增高，使标记蛋白向血管外扩散而进入肺间质，故在胸壁外测定 γ 射线强度，就可有效地测定跨血管蛋白通过量。

8. 正电子发射层描记术

正电子发射层描记术是一种影像学技术，通过给患者用放射药理活性药之后，摄取一系列二维影像，再对其进行处理，获取某一特定生命活动的三维图像分析，从而对不同的器官进行生理分析。它可测量整体及局部的肺水积聚量。需先将两种同位素序贯给入，一般是用 $15O_2$ 标记的 H_2O 静脉注射，几分钟后当与体液达到平衡之后，摄胸部 X 线片可反映整体肺水的量。第二步静脉注射一种能留置于血管内的同位素示踪剂，如标记的血浆蛋白，再重复胸部 X 线片，可反映血管内容积。将第二步的影像密度从第一步的影像密度中减影，即可确定肺水肿的严重程度及其分布。其结果会低估 10% ~ 15%，但已与重力计法所测结果非常吻合，能探测到 1mL 肺水的增加，故其有很高的敏感性，但其价格昂贵，且需将患者移至检查室。

9. 磁共振（MRI）成像检查

MRI 是利用不同组织质子密度的不同构建极其精确的解剖影像，优点为非侵袭性，非灌注依赖性，且患者无须暴露于放射线中，但肺磁共振的最大缺点是肺实质信号强度过低，加之呼吸运动会产生伪影。

10. 肺血管通透性的评价

对肺血管通透性的研究能提供更多的信息，并帮助了解肺水肿的病因，若连续监测，则可为肺损伤的演进提供一个衡量尺度。临床上可将通过纤维支气管镜或盲插吸引导管取得的小气道水肿液的蛋白浓度与血浆的蛋白浓度相比较，如果水肿液蛋白浓度与血浆蛋白浓度之比 > 0.75，水肿即由血管通透性增加引起，若 < 0.65 则由毛细血管内静水压增加引起，若介于两者之间则为混合性或结果为假象，可作为判断疾病严重程度和预后的指标。

三、治疗

根据发病机制及基础疾病给予相应的治疗。

（一）症状治疗

1. 纠正缺氧

肺水肿时由于换气功能障碍，多有严重缺氧，且缺氧又可加重肺水肿，故氧疗是治疗中的关键，对重症患者尤为重要，应使 PaO_2 提高到 6.7kPa（50mmHg）以上。可以鼻导管、鼻塞或面罩给氧，氧浓度 < 50%，若一般给氧后动脉血气仍提示低氧者，应立即间歇正压通气，若缺氧仍无改善，则需加用呼气末正压以防止小气道及肺泡萎陷或使肺泡重建，减少肺内分流量，有利于肺泡内的液体回流，促进水肿液的吸收，有利于肺泡表面活性物质的合成，可使功能残气量增大，肺顺应性增加，肺泡通气改善。PEEP 可从 3 ~ 5cmH$_2$O（0.3 ~ 0.5kPa）开始，从小至大逐步增加，每次调整 2 ~ 5cmH$_2$O（0.2 ~ 0.5kPa），同时随访血气变化，并据此行相应调节，一般不超过 18cmH$_2$O（1.8kPa），待病情好转后，渐减呼气末正压，每小时不超过 3 ~ 5cmH$_2$O（0.3 ~ 0.5kPa），保持动脉血氧分压在 8 ~ 9.9kPa，应注意过高的呼气末正压可使心室舒张受阻、静脉回心血量减少，血压下降，促发循环衰竭，故应行血压及生命体征监测。

2. 消除肺内水肿液

重症肺水肿患者支气管肺泡内有大量液体，受气流冲击可形成大量泡沫而影响气体交换，使缺氧更为严重，故消除肺内水肿液清除泡沫十分重要。

（1）消泡剂：鼻导管或鼻塞给氧时可在湿化瓶内加入 75% ~ 95% 乙醇（毒性气体吸入性肺水肿禁用）面罩给氧时以 20% ~ 30% 乙醇雾化吸入。近年来有用消泡净（二甲硅油）或 1% 硅酮雾化吸入，15 ~ 30 分钟明显起效，有效率达 90% 以上。

（2）利尿药：可迅速减少血流量，降低肺动静脉压和左心室充盈压，从而缓解肺水肿。对已有血容量不足者，因利尿药的应用会使血容量进一步下降并影响心排血量，故不宜使用，而因毛细血管通透性增加所致的非心源性肺水肿，大剂量利尿药可致毛细血管损伤加重。故也不宜应用，常用快速强利尿药；呋塞米 40 ~ 80mg 或依他尼酸钠 50 ~ 100mg，静脉注射。

（3）血管扩张药：治疗肺水肿的血管扩张药多为 α 受体阻滞药，可阻断儿茶酚胺、组胺、5- 羟色胺等血管活性物质对血管的收缩作用，解除肺部及外周小动静脉痉挛，降低周围循环阻力，减轻心脏前后负荷，同时增加冠状动脉灌注量，降低心肌耗氧量，改善左心室功能，增加心排血量，使肺循环内血液转向体循环，降低肺毛细血管压，减轻肺水肿。

①硝酸甘油：$0.3 \sim 0.6mg$，舌下含化；或以 $10\mu g/min$ 开始泵入，渐增至 $50\mu g/min$。

②酚妥拉明：先 $10 \sim 20mg$ 生理盐水稀释后静脉推注，后再以 $0.1 \sim 0.3\mu g/min$ 速度泵入。

③硝普钠：对小动静脉均有同等强度的平衡扩张作用，作用快而强，用后立即发挥作用，且毒性小，以 $50mg$ 加入 $500mL$ 液体，由 $15\mu g/min$ 开始，据疗效与血压变化情况，每隔 $3 \sim 5$ 分钟增加速率一次，最后以 $20 \sim 60\mu g/min$ 平均 $40\mu g/min$ 的速度滴入。

④硝苯地平：是一种钙通道阻滞药，可使平滑肌兴奋收缩脱偶联，对肺血管和支气管平滑肌有直接的松弛作用。以 $10mg$ 舌下含化，一日 2 次。其治疗肺水肿，尤其是高原性肺水肿见效快、疗效好、不良反应轻。

3. 降低毛细血管通透性

（1）糖皮质激素：糖皮质激素可提高细胞对缺氧的耐受性，稳定溶酶体膜，降低毛细血管通透性，减轻支气管痉挛，增加肺泡表面活性物质的合成等。主张早期、短程、大剂量应用。常用氢化可的松 $200 \sim 400mg/d$，地塞米松 $20 \sim 40mg/d$ 或甲泼尼龙 $20mg/（kg \cdot d）$，连续 $2 \sim 3$ 天。

（2）非皮质激素类抗炎药（如布洛芬、吲哚美辛）、超氧化物歧化酶（SOD）及细胞因子调节剂（如己酮可可碱）可望有一定效果。

（3）莨菪类药物：莨菪类药物能对抗儿茶酚胺引起的血管痉挛，对抗乙酰胆碱分泌亢进造成的血管扩张，可解除支气管痉挛及减少呼吸道分泌物的生成。改善微循环，降低毛细血管通透性等。东莨菪碱 $0.3 \sim 0.9mg$ 或山莨菪碱 $10 \sim 40mg$ 静脉注射，据病情可每隔 $5 \sim 30$ 分钟重复 1 次，肺水肿早期用疗效较好。

（4）乌司他丁：乌司他丁是从人尿提取精制的糖蛋白，属蛋白酶抑制药。因其具有稳定溶酶体膜、抑制溶酶体酶的释放等作用，故而可用于包括肺水肿所致的肺循环衰竭或体循环衰竭的患者。近年来有研究证实其能有效地降低 IL-8 与 TNF-α 的释放，减轻肺水肿，对肺组织的急性损伤起一定的保护作用，但其具体临床疗效尚需进一步验证。

4. 增强心肌收缩力

适用于各种急性肺水肿，但对心源性肺水肿（非心肌梗死所致）最适宜，尤其是室上性心动过速（快速心房颤动或心房扑动）诱发的肺水肿。一般选用速效洋地黄制剂。

（1）毒毛花苷 K：$0.25mg$ 溶于葡萄糖液内缓慢静脉注射。

（2）毛花苷 C：$0.4 \sim 0.8mg$ 以葡萄糖液稀释后静脉缓注。

（3）多巴胺：以 $2 \sim 5 \mu g/$（$kg \cdot min$）泵入。

（4）多巴酚丁胺：$20 \sim 40 \mu g$ 加入 $100 \sim 200mL$ 液体缓慢静脉滴注。

后两者均为非强心苷类正性肌力药物。

5. 吗啡制剂

有镇静、镇痛作用。可减少人体耗氧，降低周围血管张力，扩张血管，减轻心脏的前、后负荷，降低呼吸频率和深度，降低呼吸肌的氧耗。直接松弛支气管平滑肌，改善通气，间接增加心肌收缩力和心排血量。吗啡被认为是治疗急性肺水肿，尤其是心源性肺水肿最有效的药物之一。但因其有呼吸抑制的不良反应，故对昏迷、休克、呼吸有抑制及肺部感染患者，尤其是有慢性阻塞性肺疾病的肺水肿患者应禁用；对神经源性肺水肿也应慎用。一般从小剂量开始，$5 \sim 20mg$，皮下注射、肌内注射或静脉缓慢注射。

6. 减少肺循环血量

患者可采用坐位，也可使用加压止血带减少四肢血液回流，减少肺血容量，进而降低肺动脉灌注压力。但使用时需注意，膨胀袖带的压力应小于收缩压，每次绑 3 个肢体，每 15 分钟轮换 1 次，且任何一个肢体血流阻断的时间不得超过 45 分钟。

7. 其他治疗

（1）限制输入液量：也应注意输液速度，若量太大，速度快又可诱发或使原有肺水肿加重。

（2）纠正酸碱失衡：随访血气分析及电解质，如有紊乱则及时纠正。

（3）防治 DIC。

（二）治疗原发病或病因治疗

它是肺水肿的根本治疗，如对感染者使用强有力的抗菌药物，尿毒症者应行透析治疗，颅脑损伤所致神经源性肺水肿需在处理颅脑损伤、降低颅压的基础上，保持气道通畅，建立人工气道并勤吸痰，积极处理肺水肿。对妊娠合并肺水肿则要积极治疗妊高症，应用扩血管药物，待病情改善，胎儿能够存活，则应尽早终止妊娠。中毒性肺水肿则应脱离中毒环境，清除毒物，并用相应的解毒药等处理。

（三）非心源性肺水肿的治疗

包括积极对症治疗、迅速纠正缺氧及尽快控制原发病，其关键在于降低肺毛细血管的通透性，减少渗出。毛花苷 C 及利尿药常常无效，多数情况需要呼吸支持治疗。氧疗是治疗肺水肿的基础。若经鼻导管和面罩给氧效果不满意时，要不失时机地使用呼吸机给予间歇正压通气或呼气末正压通气。二醋吗啡肺水肿的治疗，应早期、足量使用纳洛酮，拮抗 β-内啡肽的影响，从而迅速逆转二醋吗啡中毒所致的呼吸中枢抑制作用，促进苏醒，使血压回升。同时使用大剂量东莨菪碱能明显抑制肾上腺素及组胺所致的肺小血管收缩，解除肺血管痉挛，改善肺微循环，减少微血管渗漏，保护细胞，从而减轻肺微血管内皮细胞及肺泡上皮细胞的损害，防止急性肺损伤的发生和发展。

第五节 慢性肺源性心脏病

慢性肺源性心脏病简称慢性肺心病，是由慢性支气管肺疾病、胸廓疾病或肺血管疾病引起肺循环阻力增加、肺动脉高压，进而引起右心室肥厚、扩大，甚至发生右心衰竭的心脏病。由先天性心脏病和左心疾病引起的右心室肥厚、扩大或右心衰竭不属于肺源性心脏病。本节主要论述继发于慢性支气管肺疾病（特别是 COPD）的慢性肺源性心脏病。

本病是我国的常见病、多发病。一般特征为寒冷地区较温暖地区患病率为高；高原地区较平原地区患病率为高；农村较城市患病率为高；吸烟者较不吸烟者患病率为高。患者年龄多在 40 岁以上，患病率随着年龄增长而增高。急性发作以冬、春季多见，急性呼吸道感染常为急性发作的诱因。

一、病因机制

（一）病因

按原发病变发生部位一般可分为 4 大类。

1. 慢性支气管、肺疾病

该病最常见。我国慢性肺源性心脏病中继发于 COPD 者约占 80%，其他如支气管哮喘、重症肺结核、支气管扩张、间质性肺疾病等晚期也可继发慢性肺源性心脏病。

2. 严重的胸廓畸形

如严重的脊椎后、侧凸，脊椎结核，类风湿性脊柱炎，广泛胸膜增厚粘连和胸廓成形术后造成的严重的胸廓或脊柱畸形等，可引起胸廓运动受限、肺组织受压、支气管扭曲或变形，气道引流不畅，或引起肺纤维化、肺不张、肺气肿等，最终引起慢性肺源性心脏病。

3. 肺血管疾病

原发性肺动脉高压、广泛或反复发作的多发性肺小动脉栓塞和肺小动脉炎以及原发性肺动脉血栓形成等，均可引起肺血管阻力增加、肺动脉高压和右心室负荷加重，最终发展成肺源性心脏病。

4.其他

神经肌肉疾病如脊髓灰质炎、肌营养不良和肥胖通气不良综合征等，可导致肺泡通气不足，引起缺氧，使肺血管收缩、肺血管阻力增加，形成肺动脉高压，最终发展成肺源性心脏病。近年发现，睡眠呼吸暂停综合征也是引起慢性肺源性心脏病的重要原因。

（二）发病机制

多种支气管肺组织和胸廓疾病导致肺源性心脏病的发病机制虽然不完全相同，但共同点是这些疾病均可造成患者呼吸系统功能和结构的明显改变，发生反复的气道感染和低氧血症，导致一系列体液因子和肺血管的变化，使肺血管阻力增加，肺动脉血管构型重建，产生肺动脉高压。肺动脉高压使右心室负荷加重，再加上其他因素共同作用，最终引起右心室扩大、肥大，甚至发生右心衰竭。

1.肺动脉高压

肺动脉高压指肺动脉压升高，静息状态下肺动脉平均压 > 3.3kPa（25mmHg），运动状态下 > 4.0kPa（30mmHg）。目前多将肺动脉高压分为 5 类：①动脉型肺动脉高压：例如特发性肺动脉高压和家族性肺动脉高压。②左心疾病相关肺动脉高压：由主要累及左心房和左心室的心脏疾病、二尖瓣及主动脉瓣疾病所致。③呼吸系统疾病和（或）缺氧相关的肺动脉高压：包括 COPD、间质性肺病、睡眠呼吸障碍等。④慢性血栓和（或）栓塞性疾病所引起的肺动脉高压。⑤其他疾病所致肺动脉高压：例如结节病和组织细胞增多症等。

由 COPD 等慢性呼吸系统疾病所致的肺动脉高压，其主要发病机制包括以下 3 点。

（1）肺血管功能性改变：COPD 和其他慢性呼吸系统疾病发展到一定阶段，可以出现肺泡低氧和动脉血低氧血症。肺泡气氧分压（PaO_2）下降可引起局部肺血管收缩和支气管舒张，以利于调整通气 / 血流比例，并保证肺静脉血的氧合作用，这是机体的一种正常保护性反应。但长期缺氧引起肺血管持续收缩，即可导致肺血管病理性改变，产生肺动脉高压。这是目前研究最为广泛而深入的机制，主要可概括为以下几个方面：

①体液因素：正常时，肺循环是一个低阻、低压系统，低度的肺动脉张力是由多种收缩血管物质和舒张血管物质共同维持的。缺氧可以使肺组织中多种生物活性物质的含量发生变化，其中包括具有收缩血管作用物质，如内皮素、组胺、5-羟色胺（5-HT）、血管紧张素Ⅱ（AT-Ⅱ）、白三烯、血栓素（TXA2）、前列腺素 F2（PGF2），

也包括具有舒张血管作用的物质，如一氧化氮、前列环素 I2（PGI2）及前列腺素 E1（PGE1）等。肺血管对低氧的收缩反应是上述多种物质共同变化的结果。缺氧使收缩血管物质与舒张血管物质之间正常的比例发生改变，收缩血管物质的作用占优势，从而导致肺血管收缩。

②神经因素：缺氧和高碳酸血症可刺激颈动脉窦和主动脉体化学感受器，反射性地引起交感神经兴奋，儿茶酚胺分泌增加，使肺动脉收缩。缺氧后存在肺血管肾上腺素能受体失衡，使肺血管的收缩占优势，也有助于肺动脉高压的形成。

③缺氧对肺血管的直接作用：缺氧可直接使肺血管平滑肌膜对 Ca^{2+} 的通透性增高，使 Ca^{2+} 内流增加，肌肉兴奋—收缩耦联效应增强，引起肺血管收缩。

（2）肺血管器质性改变：慢性缺氧除了可以引起肺动脉收缩外，还可以导致肺血管构型重建，其具体机制尚不清楚，可能涉及肺脏内、外多种生长因子表达的改变以及由此产生的一系列生物学变化，如血小板衍生生长因子、胰岛素样生长因子、表皮生长因子等。其他各种伴随慢性胸肺疾病而产生的肺血管病理学改变也都可以参与肺动脉高压的发病。

（3）血液黏稠度增加和血容量增多：COPD 严重者可出现长期慢性缺氧，促红细胞生长素分泌增加，导致继发性红细胞生成增多，血液黏滞性增高，使肺血流阻力增高。缺氧可使醛固酮增加，使水、钠潴留；缺氧使肾小动脉收缩，肾血流减少也加重水、钠潴留，血容量增多。COPD 患者还存在肺毛细血管床面积减少和肺血管顺应性下降等因素，血管容积的代偿性扩大明显受限，因而肺血流量增加时，可引起肺动脉高压。

2. 右心功能的改变

慢性胸肺疾病影响右心功能的机制主要为肺动脉高压引起右心后负荷增加，右室后负荷增加后，右心室壁张力增加，心肌耗氧量增加。此外，右心冠状动脉阻力增加，右室心肌血流减少，心肌供氧量减少；还有，低氧血症和呼吸道反复感染时的细菌毒素对心肌可以产生直接损害这些因素长期作用，最终造成右心室肥大、扩大。当呼吸道发生感染、缺氧加重或其他原因使肺动脉压进一步增高而超过右心室所能负担者时，右心室排出血量就不完全，收缩末期存留的残余血液过多，使右室舒张末期压增高，右心室扩张加重，最后导致右心衰竭。

3. 其他重要器官的损害

各种慢性肺胸疾病所导致的缺氧、高碳酸血症和酸碱平衡紊乱除影响心脏外，尚可使其他重要器官如脑、肝、肾、胃肠及内分泌系统、血液系统等发生病变，引起多个器官的功能损害。

二、诊断

根据患者有严重 COPD 或其他胸肺疾病史，并有 P2 > A2、剑突下心音增强、颈静脉怒张、肝大及压痛、肝颈静脉反流征阳性、下肢水肿及体静脉压升高等肺动脉高压、右心室增大或右心功能不全的表现，结合心电图、胸部 X 线、超声心动图、心电向量图有肺动脉高压和右心室肥大、扩大的征象，可以做出诊断。

（一）临床表现

本病发展缓慢，临床上除原有肺、胸疾病的各种症状和体征外，主要是逐步出现的肺、心功能不全以及其他器官受损的征象，往往表现为急性发作期与缓解期交替出现，肺、心功能不全也随之进一步恶化，急性发作次数越多，肺、心功能损害也愈重。下面按其功能代偿期与失代偿期分别加以阐述。

1.肺、心功能代偿期

（1）症状：表现肺、胸基础疾病的症状，如 COPD 患者可有咳嗽、咳痰、气促，活动后可有心悸、呼吸困难、乏力和劳动耐力下降。急性感染可使上述症状加重。

（2）体征：除可见肺、胸疾病的体征外，尚可见肺动脉高压和右室扩大的体征，如 P2 > A2，三尖瓣区出现收缩期杂音，剑突下心脏搏动增强。部分患者因肺气肿使胸腔内压升高，阻碍腔静脉回流，可有颈静脉充盈，呼气期尤为明显，吸气期充盈减轻。此期肝下界下移是由膈肌下降所致，不要误认为是右心衰竭的表现。

2.肺、心功能失代偿期

（1）呼吸衰竭

①症状：呼吸困难加重，夜间为甚，常有头痛、失眠、食欲下降，但白天嗜睡，甚至出现表情淡漠、神志恍惚、谵妄等肺性脑病的表现。

②体征：明显发绀、球结膜充血、水肿，严重时可有视网膜血管扩张、视盘水肿等颅内压升高的表现。腱反射减弱或消失，出现病理反射。因高碳酸血症可出现周围血管扩张的表现，如皮肤潮红、多汗。

（2）右心衰竭

①症状：除肺、胸疾病的症状更明显外，尚可见心悸、食欲下降、腹胀、恶心等右心衰竭的表现。

②体征：发绀更明显、颈静脉怒张、心率增快，可出现心律失常，剑突下可闻及收缩期杂音，甚至出现舒张期杂音。肝大且有压痛，肝颈静脉回流征阳性，下肢水肿，重者可有腹腔积液。

（二）实验室和辅助检查

1.X 线检查

除有肺、胸基础疾病及急性肺部感染的特征外，尚有肺动脉高压和右心增大征象，包括右下肺动脉干增宽，肺动脉段凸出，心尖圆隆、上翘等。

2. 心电图检查

心电图对肺源性心脏病诊断的阳性率为 60.1％～88.2％。典型慢性肺源性心脏病的心电图可见电轴右偏，顺钟向转位，肺型 P 波，胸前 V1 导联上 QRS 波群呈 qR，胸前 V5 导联 R/S ＜ 1，RV1 ＋ SV5 ＞ 1.05mV。

3. 超声心动图检查

诊断符合率为 60.6％～87％，较心电图和 X 线检查的敏感性高。典型表现为出现肺动脉高压征象，右心房增大，右心室肥大、增大。

4. 心向量图检查

阳性率可达 80％～95％，较心电图敏感，主要表现为右心增大图形。

5. 动脉血气分析

用以判断有无缺氧、CO_2 潴留和酸碱平衡紊乱及其严重程度，对于指导肺源性心脏病急性发作期的治疗具有重要意义。

6. 血液检查

血液流变学检查可了解红细胞变形性等变化，凝血功能检查有助于了解有无血液高凝状态，血电解质测定可了解电解质紊乱，血常规检查可见红细胞、血红蛋白升高，合并感染时，白细胞总数升高，中性粒细胞升高。

三、治疗

（一）肺、心功能代偿期

采用中西医结合的综合措施，增强患者的免疫功能，延缓肺、胸基础疾病的进展，去除急性发作的诱发因素，减少或避免急性加重期的发生，希望使肺、心功能得到部分恢复。

（二）肺、心功能失代偿期

治疗原则为积极控制感染，通畅气道，改善呼吸功能，纠正缺氧与二氧化碳潴留，控制呼吸衰竭和心力衰竭，处理并发症。

1. 呼吸衰竭的治疗

参考痰细菌培养及药物敏感试验，选择有效的抗生素，控制支气管、肺部感染，在没有细菌学培养结果前，可先进行经验性治疗。使用支气管舒张药和祛痰药，吸痰、通畅呼吸道。合理给氧以纠正缺氧，积极纠正二氧化碳潴留。纠正酸碱失衡及电解质紊乱。

2. 右心衰竭的治疗

对慢性肺源性心脏病出现右心衰竭的患者，一般经过氧疗、控制呼吸道感染、改善呼吸功能、纠正低氧和解除二氧化碳潴留后，心力衰竭症状可减轻或消失，患者尿量增多，水肿消退，肿大的肝缩小、压痛消失，不需常规使用利尿剂和强心剂。病情较重者或上述治疗无效者，可酌情选用利尿剂和强心剂。

（1）利尿剂：通过抑制肾脏钠、水重吸收而增加尿量，消除水肿，减少循环血容量，减轻右心前负荷，纠正右心衰竭。但是利尿剂使用过多、利尿过猛，对慢性肺源性心脏病患者也有其不利的一面。包括：①大量利尿后可以使痰液变黏稠、不易咳出；②可导致低钾、低钠、低氯等电解质紊乱；③可使血液黏滞性进一步升高。因此，其使用原则为小剂量、联合使用排钾和保钾利尿剂，疗程宜短，间歇用药。一般可用氢氯噻嗪 25mg，每天 1~3 次，联合螺内酯 40mg，每天 1~2 次。重度而急需行利尿的患者可用呋塞米 20mg，肌内注射或口服，使用过程中注意补充钾盐和其他电解质。

（2）强心剂：对使用洋地黄治疗肺源性心脏病右心衰竭的评价不一，主要是因为肺源性心脏病缺氧而使得心脏对洋地黄的敏感性增高，易致中毒如出现心律失常，甚至猝死。因此，对肺源性心脏病右心衰竭使用洋地黄应持慎重态度。然而，对肺源性心脏病右心衰竭一概反对使用洋地黄也是不合适的。在下列情况仍应考虑使用洋地黄：①感染已控制，呼吸功能已改善，经利尿剂治疗右心功能仍未能改善者；②合并室上性快速心律失常，如室上性心动过速、心房颤动（心室率>100 次/分）者；③以右心衰竭为主要表现而无明显急性感染的患者；④合并急性左心衰竭者。其用药原则是选用作用快、排泄快的强心剂，小剂量（常规剂量的 1/3~1/2）给药，常用毛花苷丙 0.2~0.4mg 或毒毛旋子苷 K0.125~0.25mg 加入葡萄糖液 20mL 内缓慢静脉注射。应注意纠正低氧和低钾血症，不宜依据心率快慢作为观察疗效的指标，因为低氧和低钾血症均可引起心率增快。

3. 血管扩张剂

从理论上推测，血管扩张剂可使肺动脉扩张，降低肺动脉高压，以减轻右心负荷，改善右心功能，但实际应用效果并不理想。而且，许多血管扩张剂在降低肺动脉压的同时也能引起体循环动脉血压下降，导致冠状动脉血流减少等不良效应。此外，肺血管扩张后常可影响肺内通气/血流的比例，加重低氧血症。临床试用过的药物很多，如硝酸甘油、酚妥拉明、硝苯地平、卡托普利等，疗效均不确实。近年来新开发的治疗肺动脉高压的药物包括前列环素（依前列醇）、内皮素受体拮抗剂（波生坦）、磷酸二酯酶抑制剂（西地那非）等，对特发性肺动脉高压等具有一定临床疗效，但对继发于 COPD 等支气管肺疾病的肺动脉高压无效。

（三）并发症的治疗

慢性肺源性心脏病除肺脏和心脏功能严重损伤外，全身其他器官均可受累及，出现多种并发症，须及时发现并积极治疗，方可降低病死率。

1. 肺性脑病

肺性脑病是由于呼吸衰竭所致缺氧、二氧化碳潴留而引起精神障碍和神经系统症状的一种综合征。但必须除外脑动脉粥样硬化、严重电解质紊乱、单纯性碱中毒、感染中毒性脑病等。肺性脑病是慢性肺源性心脏病死亡的首要原因，应积极防治。对于不准备实施机械通气的患者应特别注意慎用镇静剂，以免导致严重呼吸抑制，危及患者生命。

2. 酸碱失衡及电解质紊乱

慢性肺源性心脏病出现呼吸衰竭时，由于缺氧和二氧化碳潴留，当机体发挥最大限度代偿能力仍不能保持体内酸碱平衡时，可发生各种不同类型的酸碱失衡及电解质紊乱，使呼吸衰竭、心力衰竭、心律失常等更为恶化，对治疗及预后皆有重要意义。应进行监测，及时采取治疗措施。

3. 心律失常

心律失常多表现为房性期前收缩及阵发性室上性心动过速，其中以紊乱性房性心动过速最具特征性。也可有心房扑动及心房颤动。少数病例由于急性严重心肌缺氧，可出现心室颤动以至心搏骤停。应注意与洋地黄中毒等引起的心律失常相鉴别。一般的心律失常经过控制呼吸道感染，纠正缺氧、二氧化碳潴留、酸碱失衡及电解质紊乱，可自行消失。如持续存在，可根据心律失常的类型选用药物。

4. 休克

慢性肺源性心脏病休克并不多见，一旦发生，预后不良。发生原因有严重感染、失血（多由上消化道出血所致）和严重心力衰竭或心律失常。

第三章 消化内科疾病

第一节 急性胃炎

胃炎是一种病理状态，指胃黏膜对各种损伤的炎症反应过程，目前对胃炎的分类和命名尚未有统一标准。根据发病特点可分为急性胃炎和慢性胃炎两类；根据病理改变分为非萎缩性胃炎、萎缩性胃炎，以及其他各种不同分类。根据病因、临床表现及病理改变不同，有些胃炎分类可以继续往下细分。如急性胃炎可分为急性单纯性胃炎、急性糜烂性胃炎、急性化脓性胃炎、急性腐蚀性胃炎四大类，慢性胃炎可分为非萎缩性胃炎、萎缩性胃炎和特殊类型胃炎，本节主要介绍急性胃炎。

急性胃炎是指各种外在和内在因素引起的急性广泛性或局限性的胃黏膜急性炎症，若合并肠道炎症则称急性胃肠炎。急性胃炎的临床表现因病因不同而不尽相同，其病因多样，包括急性应激、药物、缺血、胆汁反流和感染等。

一、急性单纯性胃炎

急性单纯性胃炎是临床常见多发病，又称急性非特异性胃炎、急性浅表性胃炎，可由化学因素、物理（机械的和温度的）因素、微生物感染或细菌毒素等引起，以后者较为多见。一般短期可以治愈，少数患者可留有后遗症。

（一）病因机制

1.微生物感染或细菌毒素

在进食污染微生物和细菌毒素的食物引起的急性胃炎中，微生物包括沙门菌属、嗜盐杆菌、幽门螺旋杆菌及某些病毒等，细菌毒素以金黄色葡萄球菌毒素为多见，偶为肉毒杆菌毒素。

（1）沙门菌属：多存在于家畜、家禽、鱼类等的肠腔及内脏中，并可污染各种禽蛋。

（2）嗜盐杆菌：存在于海水中，可污染蟹、螺、海蜇等海产品和腌渍食物。

（3）幽门螺旋杆菌：主要栖居于胃窦部黏液层与上皮之间，它能产生多种酶和毒素，引起胃黏膜损伤。

（4）金黄色葡萄球菌：易在乳类和肉类食品中繁殖生长，在30℃条件下，4～5小时就可产生大量肠毒素，该毒素耐热性强，即使煮沸半小时仍能致病。

（5）急性病毒性胃肠炎：大多由轮状病毒及诺沃克病毒引起，轮状病毒在外界环境中比较稳定，在室温中可存活7个月，耐酸，不被胃酸破坏，粪-口途径为主要传播途径。诺如病毒对各种理化因子有较强抵抗力，60℃30分钟不能灭活，在pH2.7环境中可存活3小时，感染者的吐泻物有传染性，污染食物常引起暴发流行，吐泻物污染环境则可形成气溶胶，经空气传播。

（6）当患有白喉、猩红热、肺炎、流行性感冒或脓毒血症等全身感染性疾病时，病毒、细菌和（或）其毒素可通过血液循环进入胃组织而导致急性胃炎。

2. 化学因素

（1）药物：主要是非甾体类抗炎药（NSAIDs），如水杨酸制剂（吲哚美辛、布洛芬），能抑制环氧化酶-1的活性，阻断内源性前列腺素E2和前列腺素I2的合成，削弱黏膜抵御损害因子的能力；NSAIDs抑制胃黏液的合成和碳酸氢盐的分泌，削弱黏液-碳酸氢盐屏障，从而破坏了胃黏膜屏障，前列腺素合成减少，而胃酸分泌相对增加。洋地黄、利血平、金霉素、氯化铵及某些抗癌药物等均可刺激胃黏膜，损害胃黏膜屏障。

（2）误食毒蕈、砷、汞、灭虫、杀鼠等化学毒物，均可刺激胃黏膜引起炎症。

（3）酗酒、服烈性酒及浓茶、咖啡等一些饮料也可引起急性胃炎。其机制可能是增加H^+向黏膜内的渗透，损伤黏膜内和黏膜下的毛细血管，血管充血、渗出所致，并可使胃酸分泌增加。

3. 物理因素

进食过冷、过热或粗糙食物，以及胃内冷冻、放射治疗，均可损伤胃黏膜，引起炎症。

4. 其他因素

某些全身性疾病如尿毒症、肝硬化、慢性肺心病、呼吸衰竭及晚期癌肿等均可作为内源性刺激因子，引起胃黏膜急性炎症。

（二）病理

以弥散性病变多见，也可为局限性。胃黏膜充血、水肿，黏液分泌增加，表面覆盖白色或黄色渗出物。黏膜皱襞上常有点状出血和（或）轻度糜烂，深的糜烂可累及腺体，但不超过黏膜肌层。镜检可见表层上皮细胞脱落，固有层血管受损引起出血和血浆外渗，伴多量中性粒细胞浸润，并有淋巴细胞、浆细胞和少量嗜酸性粒细胞浸润，严重者黏膜下层也有水肿。腺体细胞，特别是腺颈部细胞呈不同程度的变性和坏死。

（三）临床表现

临床上以感染或进食了被细菌毒素污染的食物后所致的急性单纯性胃炎为多见。一般起病较急，在进食污染食物后数小时至 24 小时发病，症状轻重不一，表现为中上腹不适、疼痛，以至剧烈的腹部绞痛，食欲缺乏、恶心、呕吐，因常伴有肠炎而有腹泻，大便呈水样，严重者可有发热、吐血和（或）便血、脱水、休克和酸中毒等症状。因饮酒、刺激性食物和药物引起的急性单纯性胃炎多表现为上腹部胀满不适、疼痛、食欲缺乏、恶心、呕吐等消化不良症状，症状轻重不一，伴肠炎者可出现发热、中下腹绞痛、腹泻等症状。体检有上腹部或脐周压痛，肠鸣音亢进。沙门菌感染者常有发热、脱水症状。轮状病毒引起的胃肠炎多见于 5 岁以下儿童，冬季为发病高峰，有水样腹泻、呕吐、腹痛、发热等症状，并常伴脱水，病程约 1 周。诺如病毒性胃肠炎症状较轻，潜伏期 1~2 天，病程平均 2 天，无季节性，症状有腹痛、恶心、呕吐、腹泻、发热、咽痛等。

（四）辅助检查

1.实验室检查

感染因素引起者外周血白细胞计数一般轻度增高，中性粒细胞比例增高。伴肠炎者大便常规检查可见少量黏液及红、白细胞，大便培养可检出病原菌。病程中可有短暂的胃酸分泌低下。

2.内镜检查

内镜检查可见胃黏膜明显充血、水肿，有时见糜烂及出血点，黏膜表面覆盖黏稠的炎性渗出物和黏液。但内镜不必作为常规检查。

（五）诊断和鉴别诊断

根据病史、症状和体征一般可做出诊断。但若伴有上消化道出血，尤其有酗酒或服水杨酸制剂等诱因者，应考虑急性糜烂性胃炎的可能。以上腹痛为主要症状者应与急性胰腺炎、胆囊炎、胆石症等疾病相鉴别。

1.急性胆囊炎

本病的特点是右上腹持续性剧痛或绞痛，阵发性加重，可放射到右肩部，Murphy征阳性，腹部 B 超、CT 或 MRI 等影像学检查可确立诊断。

2.急性胰腺炎

患者常有暴饮暴食史或胆道结石病史，突发性上腹部疼痛，重者呈刀割样疼痛，伴持续性腹胀和恶心、呕吐。血、尿淀粉酶在早期升高，重症患者腹腔积液中淀粉酶含量明显增高。B 超、CT 等辅助检查可发现胰腺呈弥散性或局限性肿大有利于诊断。

3. 空腔器官穿孔

患者多起病急骤，表现为全腹剧烈疼痛，体检腹肌紧张呈板样、有压痛及反跳痛、叩诊肝浊音界缩小或消失。腹部 X 线透视或 X 线检查可见膈下游离气体。

4. 肠梗阻

肠梗阻呈持续性腹痛，阵发性加剧。伴剧烈呕吐，肛门停止排便排气。早期腹部听诊可闻及高亢的肠鸣音或气过水声，晚期肠鸣音减弱或消失。腹部 X 线检查可见充气肠袢及多个液平。

（六）治疗和预后

1. 治疗

（1）一般治疗：应去除病因，卧床休息，停止一切对胃有刺激的饮食或药物，给予清淡饮食，必要时禁食 1～2 餐，多饮水，腹泻较重时可饮糖盐水，避免体内电解质紊乱，保持体内酸碱平衡。

（2）对症治疗：针对不同的症状进行治疗。①腹痛者可行局部热敷，疼痛剧烈者给予解痉止痛剂如阿托品、复方颠茄片、山莨菪碱等；②剧烈呕吐时可肌内注射甲氧氯普胺，每次 10mg，2～3 次 / 天，针刺足三里、内关等穴位；③必要时给予口服 H2 受体阻断药如西咪替丁 1.2g/d、雷尼替丁 300mg/d，减少胃酸分泌，以减轻黏膜刺激，也可应用铝碳酸镁片（6～8 片 / 天）或硫糖铝（0.75g/ 次，3 次 / 天）等制酸剂或黏膜保护剂。

（3）抗感染治疗：一般不需要抗感染治疗，但由细菌引起尤其伴腹泻者，可选用黄连素、呋喃唑酮、磺胺类制剂等抗菌药物，但需注意药物的不良反应。

（4）维持水、电解质及酸碱平衡：因呕吐、腹泻导致水、电解质紊乱时，在纠正原发病同时，轻者可给予口服补液法，重者应予静脉补液，可选用平衡盐液，并注意补钾，对于有酸中毒者可用 5% 碳酸氢钠注射液进行纠正。

2. 预后

常在数天内恢复。如致病因素持续存在，可发展为慢性浅表性胃炎，最终可导致胃腺体萎缩。

二、急性糜烂性胃炎

急性糜烂性胃炎是以胃黏膜多发性糜烂、出血为特征的急性胃炎，近年来有上升趋势，又称急性糜烂出血性胃炎。本病已成为上消化道出血的重要病因之一，约占上消化道出血的 20%。

（一）病因

1.化学物质、物理因素、微生物感染或细菌毒素

前述引起急性单纯性胃炎的各种外源性刺激因子均可破坏胃黏膜屏障而导致胃黏膜的急性糜烂。

2.应激状态

一些危重疾病如严重创伤、大面积烧伤、败血症、颅内病变、休克及重要器官的衰竭等严重应激状态也是常见病因。

（二）发病机制

（1）外源性病因可严重地破坏胃黏膜屏障，导致氢离子及胃蛋白酶的逆向弥散，引起胃黏膜的损伤而发生糜烂、出血。

（2）应激状态时交感神经及迷走神经兴奋，内脏血管收缩，胃血流量减少，缺血、缺氧使黏膜上皮的线粒体功能降低，影响氧化磷酸化过程，使胃黏膜的糖原储存减少，故黏膜易受损伤。而胃黏膜缺血时，不能清除逆向弥散的氢离子，氢离子损害胃黏膜并刺激肥大细胞释放组胺，使血管扩张，通透性增加；同时应激状态下可使 HCO_3^- 分泌减少，黏液分泌不足，前列腺素合成减少，削弱胃黏膜屏障功能。

（3）严重应激时胃肠运动迟缓、幽门功能失调，可造成胆酸、肠液、胰液等反流，其中，次级胆酸对胃黏膜上皮细胞膜的损伤作用大于初级胆酸，酸性环境（pH2～5）时结合胆酸的毒性大，碱性或中性环境下非结合胆酸的损伤作用最明显，结合胆酸在胞内积聚后，导致上皮细胞内离子化，细胞膜通透性增加、细胞间的紧密连接受损、细胞坏死。胰液中的蛋白酶、脂肪酶、磷脂酶 A2 均对胃黏膜有损伤作用。阿司匹林、胆盐等可破坏溶酶体膜的稳定性，促使酸性水解酶释放。

（三）病理

病变多见于胃底及胃体部，有时也累及胃窦。胃黏膜呈多发性糜烂，从针尖大小到数毫米，呈点、片、线状或不规则形，伴有点片状新鲜出血点或陈旧性出血灶，有时见浅小溃疡，覆以白苔或黄苔，周边黏膜充血水肿。组织学检查见糜烂处表层上皮细胞有灶性脱落，腺体因水肿、出血而扭曲，固有层有中性粒细胞和单核细胞浸润。

（四）临床表现

发病前有服用 NSAIDs、酗酒，以及烧伤、大手术、颅脑外伤、重要器官衰竭等应激状态病史，临床症状多为上腹部的隐痛或剧痛，伴恶心等症状，由药物所致者，也称为药物性胃炎。少数患者由于原发病症状较重，因此出血前的胃肠道症状如上腹部隐痛不适、烧灼感常被忽视或无明显症状。常以上消化道出血为首发症状，表现为

呕血和（或）柏油样便，出血常为间歇性，部分患者表现为急性大量出血，病情较重，可出现失血性休克。

（五）诊断

因无特征性临床表现，诊断主要依靠病史及内镜检查。

（1）当患者病前有服用 NSAIDs（如阿司匹林）、酗酒，以及烧伤、创伤、大手术、重要器官衰竭等应激状态病史，而既往无消化性溃疡病史，出现上消化道出血症状，出血前无明显上腹痛等症状者，应考虑本病的可能。

（2）确诊有赖于急诊内镜检查，在出血后的 24～48 小时内做急诊内镜检查，有确诊价值，超过 48 小时，病变可能已不复存在。内镜下见胃黏膜局限性或弥散性充血、水肿，黏液分泌增多。胃黏膜常有点状或片状出血、血痂，重者可见散在多发圆形或椭圆形糜烂，直径 1～2mm，黏液可见新鲜和陈旧的血液。

（3）X 线检查：胃肠道钡剂造影检查常不能发现糜烂性病变，且不适用于急性活动性出血患者，因为钡剂可涂布于黏膜表面，使近期不能做内镜或血管造影检查。在急性出血时肠系膜上动脉选择性血管造影术可做出出血的定位诊断，出血间歇时则常为阴性。

（六）鉴别诊断

1. 消化性溃疡并出血

消化性溃疡可以上消化道出血为首发症状，需与急性糜烂性胃炎鉴别，急诊胃镜检查可鉴别。

2. 肝硬化食管静脉曲张破裂出血

患者多有肝炎病史，并有肝功能减退和门静脉高压表现如低蛋白血症、腹腔积液、侧支循环建立等，结合 X 线钡剂造影和胃镜检查，可与急性糜烂性胃炎相鉴别。

3. 其他

急性糜烂性胃炎还需与引起上消化道出血的其他疾病如胃癌、食管 - 贲门黏膜撕裂综合征、胆道疾病等鉴别，通过这些原发疾病的临床表现和胃镜、B 超、CT、MRI 等辅助检查，一般可做出鉴别。

（七）治疗

1. 一般治疗

去除诱发病因，治疗原发病。患者应卧床休息，禁食或流质饮食，保持安静，烦躁不安时给予适量的镇静剂，如地西泮。出血明显者应保持呼吸道通畅防止误吸，必要时吸氧。加强护理，密切观察神志、呼吸、脉搏、血压变化及出血情况，记录 24

小时出入量。

2. 黏膜保护剂

无明显出血者，可应用黏膜保护剂如硫糖铝混悬剂 2 包，口服，3～4 次 / 天，铝碳酸镁 3 片，嚼服，3～4 次 / 天。近年来，多应用替普瑞酮（施维舒）胶囊 50mg 口服，3 次 / 天或前列腺素 E2 衍生物米索前列醇（喜克溃），常用量为 200μg，4 次 / 天，餐前和睡前口服，还可选用胶体果胶铋、吉法酯或麦滋林 -S 颗粒等黏膜保护剂。

3.H2 受体阻断药

轻者可口服 H2 受体阻断药，如西咪替丁 1.0～1.2g/d，分 4 次口服；雷尼替丁 300mg/d，分 2 次口服；法莫替丁 40mg/d，分 2 次口服。重者可静脉滴注用药。H2 受体阻断药可有效抑制胃酸的分泌，减轻 H^+ 逆弥散，使用中需注意 H2 受体阻断药的不良反应。

4. 质子泵抑制剂

一般而言，其抑酸作用要强于 H2 受体阻断药。轻者可选用口服制剂，如奥美拉唑 20～40mg/d，兰索拉唑 30～60mg/d，泮托拉唑 40mg/d。近年来，抑酸作用更强的制剂已应用于临床，主要有雷贝拉唑（波利特），10～20mg/d，因其药代动力学的特点属非酶代谢（即不依赖肝细胞色素 P450 同工酶 CYP2C19 进行代谢），故其抑酸效果无个体差异性。埃索美拉唑，20～40mg/d，口服。

5. 大出血者应积极采取以下治疗措施

（1）补充血容量：对伴上消化道大出血者应立即建立静脉通道，积极补液，酌量输血，迅速纠正休克及水电解质紊乱，防止微循环障碍及代谢性酸中毒。输液开始宜快，可选用生理盐水、林格液、右旋糖酐等，补液量根据失血量而定，但右旋糖酐 24 小时不宜超过 1000mL。输血指征为：①血红蛋白＜70g/L，红细胞计数＜$3×10^{12}$/L 或红细胞比容＜30%；②收缩压＜80mmHg；③脉率＞120 次 / 分。

（2）局部止血：留置胃管，可观察出血情况、判断治疗效果、降低胃内压力，也可经胃管注入药物止血。①去甲肾上腺素：6～8mg 加于生理盐水 100mL 中，分次口服或胃内间歇灌注；②凝血酶：1000～4000U 加水稀释，分次口服或胃管注入；③云南白药：0.5g 加水溶解后口服，3 次 / 天；④冰盐水：注入 3～5℃冰盐水，每次约 500mL，反复冲洗，直至冲洗液清亮，总量不超过 3000mL，可清除胃内积血，使黏膜下层血管收缩，有利于止血

（3）止血剂：①卡巴克络（安络血）：可以减低毛细血管的渗透性并增加断裂毛细血管断端回缩作用，每 4～8 小时肌内注射 10mg；②酚磺乙胺（止血敏）：能促使血小板凝血活性物质的释放，并增加其集聚活性与黏附性，可用 2～4g 加入 5% 葡萄糖溶液或生理盐水中输入；③也可酌情选用血凝酶（立止血）、氨基己酸、氨甲苯酸

等药物。

（4）抑酸剂：抑酸剂可以减少胃酸分泌，防止氢离子逆向弥散，pH 上升后，可使胃蛋白酶失去活性，有利于凝血块的形成，从而达到间接止血的目的。①H2 受体阻断药：如西咪替丁每次 600～1200mg，1～2 次 / 天；法莫替丁每次 20～40mg，1～2 次 / 天，加入葡萄糖或生理盐水中静脉滴注。②质子泵抑制剂：奥美拉唑静脉滴注 40mg，1～2 次 / 天；托拉唑 40mg 静脉滴注，1～2 次 / 天。

（5）生长抑素：人工合成的生长抑素具有减少胃酸和胃蛋白酶分泌及降低内脏血流量的作用，常用奥曲肽（8 肽，sandostatin，善宁）首剂 100μg，皮下或静脉注射，然后以 20～50μg/h 的速度静脉维持 24～48 小时；生长抑素（14，肽 somatostatin，思他宁），首次以 250μg 静脉注射，再以 250μg/h 静脉持续滴注，必要时剂量可加倍。

（6）内镜下止血：可用 5%～10% 孟氏液 30～50mL 或去甲肾上腺素、凝血酶局部喷洒止血，也可酌情选用电凝、激光、微波凝固止血，常规止血方法无效时可选用内镜下止血方法。

（7）选择性动脉内灌注垂体后叶素：常规止血方法无效时可考虑应用放射介入治疗，方法为经股动脉穿刺插管，将垂体后叶素灌注入腹腔动脉及肠系膜上动脉，每 5 分钟 0.1～0.3U，维持 18～24 小时。近年来，多选用三甘氨酰基赖氨酸加压素（特利加压素）1～2mg/ 次灌注，疗效更好且不良反应少。

（8）手术治疗：单纯的广泛糜烂出血性胃炎不宜手术治疗。少数伴有应激性溃疡出血者经 24～48 小时内科积极治疗仍难以控制出血时，在急诊胃镜检查后基本明确诊断的基础上，可选用外科手术治疗。手术前准备要充分，并补充足够血容量。

（八）预防

对多器官衰竭、脓毒血症、大面积烧伤、严重创伤等应激状态患者应该给予上述抑酸剂或制酸剂药物，以维持胃内 pH 在 3.5～4，可以有效预防急性胃黏膜病变的发生。对于必须服用 NSAIDs 的患者，应小剂量服用或减少服用次数，加服抑酸剂或前列腺素类似物，可以有效预防急性胃黏膜病变。

三、急性化脓性胃炎

急性化脓性胃炎是胃壁受到细菌感染而引起的化脓性病变，又称急性蜂窝织炎性胃炎，是败血症的并发症之一，但本病自从广泛应用抗生素以来已较罕见。

（一）病因

最常见的致病菌为 α - 溶血性链球菌，但也可由金黄色葡萄球菌、肺炎链球菌、大肠埃希菌或产气荚膜杆菌等引起。本病常继发于身体其他部位的感染，如败血症、脓毒血症、丹毒、蜂窝织炎、化脓性扁桃体炎等，化脓菌经血液循环或淋巴液传播，或在胃壁原有病变如慢性胃炎、胃溃疡、胃息肉摘除、胃部创伤的基础上繁殖，而导致急性化脓性胃炎。

（二）病理

化脓菌侵入胃壁后，多经黏膜下层扩散，主要病理变化为黏膜下层化脓性炎症，并可形成坏死区，血管内血栓形成，有大量中性粒细胞浸润。胃壁水肿、变硬增厚，黏膜充血平坦，失去正常皱襞，有时可见糜烂、浅溃疡及散在出血点。浆膜也可发生纤维素性炎。病变多限于胃部，很少超出贲门或幽门。局限型可见胃壁脓肿形成，严重者胃壁发生坏死、穿孔，引起弥散性腹膜炎。

（三）诊断

1.临床表现

发病突然且凶险，多为突发性上腹部剧烈疼痛，也可为全腹痛，取前倾坐位可使腹痛缓解，为本病的特征。其他症状有恶心、呕吐频繁，有时出现呕血及黑粪，伴有寒战、高热。体检时上腹部压痛明显，有反跳痛和肌紧张等腹膜炎征象，有时有脓性腹腔积液形成，出现中毒性休克，可并发胃穿孔、血栓性门静脉炎及肝脓肿。

2.辅助检查

（1）三大常规检查：白细胞计数一般 $> 10 \times 10^9 /L$，以中性粒细胞为主，伴有核左移。尿内可有蛋白及管型，大便潜血试验可呈阳性。

（2）呕吐物检查：呕吐物中有坏死黏膜混合脓性呕吐物。

（3）X 线检查：腹部 X 线检查示胃扩张，如系产气菌感染则可见胃壁内积聚一层小的气泡。钡剂造影检查相对禁忌，一般显示胃体扩大，黏膜增粗，常见巨大皱襞，可有钡剂潴留。

（4）内镜检查：一般认为本病禁忌行内镜检查，因为充气和操作不慎可能诱发胃穿孔。

（四）鉴别诊断

本病需与下列疾病鉴别。

1.溃疡病穿孔

此类患者多有溃疡病史，开始无发热，穿孔后突然出现剧烈上腹痛并迅速遍及全腹，全腹均有压痛及反跳痛，腹肌呈板状强硬，叩诊肝浊音界缩小或消失，X 线透视可见膈肌高位，膈下有游离气体。但急性化脓性胃炎也可并发胃穿孔。

2. 急性胰腺炎

有突然发作的上腹部剧烈疼痛，放射至背部及腰部，早期呕吐为胃内容物，以后为胆汁。血清淀粉酶在早期升高，一般都超过 500U（Somogyi 法），腹腔穿刺如抽出血性液体且淀粉酶测定浓度高，可确诊本病。结合腹部 B 超、CT、MRI 等辅助检查常可确诊。

3. 急性胆囊炎

本病特点是右上腹部持续性疼痛，阵发性加重，可放射至右肩胛部，Murphy 征阳性，腹部 B 超、CT 等检查可协助诊断。

（五）治疗和预后

本病治疗的关键在于及早确诊，对于有全身细菌感染而突发上腹痛、恶心、呕吐，且呕吐物呈脓样或含坏死黏膜组织，伴发热，胃扩张并有上腹部明显压痛和局部肌紧张等腹膜炎征象时，应及早积极治疗，包括大量抗菌药物控制感染，纠正休克、水电解质紊乱。也可选用胃黏膜保护剂及抑酸剂治疗，如并发胃穿孔，经抗生素积极治疗无效时，且全身一般情况尚好，则可行外科手术治疗，可行胃壁脓肿切开引流或胃次全切除术。

本病预后较差，据报道病死率为 48%～64%。

四、急性腐蚀性胃炎

急性腐蚀性胃炎是由于自服或误服强酸（如硫酸、盐酸、硝酸、乙酸、来苏）、强碱（如氢氧化钠、氢氧化钾）或其他腐蚀剂（砷及磷等）后引起胃黏膜发生变性、糜烂、溃疡或坏死。早期临床表现为口腔、咽喉、胸骨后及上腹部的剧痛，重者导致出血或穿孔，晚期可导致食管狭窄。

（一）发病机制及病理

腐蚀剂进入消化道引起损伤的范围和严重性与腐蚀剂的性质、浓度和数量，以及腐蚀剂与胃肠道黏膜接触的时间及胃内所含食物量有关。强酸类腐蚀剂与强碱类腐蚀剂引起损伤的性质和部位不同，前者常产生胃的灼伤，尤其是幽门窦和小弯，食管往往可免受其害，而后者损害食管较胃为重。胃内充满食物时，吞入的腐蚀剂沿小弯到达幽门使幽门痉挛，故损伤常局限于幽门。

浓酸可使蛋白质和角质溶解或凝固，组织呈界限明显的灼伤或凝固性坏死伴有焦痂。此坏死块可限制腐蚀剂穿透至更深的组织，但受损组织收缩变脆，故可产生大块坏死组织脱落造成继发性胃穿孔、腹膜炎或纵隔炎。如吞服酸量很少或浓度低，可能只产生轻度炎症，而无后遗症。中等程度的损害则可使胃壁产生一层或多层凝固性坏死。由于幽门痉挛，吞服的酸在胃窦潴留，几周至几月后可致瘢痕形成和狭窄。

强碱与组织接触后，迅速吸收组织内的水分，并与组织蛋白质结合成为胶冻样的碱性蛋白盐，与脂肪酸结合成为皂盐，造成严重的组织坏死，故其可透入组织，常产生全层灼伤。此种坏死组织易液化而遗留较深的溃疡乃至穿孔，晚期可引起消化道狭窄。

（二）临床表现

在吞服腐蚀剂后，口腔黏膜、食管黏膜和胃黏膜都有不同程度的损害。口腔咽喉的黏膜有充血、水肿和糜烂，引起疼痛、吞咽困难和呼吸困难；胃部症状表现为上腹痛、恶心、呕吐，吐出物常为血性黏液，严重时因广泛的食管、胃的腐蚀性坏死而致休克，也可出现食管及胃的穿孔，引起胸膜炎和弥散性腹膜炎。继发感染者出现高热。不同的腐蚀剂可在口、唇及咽喉部黏膜产生不同颜色的灼痂。吞服硫酸后口腔黏膜呈黑色，硝酸呈深黄色痂，盐酸呈灰棕色，来苏使口腔黏膜呈灰白色，后转为棕黄色，强碱则呈透明的水肿。此外，各种腐蚀剂吸收后还可引起全身中毒症状。例如，来苏吸收后引起肾小管损害，导致肾衰竭；酸类吸收可致严重酸中毒引起呼吸困难。几周至几个月后，患者可出现食管、幽门狭窄和梗阻症状。

（三）诊断

根据病史和临床表现，诊断并不困难。早期绝对禁忌胃镜检查。晚期如患者可进流质或半流质，则可谨慎做胃镜检查，以了解食管与胃窦、幽门有无狭窄或梗阻。如食管高度狭窄，胃镜不能通过时，不应硬性插入，以免发生穿孔。急性期一般不宜做上消化道钡剂造影检查，以免引起食管和胃穿孔，待急性期过后，钡剂造影检查可了解胃腔有无变形，食管有无狭窄，也可了解胃窦狭窄或幽门梗阻的程度。晚期如患者只能吞咽流质时，可吞服碘水造影检查。

（四）治疗

1. 治疗原则

应了解口服的腐蚀剂种类，并及早静脉输液补充足够的营养，纠正电解质和酸碱失衡，保持呼吸道畅通。禁食，一般忌洗胃，以免发生穿孔，如有食管或胃穿孔的征象，应及早手术。

2. 减轻腐蚀剂继发的损害

为了减少毒物的吸收，减轻黏膜灼伤的程度，吞服强酸者，可先饮清水，口服氢氧化铝凝胶 30～100mL，或尽快给予牛乳、鸡蛋清、植物油 100～200mL 口服；吞服强碱者可给予食醋 300～500mL 加温水 300～500mL 口服，一般不宜服浓食醋，因浓食醋与碱性化合物作用时，产生的热量可加重损害。然后再服少量蛋清、牛乳或植物油。

3. 对症治疗

剧痛者给予止痛剂如吗啡 10mg 肌内注射。呼吸困难者给予氧气吸入，已有喉头水肿、呼吸严重阻塞者，应及早做气管切开，并应用广谱抗生素防止继发感染。在早期，为了避免发生喉头水肿，可酌情在发病 24 小时内，使用糖皮质激素，以减轻咽喉局部水肿，并可减少胶原及纤维瘢痕组织的形成。可用氢化可的松 100～200mg 或地塞米松 5～10mg 静脉滴注，数日后可改成泼尼松龙口服，但不应长期服用。

4. 并发症的治疗

如并发食管狭窄、幽门梗阻者可行内镜下气囊扩张治疗。食管局部狭窄时，可植入支架治疗，不宜行扩张或支架治疗者应行手术治疗。食管狭窄的内镜下扩张治疗已日益广泛地应用于临床，使不少患者避免了手术治疗。

第二节 胃食管反流病

胃食管反流病（Gastroesophageal reflux disease，GERD）系指胃内容物反流入食管，引起不适症状和（或）并发症的一种疾病。胃食管反流病的临床表现轻重不一，主要的临床症状是反酸、胃灼热、胸骨后疼痛，但有的患者表现为食管以外的症状，而忽视了对本病的诊断。

GERD 在西方国家很常见，人群中 7%~15% 有胃食管反流症状，发病随年龄增加而增加，40~60 岁为发病高峰。反流性食管炎（Reflux esophagitis，RE）近年来在国内发病率逐步上升。亚洲国家的资料显示内镜检查对 RE 的检出率为 3.0%~5.2%。上海长海医院回顾总结了 14 年间近 13 万例接受内镜检查的病例，结果显示 RE 的内镜检出率为 2.95%。北京大学第三医院报告十年间共进行 50901 例次胃镜验查，原发性 RE 总检出率为 4.1%。自 1995—2004 年，RE 发病年龄和检出率随年代变迁逐步上升，随年龄增长 RE 检出率升高、病变程度加重。这种情况的发生可能与人们生活方式改变、饮食结构逐步西化、人口老龄化，以及随年龄增长食管下段括约肌张力下降、唾液分泌减少、食管上皮修复能力下降和食管裂孔疝发病率增加有关。与国外报道相似，男性 RE 检出率高于女性，中老年人多见，轻度的（A、B 级）占大多数

（82.5%）。虽然总的 RE 检出率男性高于女性，但随着年龄的增长，女性 RE 检出率增长幅度高于男性。伴食管裂孔疝的 RE 发生率随年龄增长而增高，女性高于男性。随年龄增长食管下段括约肌张力下降是食管裂孔疝形成的一个主要因素，较高的食管裂孔疝发病率是中老年人，特别是中老年女性 RE 发病率大幅增长的原因之一。

老年人 RE 临床症状多不典型，多表现为嗳气、食欲缺乏、吞咽困难及消化道出血，而反酸、胃灼热、胸骨后疼痛等典型 RE 症状表现较少，其原因可能为老年人食管、胃肠神经末梢感觉迟钝，对食管扩张产生的疼痛敏感度下降，对食管酸碱灌注缺乏敏感性有关。有研究显示，RE 的发生率和严重度随年龄增长而增加，而有胃灼热、反酸症状者并不增加。

研究发现，老年人 RE 并存疾病种类多，病情较重。易并发食管裂孔疝、萎缩性胃炎、胃溃疡。

一、病因机制

胃食管反流病是食管抗反流的防御机制下降和反流物对食管黏膜的攻击作用增强，保护因子与攻击因子建立的动态平衡被打破所致的结果。主要表现为食管下段括约肌（LES）压力降低、一过性食管下括约肌松弛（TLESR）过度等。GERD 的主要损伤因素为过多的胃内容物（主要是胃酸）反流入食管，引起食管黏膜损伤，胆汁和消化酶也可造成食管黏膜损伤。

（一）食管抗反流屏障功能下降

正常时，胃食管交界的特殊解剖结构有利于抗反流，它包括 LES、膈肌、膈食管韧带、食管和胃之间的锐角等，其中主要是 LES。LES 在抗胃食管反流屏障中起关键作用。LES 是指食管末端 3~4cm 长的环形高压区。正常 LES 静息压为 1.3~4.0kPa（10~30mmHg），构成了防止胃食管反流的压力屏障。LES 的舒缩受多种因素的影响，如某些激素（如胆囊收缩素、胰升糖素、血管活性肠肽等）、食物（如脂肪、咖啡、巧克力等）、药物（如钙离子通道抑制剂、多巴胺、地西泮）等。引起胃食管反流抗屏障功能下降的机制有三种。

1.LES 压力降低

正常人静息状态下的 LES 保持张力性收缩（高于胃内压），如 LES 压力降低（＜6mmHg）会造成胃内容物自由反流至食管，中重度食管炎患者 LES 压力降低明显。GERD 患者 LES 压力降低多见，但无解剖结构异常。

2.过性食管下括约肌松弛（TLESR）增多

TLESR 是与吞咽无关的 LES 松弛，为 LES 压力正常时反流发生的最常见机制。

GERD 患者 TLESR 频繁发生，多为酸反流，而正常人气体反流为多。胃扩张、腹内压增加可通过迷走神经诱发 TLESR 的发生。胃食管反流病患者 TLESR 较频，持续时间长，是目前认为引起胃食管反流的主要原因。

3. 胃食管交界处结构改变

胃食管交界处的膈肌脚、膈食管韧带、食管和胃之间的 His 角等是抗反流功能的重要保证。最常见的异常为食管裂孔疝，它是指部分胃经过膈肌的食管裂孔进入胸腔，相当多的食管裂孔疝患者有 RE。

（二）食管对反流物廓清能力降低

胃反流物中胃酸和胃蛋白酶是损害食管黏膜最强的致病因子。除了胃酸和胃蛋白酶外，反流物中还常混有含胆汁和胰酶的十二指肠液，由这类物质引起的食管黏膜损害又称为碱性反流性食管炎。胆酸、胰酶能增加食管黏膜的渗透性，加重胃酸、胃蛋白酶对食管黏膜的损害作用。正常食管对反流物的廓清能力包括容量清除和化学清除两部分。容量清除指正常时食管内容物通过重力作用，一部分排入胃内，大部分通过食管体部的自发和继发推进性蠕动将食管内容物排入胃内，是食管廓清的主要方式。化学清除指唾液的中和作用。GERD 时食管体部蠕动减弱，如同时有唾液分泌的减少，则不仅对反流物的容量清除下降，且对反流物的化学清除作用也降低。

（三）食管黏膜的屏障功能减弱

在 GERD 中，仅有 48%~79% 的患者发生食管炎症，而另一部分患者反流症状虽突出，却不一定有明显的食管黏膜损害，提示食管黏膜的损害是攻击因子和黏膜本身作用的结果。食管黏膜对反流物有防御作用，这种防御作用被称为食管黏膜的屏障功能。包括上皮前屏障：即食管黏膜上皮附着的黏液，对胃蛋白酶起着屏障作用，黏膜表面的能中和一部分反流的 H^+；上皮屏障：在结构上有紧密排列的多层鳞状上皮细胞，不具有渗透和吸收作用，使反流物难以通过，且能中和进入上皮细胞内的 H^+，减轻 H^+ 对黏膜的损害作用；上皮后屏障：指黏膜下毛细血管提供的血液供给等保护作用。

（四）胃排空障碍

胃食管反流多发生在餐后，在 GERD 患者中有 1/2 的胃排空延缓，研究显示，餐后胃扩张可引起 LES 松弛，促进反流。反流的频率与胃内容物的含量、成分、胃排空情况有关。

（五）胃食管感觉异常

部分患者有食管感觉过敏，特别是非糜烂性胃食管反流病患者的食管对球囊扩张感知阈和痛阈降低、酸敏感增加，抗酸治疗后食管对酸的敏感降低。

（六）其他因素

婴儿、妊娠、肥胖易发生胃食管反流，而硬皮病、糖尿病、腹腔积液、高胃酸分泌状态也常有胃食管反流。十二指肠胃反流可增加胃容量，十二指肠液（胆盐和胰酶）对食管有消化作用。

二、GERD 的分类

GERD 可分为非糜烂性反流病（Non erosive reflux disease，NERD）、糜烂性食管炎（erosive esophagitis，EE）和 Barrett 食管（Barrett's esophagus，BE）3 种类型，也可称为 GERD 相关疾病，大多数学者认为 GERD 的 3 种类型相对独立，相互之间不转化或很少转化，但有些学者则认为这三者之间可能有一定相关性。

NERD 是指存在反流相关的不适症状，但内镜下未见 BE 和食管黏膜破损。

EE 是指内镜下可见食管远段黏膜破损。

BE 是指食管远段的鳞状上皮被柱状上皮所取代。

在 GERD 的 3 种疾病形式中，NERD 最为常见，EE 可合并食管狭窄、溃疡和消化道出血，BE 有可能发展为食管腺癌。这 3 种疾病形式之间相互关联和进展的关系需作进一步研究。

（一）NERD

NERD 主要依赖症状学特点进行诊断，典型的症状为胃灼热和反流。患者以胃灼热症状为主诉时，如能排除可能引起胃灼热症状的其他疾病，且内镜检查未见食管黏膜破损，可做出 NERD 的诊断。内镜检查对 NERD 的诊断价值在于可排除 EE 或 BE 以及其他上消化道疾病，如溃疡或胃癌。便携式 24 小时食管 pH 监测可测定是否存在病理性酸反流，但仅 50%~75% 的 NERD 患者达到阳性标准。结合症状指数可判断酸反流是否与胃灼热症状相关，症状指数系指与酸反流（pH < 4）相关的胃灼热症状发生次数占胃灼热发作总次数的比例，超过 50% 为阳性。PPI（质子泵抑制剂）试验是目前临床诊断 NERD 最为实用的方法。PPI 治疗后，胃灼热等典型反流症状消失或明显缓解提示症状与酸反流相关，如内镜检查无食管黏膜破损的证据，临床可诊断为 NERD。症状不典型的 NERD 患者，如上腹痛、腹胀、非心源性胸痛、慢性咳嗽、哮喘或慢性咽喉痛等，需行与反流相关证据的检查，明确症状与胃食管反流的关系。

NERD 应与功能性胃灼热鉴别。根据罗马Ⅲ标准，功能性胃灼热的诊断标准为患者有胃灼热症状，但缺少反流引起该症状的证据，如内镜检查无食管黏膜损伤，且 24 小时食管 pH 监测示食管酸反流阴性，或症状指数 < 50%。

PPI 试验阴性提示胃灼热症状与酸反流的关系不密切，并非 GERD，但因其特异性不高，故阳性结果不能排除功能性胃灼热。

（二）EE

1994 年，洛杉矶会议提出了明确的 EE 分级标准，根据内镜下食管病变的严重程度分为 A~D 级。A 级：≥1 个食管黏膜破损，最大长径 < 5mm；B 级：≥1 个黏膜破损，最大长径 > 5mm，破损黏膜无融合；C 级：≥1 个黏膜破损，有融合，但 < 75% 的食管周径；D 级：≥1 个黏膜破损，有融合，并 ≥ 75% 的食管周径。

（三）BE

BE 本身通常不引起症状，临床主要表现为 GERD 的症状，如胃灼热、反流、胸骨后疼痛、吞咽困难等。但约 25% 的患者无 GERD 症状。因此，在筛选 BE 时不应仅局限于有反流相关症状的人群，行常规胃镜检查时，对无反流症状的患者也应注意有无 BE 存在。

1.BE 的诊断

主要根据内镜检查和食管黏膜活检结果。目前国际上对 BE 的诊断存在两种见解。①只要食管远端鳞状上皮被柱状上皮取代即可诊断为 BE。②只有食管远端化生柱状上皮存在肠上皮化生时才能诊断。鉴于我国对 BE 的研究还不够深入，因此，以食管远端存在柱状上皮化生作为诊断标准较为稳妥，但必须详细注明组织学类型和是否存在肠上皮化生。除内镜下诊断外，还必须有组织学诊断、内镜与病理诊断相结合，有助于今后对 BE 临床诊断的进一步深入研究。内镜检查明确区分鳞、柱状上皮交界（SCJ）和食管胃交界（EGJ）对识别 BE 十分重要。

（1）SCJ 内镜标志：为食管鳞、柱状上皮交界处构成的齿状 Z 线。

（2）EGJ 内镜标志：为管状食管与囊状胃的交界处，其内镜下定位的标志为最小充气状态下胃黏膜皱襞的近侧缘和（或）食管下端纵向栅栏样血管末梢。

（3）BE 内镜下典型表现为 EGJ 近端出现橘红色柱状上皮，即 SCJ 与 EGJ 分离。BE 的长度测量应从 EGJ 开始向上至 SCJ。内镜下亚甲蓝染色有助于对灶状肠化生的定位，并能指导活检。

2.BE 病理学诊断

活检取材推荐使用四象限活检法，即常规从 EGJ 开始向上以 2cm 的间隔分别在 4 个象限取活检；对疑有 BE 癌变者应向上每隔 1cm、在 4 个象限取活检；对有溃疡、糜烂、斑块、小结节狭窄和其他腔内异常者，均应取活检行病理学检查。组织分型如下。

（1）贲门腺型：与贲门上皮相似，有胃小凹和黏液腺，但无主细胞和壁细胞。

（2）胃底腺型：与胃底上皮相似，可见主细胞和壁细胞，但 BE 上皮萎缩较明显，腺体较少且短小，此型多分布于 BE 远端近贲门处。

（3）特殊肠化生型：化生的柱状上皮中可见杯状细胞为其特征性改变。BE 的异型增生包括①低度异型增生：由较多小而圆的腺管组成，腺上皮细胞拉长，细胞核染色质浓染，核呈假复层排列，黏液分泌很少或不分泌，增生的细胞可扩展至黏膜表面。②高度异型增生：腺管形态不规则，呈分支或折叠状，有些区域失去极性。与低度异型增生相比，高度异型增生细胞核更大、形态不规则且呈簇状排列，核膜增厚，核仁呈明显双嗜性，间质无浸润。

3. 分型

（1）按化生柱状上皮长度分类：长段 BE 指化生柱状上皮累及食管全周，且长度＞3cm；短段 BE 指化生柱状上皮未累及食管全周或虽累及全周，但长度＜3cm。

（2）按内镜下形态分类：可分为全周型（锯齿状）、舌型和岛状型。

（3）按布拉格 C&M 分类法进行记录：C 代表全周型化生黏膜长度，M 代表化生黏膜最大长度。如 C3-M5 表示食管圆周段柱状上皮为 3cm，非圆周段或舌状延伸段在 EGJ 上方 5cm；C0-M3 表示无全周段化生，舌状伸展为 EGJ 上方 3cm。

4. 监测和随访

鉴于 BE 有发展为食管腺癌的危险性，因此应对 BE 患者进行定期随访，目的是早期发现异型增生和癌变。随访周期：内镜检查的时间间隔应根据异型增生的程度而定。无异型增生的 BE 患者应每 2 年复查一次内镜，如两次复查均未检出异型增生和癌变，可酌情放宽随访时间间隔；对伴有轻度异型增生的患者，第一年应每 6 个月复查一次内镜，如异型增生无进展，可每年复查一次；对重度异型增生的 BE 患者应建议行内镜下黏膜切除术或手术治疗，并密切监测随访。

三、临床表现

（一）主要的临床症状

GERD 的临床表现轻重不一，主要的临床症状是反酸、胃灼热、胸骨后疼痛。胃灼热是 GERD 的最常见症状，约 50% 的患者有此症状。胃灼热是指胸骨后或剑突下烧灼感，常在餐后出现，饮酒、甜食、浓茶、咖啡可诱发；肢体前屈、卧位或腹压增高时加重，可向颈部放射。胃灼热是由于酸反流刺激了食管深层上皮感觉神经末梢所致。胸骨后疼痛常发生在胸骨后或剑突下，向胸部、后背、肩、颈、下颌、耳和上肢放射，此时酷似心绞痛。部分患者不伴有胃灼热、反酸症状，给临床诊断带来了一定困难。胃内容物在无恶心和不用力情况下涌入口腔，空腹时反胃为酸性胃液反流，称为反酸，但此时也可有胆汁和胰液溢出。部分患者有吞咽困难，可能由于食管痉挛或食管动力障碍所致，症状呈间歇性，进食固体或液体食物时均可发作。少数患者因食管瘢痕形成而狭窄，吞咽困难呈进行性加重。有食管重度糜烂或并发食管溃疡的患者可见吞咽疼痛。

（二）食管外症状

食管外症状有如慢性咳嗽、咽喉炎、哮喘等。随着流行病学和病理生理学研究的深入，GERD 引起的食管外表现越来越受到各学科重视。常见的食管外表现包括以下 4 个方面。

1. 反流性喉炎综合征

胃内容物反流至喉部引起损伤和炎症，继而产生的临床综合征称为反流性喉炎综合征或喉咽反流（laryngopharyngeal reflux，LPR）。约 10% 的耳鼻喉门诊患者的症状和反流相关。对于慢性难治性咽喉炎患者，在排除其他原因且常规治疗疗效较差时，应考虑反流的存在。多数 LPR 患者没有 GERD。LPR 和 GERD 的症状特点有较大差异，前者多发生在白天、直立位，而后者多发生在夜间、平卧位。喉镜诊断 LPR 的敏感性和特异性较差，目前尚无诊断 LPR 的统一标准。

2. 反流性哮喘综合征

目前研究认为，反流并非哮喘的主要致病因素，但反流可诱发或加重哮喘。有研究显示，哮喘患者存在 GERD 症状的比例高于普通人群，而 GERD 患者合并哮喘的比例也高于非 GERD 患者，具有夜间反流症状患者的哮喘发生率更高。虽然临床上较难甄别反流性哮喘综合征，但这类患者常对哮喘常规治疗的反应欠佳，而使用泵离子抑制剂（PPI）可缓解部分患者的哮喘症状。因此在临床上，对成年发病、夜间发作频繁、进餐、运动和卧位时易诱发，以及常规治疗效果不佳的哮喘，均应考虑胃食管反流的存在。GERD 和哮喘的关系相当复杂，两者在发病机制上相互促进，但通过抑酸治疗抑制哮喘发作可能只适用于少数哮喘患者。

3. 反流性咳嗽综合征

反流性咳嗽综合征曾被称为"胃食管反流性咳嗽"，是慢性咳嗽最常见三大原因之一（另两个为哮喘和鼻后滴流综合征），占 20% 左右。多数反流性咳嗽综合征患者没有胃灼热、反酸等 GERD 典型症状和糜烂性食管炎表现。临床常使用 24 小时食管 pH 监测诊断该病。最近随着阻抗技术在食管监测中的应用，反流监测的敏感性有所提高。

4. 反流性牙侵蚀症

当胃酸反流至口腔且 pH < 5.5 时，牙齿表层的无机物可发生溶解而引起反流性牙侵蚀症。流行病学研究提示，83% 的牙侵蚀症患者具有病理性胃食管酸反流，40% 具有典型反流症状或病理性胃食管酸反流的患者患有或曾经患有牙侵蚀症。GERD 患者患牙侵蚀症的可能性是普通人群的 3~8 倍。反流性牙侵蚀症没有特异性的临床表现。早期诊断较困难，可仅表现为轻度釉质表面脱矿而失去光泽，往往牙本质暴露时才被察觉。反流性牙侵蚀症病变分布有一定特点，常在舌面、颊面和颌面，且后牙的侵蚀程度比前牙严重。而外源性牙侵蚀症的病变常发生在唇面且前牙侵蚀程度比后牙严重。24 小时食管 pH 监测显示食管近端酸反流增多，且牙侵蚀程度同食管远端、近端 PH < 4 的时间百分比呈正相关。

四、GERD 的诊断

（一）诊断

根据 GERD 症状群做出诊断。

（1）有典型的胃灼热和反流症状，且无幽门梗阻或消化道梗阻的证据，临床上可考虑为 GERD。

（2）有食管外症状又有反流症状，可考虑是反流相关或可能相关的食管外症状，如反流相关的咳嗽、哮喘。

（3）如仅有食管外症状，但无典型的胃灼热和反流症状，尚不能诊断为 GERD，宜进一步了解食管外症状发生的时间、与进餐和体位的关系以及其他诱因。需注意有无重叠症状（如同时有 GERD 和肠易激综合征或功能性消化不良）、焦虑、抑郁状态、睡眠障碍等。

（二）上消化道内镜检查

对拟诊 GERD 患者一般先行内镜检查，特别是症状发生频繁、程度严重、伴有报警征象或有肿瘤家族史的患者。上消化道内镜检查有助于确定有无反流性食管炎以及有无并发症，如食管裂孔疝、食管炎性狭窄、食管癌等，有助于 NERD 的诊断。

（三）诊断性治疗

对拟诊 GERD 患者或疑有反流相关食管外症状的患者，尤其是上消化道内镜检查阴性时，可采用诊断性治疗。质子泵抑制剂诊断性治疗（PPI 试验）已被证实是行之有效的方法。建议服用标准剂量质子泵抑制剂，一日两次，疗程 1~2 周。服药后如症状明显改善，则支持酸相关 GERD 的诊断。如症状改善不明显，则可能有酸以外的因素参与或不支持诊断。PPI 试验不仅有助于诊断 GERD，同时还启动了治疗。PPI 试验阴性有以下 3 种可能。

（1）抑酸不充分。

（2）存在酸以外因素诱发的症状。

（3）症状不是反流引起的。PPI 试验具有方便、可行、无创和敏感性高的优点，缺点是特异性较低。

（四）胃食管反流证据的检查

1.X 线片和放射性核素检查

传统的食管钡餐检查将胃食管影像学和动力学结合起来，可显示有无黏膜病变、狭窄、食管裂孔疝等，并显示有无钡剂的胃食管反流，因而对诊断有互补作用，但敏感性较低。放射性核素胃食管反流检查能定量显示胃内放射性核素标记的液体反流，胃食管交界处屏障功能低下时较易出现阳性结果，但阳性率不高，应用不普遍。

2.24 小时食管 pH 监测

24 小时食管 pH 监测的意义在于证实反流存在与否。24 小时食管 pH 监测能详细显示酸反流、昼夜酸反流规律、酸反流与症状的关系以及患者对治疗的反应，使治疗个体化。其对糜烂性食管炎的阳性率＞80%，对非糜烂性反流病的阳性率为 50%~75%。

（五）食管测压

食管测压不直接反映胃食管反流，但能反映胃食管交界处的屏障功能。在 GERD 的诊断中，食管测压除帮助食管 pH 电极定位、术前评估食管功能和预测手术外，还能预测抗反流治疗的疗效和是否需长期维持治疗。因而，食管测压能帮助评估食管功能，尤其是对治疗困难者。

（六）食管胆汁反流测定

部分 GERD 患者的发病有非酸性反流物质因素参与，特别是与胆汁反流相关。可通过检测胆红素以反映是否存在胆汁反流及其程度。但多数十二指肠内容物反流与胃内容物反流同时存在，且抑酸治疗后症状有所缓解。因此，胆汁反流检测的应用有一定局限性。

（七）其他

对食管黏膜超微结构的研究可了解反流存在的病理生理学基础；无线食管 pH 测

定可提供更长时间的酸反流检测；腔内阻抗技术的应用可监测所有反流事件，明确反流物的性质（气体、液体或气体液体混合物），与食管 pH 监测联合应用可明确反流物为酸性或非酸性以及反流物与反流症状的关系。

五、GERD 的治疗

GERD 的治疗目标为治愈食管炎，缓解症状，提高生活质量，预防并发症。治疗包括以下 4 方面的内容。

（一）改变生活方式

抬高床头、睡前 3 小时不再进食、避免高脂肪食物、戒烟、戒酒、减肥等生活方式的改变可能使部分 GERD 患者从中受益，但这些改变对于多数患者而言并不足以控制症状。目前尚无关于改变生活方式与 GERD 治疗的对照研究，也缺乏改变生活方式对患者生活质量潜在负面影响的研究资料。

（二）药物治疗

用抑酸药物抑制胃酸分泌是目前治疗 GERD 的基本方法。抑制胃酸的药物包括 H2 受体拮抗剂（H2RA）和质子泵抑制剂（PPI）等。

1. 初始治疗

西咪替丁、雷尼替丁、法莫替丁和尼扎替丁治疗 GERD 的临床试验结果显示，H2RA 缓解轻、中度 GERD 症状的疗效优于安慰剂，疗效为 60%~70%。但 4~6 周后大部分患者出现药物抵抗，长期疗效不佳。提示 H2RA 仅适用于轻、中度 GERD 的初始治疗和短期缓解症状。

PPI 治疗 GERD 的疗效已在世界各国得到认可。目前临床上使用的 PPI 主要包括埃索美拉唑镁肠溶片、奥美拉唑、泮托拉唑钠、雷贝拉唑钠、艾普拉唑等。糜烂性食管炎患者中，短期应用 PPI 的临床试验表明，PPI 治愈食管炎和完全缓解胃灼热症状的速度较 H2RA 更快。标准剂量的各种 PPI 治疗糜烂性食管炎的疗效基本相同。PPI 对 H2RA 抵抗的糜烂性食管炎患者同样有疗效。PPI 治疗糜烂性食管炎 4 周和 8 周时的内镜下愈合率分别为 80% 和 90% 左右。

基于 PPI 在疗效和症状缓解速度上的优势，治疗糜烂性食管炎应首选标准剂量的 PPI。部分患者症状控制不满意时可加大剂量。多项临床试验已证实，PPI 缓解非糜烂性反流病患者胃灼热症状的疗效低于糜烂性食管炎患者，但在改善症状方面的疗效优于 H2RA 和促动力药。对于非糜烂性反流病患者，应用 PPI 治疗的时限尚未明确，但已有研究资料显示其疗程应大于 4 周。

GERD 的食管外症状，如反流性咽喉炎等，应用 PPI 治疗对大部分患者有一定疗效。

2. 维持治疗

GERD 具有慢性、复发性的特点，据欧美国家报道，停药半年复发率为 70%~80%，故应进行维持治疗，避免 GERD 反复发作及由此引起并发症。PPI、促胃肠动力药均可作为维持治疗的药物长期使用，其中 PPI 疗效肯定。维持治疗应注重个体化，根据患者的反应，选择适合个体的药物和剂量。以 PPI 标准剂量维持治疗，随访半年后 80% 以上的患者仍可维持正常。按需治疗是间歇治疗的一种，即只在症状出现时服用药物，持续使用至症状缓解。

目前尚无对非糜烂性反流病患者行 PPI 维持治疗的多中心、随机、双盲对照研究资料。已有的文献显示按需治疗对非糜烂性反流病患者也有效。

（1）促动力药物治疗：在 GERD 的治疗中，促动力药可作为抑酸药物治疗的辅助用药。目前临床主要用药如莫沙必利。

（2）黏膜保护剂：目前临床主要用药如硫糖铝等。铝碳酸镁对食管黏膜也有保护作用，能吸附胆酸等碱性物质，保护黏膜。

（三）手术治疗

抗反流手术在缓解症状和愈合食管炎方面的疗效与药物治疗相当。手术并发症发生率和病死率与外科医师的经验和技术水平密切相关。术后常见的并发症包括腹胀、吞咽困难，相当一部分患者术后仍需规则用药。研究表明，抗反流手术并不能降低食管腺癌的风险。因此，对于是否行抗反流手术治疗，应综合考虑患者个人意愿和外科专家的意见后再作决定。抗反流手术治疗适应证主要为以下 3 种。

（1）内科治疗有效，但无法长期服用 PPI。

（2）持续存在与反流有关的咽喉炎、哮喘，内科治疗无效。

（3）LES 压力降低，食管体部动力正常。手术方式主要为胃底折叠术，合并有食管裂孔疝应行修补术。抗反流手术十年复发率为 62%，并发症发生率为 5%~20%。对已证实有癌变的 Barrett 食管患者，原则上应行手术治疗。

（四）内镜治疗

短期初步研究提示内镜治疗可改善 GERD 症状评分，提高患者满意度和生活质量，并可减少 PPI 用量。然而，目前尚无内镜治疗与药物治疗直接比较的数据。此外，也观察到一些少见但严重的并发症（包括穿孔、死亡等）。由于内镜治疗尚有许多问题未得到解决，包括远期疗效、患者的可接受性和安全性、对 GERD 不典型症状是否有效等，因此建议训练有素的内镜医师可谨慎开展内镜治疗。内镜治疗方法包括射频能量输入法、注射法和折叠法等。PPI 治疗有效的患者不主张用该类方法。禁忌证有 C 级或 D 级食管炎、Barrett 食管、＞ 2cm 的食管裂孔疝、食管体部蠕动障碍等。

伴有异型增生和黏膜内癌的 Barrett 食管患者，超声内镜检查排除淋巴结转移后，可考虑内镜切除术。

综上，大多数 GERD 患者的症状和食管黏膜损伤可通过药物治疗得到控制。药物治疗无效时，应重新考虑诊断是否正确。适时调整药物和剂量是提高治疗 GERD 疗效的重要措施之一。手术和内镜治疗应综合考虑后再慎重做出决定。

第三节 消化性溃疡

消化性溃疡是十分常见的疾病。在美国，人群中约有 10％（11％～14％的男性和 8％的女性）的人一生中患过此病，年发病率为 1.8％。日本 40 岁以上的男性职员十二指肠溃疡的年发病率为 4.3％。挪威的一组研究资料显示，20～49 岁的人群中十二指肠溃疡的发病率男性为 0.2％，女性为 0.09％，而胃溃疡的发病率两性相同。自 20 世纪 70 年代以来，美国和欧洲消化性溃疡门诊和住院患者数均下降，主要系由无并发症的十二指肠溃疡患者住院减少引起。然而，因溃疡病并发症住院的人数并未下降，特别是老年患者的人数反而上升。消化性溃疡的病死率总体呈下降趋势，其中胃溃疡的病死率较十二指肠溃疡高，75 岁以上的老年患者尤其如此。我国尚无消化性溃疡流行病学确切资料。

一、病因机制

病因

1.Hp 感染

目前认为幽门螺杆菌（Hp）是多数消化性溃疡患者的致病因素，支持这一观点的证据如下。

（1）前瞻性研究表明，Hp 阳性胃炎的患者 10 年内有 11％发展为溃疡病，而对照组溃疡病的发生率＜ 1％。

（2）十二指肠溃疡患者 Hp 的检出率约为 90％，而胃溃疡患者为 70％～ 90％。

（3）根除 Hp 感染能够预防溃疡病复发，这是支持 Hp 是溃疡病病因强有力的证据。

（4）根除 Hp 感染能减少溃疡病并发症的发生率。

（5）抗生素与抑酸药联合应用较抑酸药能更快和更有效地促进溃疡愈合。

2. 非甾体抗炎药

非甾体抗炎药（NSAIDs）除传统药效外，阿司匹林可用于预防心脑血管疾病和大肠癌的发生，因而增加了 NSAIDs 的用量。全世界每天约有 3 千万人摄入 NSAIDs，仅美国每天就有 1400 万人服 NSAIDs。流行病学调查显示，在服用 NSAIDs 的人群中，15%～30%的人群可患消化性溃疡，其中胃溃疡发生率为 12%～30%，十二指肠溃疡为 2%～19%。NSAIDs 具有胃肠道毒性，轻者引起恶心和消化不良症状，重则导致胃肠道出血和穿孔。NSAIDs 使溃疡并发症（出血、穿孔等）发生的危险性增加 4～6 倍，而老年人中消化性溃疡及并发症发生率约 25%与 NSAIDs 有关。

影响 NSAIDs 相关溃疡及其并发症的因素有如下 6 个方面。

（1）既往病史：有溃疡病或胃肠道出血史者，NSAIDs 引起溃疡病并发症的危险性增加 14 倍，而且多于服药后 1～3 个月内出现。

（2）年龄：出现 NSAIDs 相关溃疡并发症的概率与年龄呈线性关系。年龄超过 60 岁者危险性增加 5 倍。

（3）药物剂量：NSAIDs 相关溃疡并发症的发生呈剂量依赖性，一组研究资料显示，摄入阿司匹林 300mg/d 或 1200mg/d 发生胃肠道出血的危险性增加 8 倍和 14 倍。然而，NSAIDs 特别是阿司匹林即使小剂量（如 30mg/d）也能引起出血等并发症。

（4）NSAIDs 与 Hp 是两个独立的致溃疡病因素，然而，预先存在的 Hp 感染增加摄入 NSAIDs 者患溃疡病的危险性。因此，Hp 阳性者如需要长期服 NSAIDs，则应根除 Hp 感染。

（5）NSAIDs 的种类：化学上 NSAIDs 可被分为几类，不同的 NSAIDs 在吸收、药代动力学和用药方法上不同，但总的来说临床疗效和胃肠道不良反应方面差别不大。然而，非乙酰化的 NSAIDs 胃肠道不良反应较小，一些新型 NSAIDs（萘丁美酮和依托度酸）也较少引起胃肠道不良反应，其原因与它们对 COX-1 影响较小有关。选择性 COX-2 抑制剂具有 NSAIDs 相同的解热镇痛效果，但很少有胃肠道不良反应，具有较广阔的应用前景。

（6）NSAIDs 影响消化道范围：除胃和十二指肠外，NSAIDs 也可引起空肠和回肠溃疡、出血和狭窄。与 NSAIDs 相关的结肠溃疡、狭窄和穿孔也有报道。此外，NSAIDs 还加重结肠憩室和血管畸形出血。

3. 吸烟

大量流行病学资料显示，吸烟者患溃疡病及其并发症的危险性增加。男女吸烟者患溃疡病的危险性均增加 2 倍以上，其发病率与吸烟量呈正相关。此外，吸烟者溃疡病并发症发生率也增加，溃疡病穿孔的危险性增加 10 倍。而且，溃疡病患者吸烟会干扰溃疡愈合。

4.遗传

流行病学调查发现，约 50% 的单卵双胞胎同患溃疡病，双卵双胞胎患溃疡病的危险性也增加。溃疡病患者第一代直系亲属一生溃疡病的发病率是普通人群的 3 倍以上。20%～50% 的溃疡病患者有家族史。与遗传有关的其他因素包括：O 型血抗原、未分泌 ABH 抗原和人类白细胞抗原（HLA）亚型（HLA-B5、HLA-B12、HLA-BW-35）。此外，一些罕见的遗传综合征如 MEN-1 和系统性肥大细胞病可并发溃疡病。

5.与溃疡病伴发的疾病

溃疡病常与一些疾病伴随出现，如胃泌素瘤、系统性肥大细胞病、I 型多发性内分泌肿瘤、慢性肺部疾病、慢性肾衰竭、肝硬化、肾结石、抗胰蛋白酶缺乏症等。其他一些疾病也可能增加溃疡病的发生，包括克罗恩病、不伴 I 型多发性内分泌肿瘤的甲状旁腺功能亢进、冠状动脉疾病、慢性胰腺炎等。

二、临床表现

（一）腹痛

腹痛是患者就医的主要症状，疼痛的部位多位于中上腹部，可偏左或偏右，也可位于胸骨或剑突后。胃和十二指肠后壁溃疡，尤其是穿透性溃疡疼痛可放射至背部。疼痛一般较轻，偶有较重者。疼痛多为烧灼样或饥饿样痛。约 2/3 的十二指肠溃疡患者和 1/3 的胃溃疡患者疼痛具有节律性，十二指肠溃疡的疼痛常于空腹和夜间凌晨发作，进食或服抗酸药缓解。胃溃疡的疼痛多于餐后 1 小时出现，至下餐前缓解。胃溃疡的夜间痛常不典型。多数溃疡病患者呈慢性、周期性病程，以秋末和初春多发。尽管溃疡病腹痛具有一定的临床特征，但这些症状与胃十二指肠炎、功能性消化不良等其他疾病有较大重叠，据此并不能有效地鉴别这些疾病。另一方面，一些溃疡病患者并无上述典型症状。而且，当病情进展时，溃疡病的疼痛节律性可消失。

（二）其他症状

除上腹疼痛外，溃疡病还有泛酸、嗳气、上腹胀、恶心、呕吐、食欲缺乏等消化不良症状。这些症状无特异性，可由溃疡病或胃十二指肠炎症引起。患者体重一般无改变，进食障碍者出现体重减轻。

（三）体征

溃疡病患者一般缺乏特征性体征，活动性溃疡上腹部有局限性触痛。少数患者出现贫血、消瘦。

三、辅助检查

（一）胃液分析

部分十二指肠溃疡患者胃酸增多，而胃溃疡胃酸正常或低于正常。胃酸分泌在溃疡病与其他疾病之间，以及与正常人相比均有明显重叠，对溃疡病的诊断和鉴别诊断意义不大。佐林格 - 埃利森综合征的患者胃酸特别是基础胃酸分泌量显著增加，是该病的特征之一。

（二）血清促胃液素测定

血清促胃液素测定不作为溃疡病的常规检查，但适于以下情形：溃疡病与内分泌肿瘤并存时，测定促胃液素有助于诊断多发性 Ⅰ 型内分泌肿瘤；怀疑溃疡病由佐林格 - 埃利森综合征引起时，促胃液素检测有诊断价值；部分难治性溃疡，或溃疡难以愈合需要手术，或根除 Hp 后溃疡仍然复发的患者。

（三）X 线钡剂造影检查

目前多采用钡剂和空气双重对比造影技术检查。溃疡病的 X 线征象有直接和间接两种，直接征象是由钡剂冲填溃疡凹陷而显示的龛影，是诊断溃疡病的可靠依据。溃疡病的间接征象包括由溃疡周围组织炎症和水肿形成的透光带，向溃疡集中的黏膜皱襞，还可见溃疡局部痉挛、激惹和十二指肠球部变形等。气钡双重造影诊断溃疡病准确性较高，缺点是不能取活组织行病理学检查。

（四）内镜检查

内镜下消化性溃疡分为三个病期，每一病期又细分为两个阶段。

1. 活动期

溃疡基地部覆白色或黄白色厚苔。溃疡周边黏膜充血、水肿，或周边黏膜充血、水肿开始消减，周围上皮再生形成的红晕。

2. 愈合期

溃疡浅、少，苔变薄。周边再生上皮形成的红晕逐渐包绕溃疡，黏膜皱襞向溃疡集中，或溃疡面几乎被再生上皮覆盖，黏膜皱襞向溃疡集中更明显。

3. 瘢痕期

溃疡基底部白苔消失，而代之红色瘢痕，最后转变为白色瘢痕。内镜检查是目前诊断消化性溃疡最有效的方法，并能借活检病理学检查与恶性溃疡鉴别。对于少数恶性溃疡需多次活组织检查方能确诊。

四、诊断与鉴别诊断

典型的节律性和周期性疼痛有助于本病的诊断，但有溃疡样疼痛者并非患消化性溃疡，部分溃疡病患者上腹疼痛并不典型，有的甚至无疼痛症状，因而单凭症状难以建立可靠的诊断。消化性溃疡的确诊有赖于内镜检查和（或）X 线钡剂造影检查。良、恶性溃疡的鉴别需要病理组织检查，血清促胃液素测定和胃酸分析有助于内分泌肿瘤如佐林格 - 埃利森综合征的诊断。本病需要与慢性上腹疼痛的其他疾病鉴别。

（一）功能性消化不良

功能性消化不良患者常有上腹疼痛、胃灼热、上腹胀、泛酸、恶心、呕吐、食欲缺乏等症状，溃疡型患者可有典型的溃疡病样疼痛，易与消化性溃疡混淆。由于本病无胃黏膜糜烂和溃疡，鉴别诊断的方法主要依靠内镜检查。

（二）慢性胆囊炎和胆石症

患者有腹痛、腹胀等消化不良症状，但疼痛可由进油腻食物诱发，疼痛部位多见于右上腹，可向背部放射。有发热、黄疸症状者容易与消化性溃疡鉴别，症状不典型者需做 B 超等影像学检查。

（三）胃癌

胃癌患者在出现腹部包块、腹腔积液等晚期症状之前，根据临床表现难以与消化性溃疡鉴别，胃镜结合病理组织学检查是区分两者的最有效方法。诊断胃癌时需注意以下 3 点。

（1）对于内镜下所见的胃溃疡应常规进行活组织病理检查，且应多点取活检，以免遗漏看似良性溃疡的胃癌。

（2）对于临床和内镜检查怀疑胃癌的患者，一次活检阴性并不能排除诊断，必要时应复查胃镜，再次取材行病理组织学检查。

（3）强抑酸药可能使癌性溃疡缩小或"愈合"，对这部分患者应加强随访，必要时定期内镜复查。

五、治疗

（一）治疗溃疡病的药物

20 世纪 70 年代以前溃疡病的治疗主要依赖抗酸剂、胆碱能拮抗剂、易消化食物和休息。1977 年 H2RA 西咪替丁投放美国市场，随后其他几种 H2RA 相继研究成功。H2RA 的研制成功和临床应用，使得消化性溃疡的治疗产生了革命性的变化。它使十二指肠溃疡的治愈率为 80%~95%，且安全、方便。与此同时，促进溃疡愈合的药物如硫糖铝和铋剂也相继问世，这类药物主要通过增强黏膜的防御机制治愈溃疡。尽管胃十二指肠黏膜前列腺素在黏膜防御中起重要作用，但前列腺素类似物治疗溃疡病并没有取得预期的效果，目前仅用于 NSAIDs 相关性溃疡的预防。更强抑酸药物 PPI 的问世使溃疡病的治愈率得到进一步提高，一些对 H2RA 产生抵抗的所谓难治性溃疡均可被治愈。Hp 是消化性溃疡病致病因素的提出和确认，使溃疡病的治疗再一次步入新的旅程。

1. 抗酸药

在 H2RA 问世以前，抗酸药是治疗溃疡病主要的药物，如今很少作为抗溃疡病的一线药物应用。迄今认为，抗酸剂的药效主要与其中和胃酸有关。各种抗酸药均有一定程度的不良反应，肾功能正常者一般能够耐受。含钠的抗酸药可致明显钠潴留，高血压和水肿的患者应避免使用。大量碳酸钙能引起高血钙、代谢性碱中毒和肾功能不全。此外，碳酸钙还可以影响磷的吸收。镁离子能引起腹泻，而钙和铝离子则可导致便秘。许多抗酸药含镁铝化合物，肾衰竭患者服用时可致显著的高镁血症，故应避免。每天摄入氢氧化铝可引起慢性肾衰竭，患者血和尿中的铝含量升高，铝可以与磷结合，致使部分患者血磷降低。此外，铝还可能有肾毒性，因此慢性肾衰竭患者最后不用含铝的抗酸药。

2. H2RA

目前有四种 H2RA 投放临床使用，即西咪替丁、雷尼替丁、法莫替丁和尼扎替丁，四种药物的药效和药代动力学特点见表 3-1。

表 3-1 四种 H2RA 比较

特点	西咪替丁	雷尼替丁	尼扎替丁	法莫替丁
相对药效	1	4~8	4~8	20~40
等同剂量（mg）	1600	300	300	40
生物利用度（%）	60~80	50~60	90~100	40~50
峰浓度时间（小时）	1~2	1~3	1~3	1~3
半衰期（小时）	1.2~2.5	2~3	1~2	2.5~4
肾排泄（%）	50	30	>90	30
口服剂型（mg）	200	150	150	20
	300	300	300	40
	400			
	800			
治疗 DU 剂量（mg）	300qid	150bid	150bid	20bid
	400bid	300qd	300qd	40qd
	800qd			

特点	西咪替丁	雷尼替丁	尼扎替丁	法莫替丁
治疗 GU 剂量（mg）	300qid	150bid	Not approved	20bid
	400bid	300qd		40qd
	800qd			
预防 DU 复发（mg）	400qd	150qd	150qd	20qd

注：DU，十二指肠溃疡；GU，胃溃疡。qd，每天 1 次；bid，每天 2 次；qid，每天 4 次。

H2RA 呈线性和剂量依赖地抑制基础、进餐、组胺和五肽促胃泌素刺激性酸分泌，它几乎完全抑制餐后和基础胃酸分泌。小剂量的 H2RA（西咪替丁 800mg；雷尼替丁 150mg；法莫替丁 20mg）夜间一次口服也能有效地抑制夜间酸分泌，唯其作用弱于单日剂量。上午一次口服单日剂量的 H2RA 对 24 小时胃酸的抑制作用逊于夜间一次口服法。每天 2 次口服 H2RA（早晚各一次）对胃酸的抑制作用与晚上一次口服相当。所有的 H2RA 均在小肠迅速吸收，它不受食物影响，但抗酸药或硫糖铝使其吸收减少 30%。血峰浓度在口服后 1～3 小时内出现。由于肝脏首次通过代谢，西咪替丁、雷尼替丁和法莫替丁的生物利用度为 40%～65%，而静脉注射剂型的生物利用度接近 100%。因尼扎替丁不经过肝脏首次代谢，故其生物利用度几近 100%。所有的 H2RA 均全身分布，但不易通过血脑屏障，在脑脊液与血清的比例为 0.07：0.2。所有的 H2RA 均能通过胎盘屏障，尽管认为 H2RA 对胎儿安全，仍建议妊娠三个月内不要应用。H2RA 通过肝脏代谢和肾脏排泌而清除，静脉注射 H2RA 后，60%～80% 的药物以原型从肾脏清除，剩下的被肝脏代谢。60%～80% 的西咪替丁、雷尼替丁和法莫替丁口服后经肝脏代谢，而尼扎替丁主要被肾脏排泌。西咪替丁、尼扎替丁和雷尼替丁的半衰期为 1.5～3 小时，法莫替丁的半衰期 2.5～4 小时。H2RA 血浆的浓度受肾功能的影响，如肌酐清除率为 15～30mL/min，西咪替丁和法莫替丁的用量需减半，当肌酐清除率＜50mL/min 时，雷尼替丁和尼扎替丁也应使用半量 Q 由于 H2RA 很少经透析清除，故当患者接受透析时无须额外剂量。肝功能对 H2RA 的药代动力学影响很小，肝脏疾病患者如肾功能正常，不必调整药物剂量。老年人对 H2RA 的代谢能力下降，年老体衰者药物剂量宜减半。总体而言，H2RA 不良反应小，患者易耐受。西咪替丁和雷尼替丁（作用较弱）能与肝脏细胞色素 P450 混合功能氧化酶结合，呈剂量依赖性抑制底物第一阶段氧化和脱烷基作用，而对第二阶段葡萄糖醛酸化和硫酸化无影响。据报道西咪替丁可干扰一些药物如茶碱、苯妥英钠、利多卡因、奎尼丁和法华林的代谢，而这些药物的治疗剂量与中毒剂量接近，鉴于此，茶碱、苯妥英钠和法华林与西咪替丁同时应用时应监测其血液浓度，或改用其他 H2RA，或建议西咪替丁夜间一次服用，以减少对其他药物代谢的干扰。H2RA 也会干扰其他被 P450 代谢的药物，也包括一些重要的药物如 β 受体阻断剂、钙离子拮抗剂、三环类抗抑郁药和苯二氮䓬代谢。所有的 H2RA 与肌酐和一些药物竞争性从肾小管分泌，当肾功能正常时，可使血肌酐水平升高 15%，但其肾小球滤过并无改变。西咪替丁和雷尼替丁能抑制 44% 的普鲁卡因胺从肾脏分泌。西咪替丁、雷尼替丁和尼扎替丁能非竞争性地抑制胃乙醇脱氢酶活性，可致部分人中等量饮酒后血清乙醇浓度升高。

3.H^+，K^+-ATP 酶抑制剂

壁细胞 H^+，K^+-ATP 酶是胃酸生成的关键酶，其抑制剂通过干扰该酶的活性而抑制胃酸分泌。目前可供临床应用的 H^+，K^+-ATP 酶抑制剂（也称 PPI）有奥美拉唑、兰索拉唑、泮托拉唑、雷贝拉唑和埃索美拉唑。下面以奥美拉唑为例说明 PPI 的抑酸过程。奥美拉唑在血液中（pH > 7.4）具有亲脂性，能自由通过细胞膜。作为弱碱性物质在酸性间隙内如壁细胞管状囊泡和分泌小管被质子化，质子化后的奥美拉唑不能再通过分泌小管膜弥散出壁细胞，遂被壁细胞"捕获"，以致在壁细胞内的浓度比细胞外高出数千倍。与此同时，质子化的奥美拉唑被转化为亚磺酰胺化合物，后者能与 H^+，K^+-ATP 酶 α 链上的半胱氨酸残基形成共价二硫键，使其不可逆失活。PPI 对基础和刺激后胃酸分泌均有强大抑制作用。一次口服奥美拉唑，其最大酸分泌抑制效应出现于 6 小时后，酸抑制程度与药物剂量和血浆浓度曲线的位置有关。口服奥美拉唑 6 小时，基础胃酸分泌量抑制 66%，五肽促胃液素刺激性酸分泌减少 71%。一天应用数次奥美拉唑，抑酸效果递增，并持续 3~5 天，其机制与药物生物利用度增加，以及更多的 H^+，K^+-ATP 酶分子被进行性抑制有关。奥美拉唑 30mg/d 持续 1 周，基础胃酸分泌抑制约 100%，五肽促胃液素刺激性酸分泌抑制 98%（最后一次服药后 6 小时测定），胃内酸度抑制 97%。兰索拉唑、泮托拉唑的抑酸功效与奥美拉唑相近。雷贝拉唑是一种可逆性 PPI，能更快和更有效地抑制质子泵的活性。奥美拉唑和兰索拉唑遇酸不稳定，故制作工艺为肠溶颗粒，在小肠上段被吸收，口服 2~4 小时后出现血液浓度高峰。奥美拉唑的吸收和生物利用度呈剂量和时间依赖性，随着胃内 pH 升高，其前体化合物失活减少。兰索拉唑的吸收则不受胃内 pH 的影响。PPI 与具有泌酸活性的 H^+，K^+-ATP 酶结合后失活。禁食时只有 5% 的质子泵处在活跃的泌酸状态，餐刺激后其比例升至 60%~70%，因而餐前服药可使 PPI 发挥最大抑酸效果，临床上常建议早餐前用药。长期禁食的患者服奥美拉唑药效减弱，需加大剂量才能取得满意的抑酸效果。有研究显示，奥美拉唑 160mg/24h 或 8mg/h 持续静脉注射可使禁食患者胃内 pH 维持在 4 以上。由于 H2RA 的抑酸作用不受禁食影响，似乎更适于长期禁食的重症监护患者。所有的 PPI 经首关消除被肝脏细胞色素 P450 酶系统代谢，极少数以原型经肾脏和肠道排泄。奥美拉唑和兰索拉唑的半衰期分别为 1 小时和 1.5 小时，但抑酸效果可持续 24 小时。肝硬化时 PPI 的吸收减少，但生物利用度无改变。肾衰竭时 PPI 吸收也减少，但对排泄影响不大。奥美拉唑和兰索拉唑耐受良好，

最常见的不良反应包括头痛、恶心、腹泻。像 H2RA 一样，PPI 干扰那些需要胃酸性环境吸收的药物如酮康唑、氨苄西林和地高辛的吸收。PPI 呈剂量依赖性抑制肝脏细胞色素 P450 酶系统的活性，有证据表明奥美拉唑可部分抑制经 P450 酶亚家族 nc 代谢的药物如苯妥英钠、苯二氮䓬和法华林的代谢，当与这些药物同时应用时，需注意用药剂量。兰索拉唑不影响上述药物代谢，但长期应用使茶碱的清除轻度增加。PPI 对乙醇代谢无明显影响。

4. 硫糖铝

硫糖铝为蔗糖盐化合物，其中 8 个羟基基团被硫酸盐和氢氧化铝替代。硫糖铝不溶于水，在胃和十二指肠内形成高强度的黏性糊状物。在胃内酸性环境里，氢氧化铝逐渐溶解，带有高度极性阴性离子与荷正电的组织蛋白和黏液结合，借此黏附于胃十二指肠黏膜上，因而硫糖铝宜空腹应用。硫糖铝因溶解度差，仅 3% ~ 5% 被吸收，大部分从粪便排出，吸收的部分经肾脏排泄。铝离子占硫糖铝重量的 21%，其吸收少于 0.01%。多数研究认为，硫糖铝不会引起血铝含量明显升高（与柠檬酸合用例外），应属安全。目前认为硫糖铝促进溃疡愈合的机制与下列因素有关：在溃疡面形成保护屏障，吸附胆盐和胃蛋白酶的损害因子，结合和稳定胃十二指肠黏液层，增加黏膜上皮、胃小凹和增生上皮区的厚度，硫糖铝能与 EGF 和纤维生长因子结合，促进血管和颗粒肉芽组织形成，并使溃疡表面上皮化，硫糖铝还能增加前列腺素合成，促进黏液和碳酸氢根分泌。硫糖铝由于很少吸收，少有全身不良反应，便秘见于 3% 的患者。硫糖铝可能引起慢性肾功能不全的患者铝在体内聚积，极少数透析患者发生急性铝肾毒性。因此，肾功能不全的患者应避免使用硫糖铝。铝可在胃肠道与磷结合，影响磷吸收。硫糖铝可与一些药物结合，影响其吸收，这些药物有苯妥英钠、喹诺酮类抗生素和华法林。

5. 铋剂

目前广泛应用的铋剂主要为两种剂型，即枸橼酸铋钾（CBS；De-Nol）和次水杨酸铋（BSS）。CBS 和 BSS 均不溶于水，能在酸性环境（pH < 3.5）下沉淀，形成不溶于水的氯氧化铋、氧化物和氢氧化物。CBS 常用剂型为片剂，而 BSS 的剂型有水溶液和片剂两种。99% 以上的铋剂经大便排泄，结肠里的细菌将铋盐转化为硫化物，使大便呈黑色。约有 0.2% 的 CBS 在上消化道吸收，口服 CBS 后 30 分钟内血清铋的水平迅速上升。服用铋剂 6 周，血中铋的水平升至 17g/L，需经 3 个月或以上的时间缓慢排出体外。H2RA 促进 CBS 吸收。BSS 吸收量远较 CBS 为少，仅 0.003% 的铋被吸收，血中几乎难以检测到。铋剂的抗溃疡病机制尚未完全明了，研究认为与以下因素有关：铋剂可与黏液形成糖蛋白，在溃疡面形成保护层，使其免受胃酸和胃蛋白酶损害；刺激前列腺素合成和碳酸氢根分泌；铋剂还能结合 EGF，促进黏膜的修复。近

年认为铋剂能根除 Hp 感染，是治疗和预防溃疡复发的主要因素之一，短期应用铋剂无明显毒性，但大剂量或长期应用可能有神经毒性，应予以避免。

6. 前列腺素类似物

目前获准用于临床只有人工合成的 PGE1 的衍生物——米索前列醇，它易于从胃肠道吸收，口服后 30 分钟出现血液浓度高峰，其平均半衰期为 1.5 小时。米索前列醇主要从肾脏排泄，但肾衰竭时无须减量。米索前列醇不影响肝脏细胞色素 P450 代谢酶的活性。前列腺素类可通过多种机制参与胃黏膜保护，人工合成的前列腺素类似物促进溃疡愈合的机制包括：刺激黏液和碳酸氢根分泌，增加黏膜血流，具有一定程度抑制胃酸分泌的作用等。应用前列腺素类似物有 10%～30% 的患者出现不良反应，用药早期更多见，随后有一定的自限性。米索前列醇可引起腹痛、腹泻，后者与其促进肠道分泌和蠕动有关。米索前列醇也能使子宫肌肉收缩，故早孕妇女禁用。米索前列醇还可引起绝经期妇女阴道出血。

（二）急性溃疡的治疗

1. 十二指肠溃疡的治疗

西咪替丁、雷尼替丁、尼扎替丁和法莫替丁治疗十二指肠溃疡的常用剂量为 800～1200mg/d、300mg/d、300mg/d 和 40mg/d。足量的 4 种 H2RA 治疗溃疡病的疗效相当，用药 4 周和 8 周溃疡愈合率分别达到 70%～80% 和 85%～95%。更大剂量的 H2RA 能进一步提高疗效，然由于 PPI 的问世，已无须使用更大剂量。目前认为，十二指肠溃疡治疗效果与胃酸抑制的程度、持续时间和疗程有关。抑酸治疗将胃内 pH 提高到 3 以上能促进溃疡愈合，进一步提高胃内 pH 对愈合率影响不大。H2RA 的用药方法为将 1 天的剂量分 2 次服用或晚上 1 次服用，后者主要是针对溃疡病夜间高胃酸分泌设计的。H2RA 治疗十二指肠溃疡的疗程为 4～8 周，无并发症的溃疡只需治疗 6 周，巨大溃疡、复发性溃疡、有并发症的溃疡、吸烟患者和伴全身疾病的溃疡患者则需延长治疗期限。

PPI 奥美拉唑 20mg/d 和兰索拉唑 30mg/d 治疗 4 周，十二指肠溃疡的愈合率超过 90%，对于无并发症的十二指肠溃疡无须增加 PPI 的剂量。如疗程为两周，奥美拉唑用量与溃疡病的愈合呈线性剂量（20～60mg）依赖关系。PPI 治疗十二指肠巨大溃疡、有并发症的溃疡、伴全身疾病的溃疡和吸烟患者的疗效也优于 H2RA，但奥美拉唑剂量可能需要增加至 40mg/d。此外，PPI 能更快缓解患者腹痛等症状。PPI 具有更好治疗效果，与其更强的酸抑制作用有关，PPI 可使胃酸 pH ＞ 3 的时间超过 16h/d，而 H2RA 多在 8～10h/d。

硫糖铝 1g，4 次 / 天，治疗 4 周和 8 周，十二指肠溃疡的愈合率分别为

70%～80%和85%～99%。硫糖铝服用方法改为每天两次可能同样有效。对吸烟患者，硫糖铝的疗效可能会受到一定影响，换用PPI是合适的选择。总之，硫糖铝治疗十二指肠溃疡安全、有效，但每天需服药2～4次是其不足。CBS120mg，4次/天，治疗4周和6周，十二指肠溃疡愈合率分别为75%～85%和85%～95%。CBS减少溃疡病的复发是其优势，十二指肠溃疡治愈后1年复发率为17%，远低于H2RA，其机制归因于它能根除Hp感染。CBS是治疗Hp感染方案的组分之一。

2. 胃溃疡的治疗

大剂量抗酸药治疗胃溃疡的疗效与H2RA近似，但不良反应较大。小剂量抗酸药的治疗效果不肯定。目前不主张单用抗酸药治疗胃溃疡。

胃溃疡的愈合与胃酸抑制的程度和期限也有关，但其密切程度不如十二指肠溃疡，抑酸治疗的期限似乎更为重要。所有H2RA治疗胃溃疡均有效，但溃疡愈合时间较十二指肠溃疡长，治疗4周、6周和8周，胃溃疡的愈合率分别为63%、75%和88%。H2RA夜间睡前一次服药治疗胃溃疡的疗效优于安慰剂组。

PPI奥美拉唑20～40mg/d和兰索拉唑30～60mg/d治疗8周，胃溃疡的愈合率超过90%。PPI理想的治疗剂量尚不清楚，奥美拉唑40mg/d溃疡愈合似较20mg/d更快。

硫糖铝治疗胃溃疡是有效的。硫糖铝治疗胃溃疡4周和8周溃疡的愈合率分别为57%和88%。硫糖铝（2g，2次/天）治疗胃溃疡的疗效与H2RA相当，如与H2RA联合应用，能进一步提高疗效。CBS治疗胃溃疡的疗效与H2RA接近。前列腺素类似物治疗胃溃疡的效果也与H2RA相近，因不良反应大，很少用于临床。

六、NSAIDs相关性溃疡的预防与治疗

（一）活动性溃疡的治疗

治疗NSAIDs相关溃疡需考虑以下几个因素：如能停用NSArDs，则溃疡易于治愈；酌情减少NSAIDs用量，或换用低胃肠毒性的NSAIDs或COX-2抑制剂，同时治疗溃疡病；在不改变NSAIDs用药方案的情况下治疗溃疡病，则溃疡较难愈合。PPI治疗NSAIDs相关溃疡的疗效优于H2RA，PPI能明显提高继续服用NSAIDs者溃疡病的疗效，具有一定的临床意义，偶有NSAIDs相关溃疡病患者在接受H2RA治疗时仍发生并发症的报道。硫糖铝等黏膜保护剂治疗NSAIDs相关性溃疡的研究较少，如患者继续服药，则疗效有限。总之，如患者仅表现为内镜下溃疡，如可能则建议患者停用NSAIDs；有症状但溃疡较小（<5mm）的患者如能停用NSAIDs，首选H2RA；如溃疡很大或继续使用H2RA或出现溃疡并发症，则应使用奥美拉

唑（20~40mg/d）或其他 PPI，以期有效治愈溃疡；如患者预先存在 Hp 感染，使用 NSAIDs 前应根除治疗，以减少 NSAIDs 相关性溃疡的发生率。

（二）NSAIDs 相关性溃疡的预防

由于 NSAIDs 与胃十二指肠溃疡发病关系确切，故 NSAIDs 相关性溃疡的预防受到重视。米索前列醇目前被认为是预防 NSAIDs 相关性溃疡最有效的药物。米索前列醇不仅能有效预防胃溃疡和十二指肠溃疡，还能有效防止 NSAIDs 相关溃疡并发症的发生。此外，米索前列醇对内镜下溃疡也有预防作用，其效果呈剂量依赖性。米索前列醇对 NSAIDs 相关性溃疡的预防作用优于 H2RA 和硫糖铝。近 1/3 的患者摄入米索前列醇后出现腹泻，其中约 4% 的患者不能耐受而中断治疗，减少药物剂量腹泻的发生率则降低。因米索前列醇价格较高，另一个需要考虑的是药物价效（cost-effect）问题。既往有溃疡病史是诱发 NSAIDs 相关性溃疡的高危因素，大剂量法莫替丁对这种患者的 NSAIDs 相关性胃十二指肠溃疡均有预防作用。既往有溃疡和溃疡并发症病史使患者出现 NSAIDs 相关胃肠道损害的危险性增加 14 倍，故应尽量避免使用；如属必要，建议服用低毒性的 NSAIDs 或对胃肠道基本无毒的 COX-2 抑制剂；如患者对米索前列醇耐受差，可减少其用量或改用强抑酸药物；有 NSAIDs 相关性溃疡及其并发症病史者如摄入 NSAIDs，首选米索前列醇作为预防用药；既往的溃疡病可能由 Hp 感染引起，如是，使用 NSAIDs 之前应根除 Hp 感染，这有助于减少 NSAIDs 相关溃疡的发生率。患严重心、肺和肾脏疾病者在使用 NSAIDs 的同时应采用预防措施。高龄（>60岁）患者是 NSAIDs 相关性溃疡高危人群，预防用药有其合理性。

第四节 缺血性肠病

缺血性肠病是一种因肠壁缺血、乏氧，以结肠血液供应不足导致结肠炎症和损害最常见，因此，临床上也有称为缺血性结肠炎（Ischemic colitis，IC）。尽管总的发病率不高，但在老年人中的发病率大大增加，多见于患动脉粥样硬化、心功能不全的老年患者，也是肠缺血最常见的表现形式。病变多以结肠脾曲为中心呈节段性发生。血液供应不足的原因包括全身因素 - 循环变化（如低血压），或局部因素如血管缩窄或凝血块阻塞。在大部分情况下，目前未发现特殊原因。

一般情况下，基于患者临床表现、体格检查和实验室检测结果而考虑缺血性肠病可能的患者，最终需通过内镜检查明确诊断。缺血性肠病严重程度变化较大，大部分患者通过支持治疗即可痊愈，如静脉补液、止痛和肠道休息（也就是禁食水，直至症状缓解）等措施。少数严重者可能发展成为脓毒血症、肠坏疽或肠穿孔，进而危及生命，需要给予更加积极的干预手段，如外科手术和加强护理。大部分患者可全面康复，也偶有可能发展为慢性并发症如肠梗阻或慢性结肠炎。

一、病因机制

各种原因引起的缺血性肠病表现为肠壁血流减少，导致某段结肠壁血液供应不足或回流受阻，使肠壁营养障碍。其早期病变局限于黏膜层和黏膜下层，临床表现有腹痛、便血及腹泻，严重者可导致肠坏死、穿孔、腹膜炎及感染性休克，是下消化道出血的常见原因之一，早期确诊较为困难。

肠道供血主要来自腹腔动脉，肠系膜上动脉和肠系膜下动脉及其分支。当这些血管发生血运障碍，相应肠道可发生急性或慢性缺血性损害。缺血性肠病多由肠系膜上动脉的中结肠动脉，右结肠动脉非闭塞性缺血所致，少数由微小栓子或血栓形成闭塞性缺血所致。本病发病年龄多在 50 岁以上，其中半数患者有高血压、动脉粥样硬化、冠心病、糖尿病。以急性腹痛、腹泻和便血为其临床特点。结肠肠壁内的局部循环则由一系列成对的小血管构成。肠黏膜接受肠壁流量的 50%~75%，因此，血流的变化受影响最大的首先是肠黏膜。

二、临床表现

（一）症状和体征

一个突出的特点就是体征和症状不匹配，腹痛很突出，但腹部体征不明显，局限性腹部压痛。缺血性肠病症状的严重程度取决于缺血的严重度。分为 3 个进展阶段。

1. 高度活动期

最先发生，首发症状为严重的腹痛和血便。最早期的表现包括腹痛（多为左侧），同时伴随有轻到中量的直肠出血。许多患者经过这期后自行缓解。

2. 肠道麻痹期

如果病情继续发展将进入这一期，腹痛变得范围更广泛，腹部拒按，肠蠕动减少，导致腹胀，不再发生血便，肠鸣音消失。

3. 休克期

最后当肠液随损伤的结肠丢失时可进展到休克期。发生休克、代谢性酸中毒伴脱水、低血压、心率快和神志不清。发展到这一期的患者病情危重需要加强护理。

（二）临床表现特点

（1）急性腹痛：原发性，持续性伴阵发性加剧，早期恶心、呕吐，后期有不完全性肠梗阻表现，若出现腹膜刺激征提示肠坏死、腹膜炎。

（2）血性腹泻。

（3）发热。

（4）好发于老年人，多伴高血压病，动脉粥样硬化，心脏病，休克和长期服药等病史。

三、辅助检查

（一）血常规

白细胞计数和中性粒细胞计数升高。目前没有具诊断意义的特异性的血液学检测方法。

（二）组织病理学检查

肉眼见结肠黏膜浅表性坏死和溃疡形成或黏膜全层坏死。镜检可见黏膜下增生的毛细血管、成纤维细胞和巨噬细胞，黏膜下动脉中可有炎症改变和纤维蛋白栓子，黏膜固有层可呈透明样变性，肉芽组织周围可有嗜酸性粒细胞和含血红蛋白铁的组织细胞浸润。慢性期表现为病变部位与正常黏膜组织相间的黏膜腺体损伤和腺体再生。黏膜腺体数量减少或黏膜固有层内纤维组织的存在提示原有的病变比较严重。

（三）其他辅助检查

1.直肠指诊

常可见指套上有血迹。

2.X 线检查

腹部 X 线检查可见结肠和小肠扩张，结肠袋紊乱，部分患者可有肠管的痉挛和狭窄。坏疽型缺血性肠病有时可见结肠穿孔引起的腹腔内游离气体以及由于肠壁进行性缺血、肠壁通透性升高引起的肠壁内气体和门静脉内气体。X 线检查检查经常无法发现特殊改变。

3.钡灌肠造影该检查

可以对病变的程度，尤其病变的范围有比较全面的了解，但有引起结肠穿孔的危险，因此对病情严重，伴有大量便血以及怀疑有肠坏死的患者应慎用。典型的影像表现如下。

（1）拇指印征（假性肿瘤征）：是缺血性肠病在结肠气钡双重造影检查时的早期

表现。因病变部位肠壁水肿、黏膜下出血，使结肠黏膜凹凸不平地突入肠腔，在钡剂造影时由于钡剂在该部位的不均匀分布而呈现拇指样充盈缺损。一般在起病后 3 天左右出现，持续 2~4 周。该表现在结肠脾曲最为常见，但也可以在其他部位见到。

（2）结肠息肉样变：当炎症进一步发展，形成许多炎性息肉时，在病变部位可见到典型的结肠息肉样改变。

（3）锯齿征：伴有广泛溃疡的患者，钡剂灌肠检查可见肠腔边缘不规则，呈锯齿样改变，与克罗恩病引起的表现很相似，单纯靠钡剂灌肠检查难以鉴别。

（4）结肠狭窄：病变严重的患者，结肠钡剂检查还可见节段性结肠狭窄，部分患者可同时伴有结肠囊性扩张。在高龄患者，如果结肠狭窄仅仅局限于某一部位，病程较短，同时伴有腹痛、大便习惯改变和便血，钡剂灌肠检查所发现的狭窄需与恶性肿瘤引起的狭窄认真鉴别。在这种情况下，纤维结肠镜检查对确诊很有帮助。

4.纤维结肠镜检查

纤维结肠镜检查是诊断缺血性肠病最有效的检查方式。当患者被怀疑有缺血性肠病，但不伴有腹膜炎体征，腹部 X 线检查没有明显结肠梗阻和结肠穿孔的影像表现时，应考虑行内镜检查。缺血早期可见黏膜苍白水肿，伴有散在的黏膜充血区和点状溃疡。在伴有黏膜坏死和黏膜下出血的部位可见到黏膜或黏膜下呈蓝黑色的改变，部分患者可见隆起的黏膜中有出血性结节，与在钡剂灌肠检查时见到的拇指印征或假性肿瘤征一致。连续的纤维结肠镜检查可以观察到病变的发展过程，黏膜异常可逐渐被吸收而恢复正常，或进一步加重形成溃疡和炎性息肉。慢性期的内镜表现随早期病变的范围和严重程度而有明显不同，以前发生过缺血性肠病的患者可仅仅表现为原病变部位肠黏膜的萎缩、变薄和散在的肉芽组织。缺血性肠病具有独特的内镜下表现，同时可进行鉴别诊断，如感染或炎症性肠病等疾病。

5.肠系膜动脉造影

由于大部分缺血性肠病患者的动脉阻塞部位在小动脉，肠系膜动脉造影检查难以发现动脉阻塞的征象。另外，由于造影剂有可能引起进一步的血栓形成，应谨慎使用。

6.CT 扫描

部分患者可见到肠腔扩张，肠壁水肿引起的肠壁变厚等非特异性变化。CT 扫描常被用于评估腹痛和直肠出血，可为诊断缺血性肠病提供参考意见，发现并发症，或提供鉴别诊断依据。

四、诊断

突然发生的痉挛性左下腹痛或中腹部疼痛，可伴有恶心、呕吐或血性腹泻，一般

24 小时内排黑色或鲜红色便。应注意询问是否合并心血管系统疾病，年轻人应注意是否长期口服避孕药。可有左下腹压痛或全腹压痛，有时左髂窝可触及"肿块"。肛指检查指套带有血迹。严重者有腹膜炎或休克等表现。可有贫血和白细胞增高，便常规见红白细胞。结肠镜检查可见肠黏膜充血、水肿及褐色黏膜坏死结节。活检见不同程度的黏膜下层坏死、出血和肉芽组织，纤维化或玻璃样变等。早期钡灌肠可见结肠轻度扩张，可有典型指压征。应与炎症性肠病、细菌性痢疾等相鉴别。

诊断依据如下。

（1）≥ 50 岁的患者，伴有高血压病、动脉粥样硬化、冠心病、糖尿病等疾病，有时可有便秘，感染、服降压药、心律失常，休克等诱因。

（2）突发腹痛，腹泻及便血。

（3）多有贫血，结肠镜有特征性缺血坏死表现；钡灌肠 X 线检查，急性期可见拇指印，后期肠道狭窄征象。肠系膜动脉造影可发现血管狭窄或阻塞表现。

要确诊缺血性肠病，必须与许多其他导致腹痛和便血的原因进行鉴别（如感染、炎症性肠病、肠憩室病、或结肠癌）。同时须与直接危及生命的急性小肠肠系膜缺血相鉴别，这点也很重要。有时缺血性肠病可自行缓解。

五、治疗

除了重度患者，缺血性肠病患者只需给予支持治疗。静脉补液治疗脱水，同时肠道休息（即禁食水）直到症状缓解。如果可能，最好给予改善心脏功能和氧合功能，促进缺血结肠氧的运输。如果存在肠梗阻，可行鼻导管胃肠减压。

尽管近年来越来越多的动物实验建议应用抗生素可增加生存机会，同时防止细菌通过受损肠壁进入血液，但目前仍然是在中度或重度病例才应用抗生素。预防性使用抗生素并未在人体进行预评估，但许多权威基于动物试验资料推荐使用。

进行支持治疗的患者同时实施监测。如果症状和体征恶化，如出现白细胞计数增高，发热，腹痛加重，或便血增加，那么可能需要外科手术干预，这经常包括剖腹探查和肠切除术。

（一）保守治疗

绝大多数局限于肠壁内的非坏疽型病变的发展具有自限性，可以逐渐被吸收。即使部分患者发生结肠狭窄，也大部分为不完全性肠梗阻，可以通过保守治疗缓解。

对有腹痛、腹泻和便血但无腹膜炎体征的患者，首先应采用积极的保守治疗，包括补液、全身应用广谱抗生素、禁食、胃肠减压、氧气吸入等。对预防性或治疗性应用抗凝剂，如肝素、链激酶或尿激酶等，目前意见尚不一致。在部分患者，抗凝剂的使用有加剧出血性肠梗死的可能。病程早期充分补液对预防组织灌流不足具有重要意义。在保守治疗过程中，应当密切观察患者的脉搏、血压、体温，每天检测血细胞比容和血白细胞。对没有明显检查禁忌证的患者应尽可能争取行纤维结肠镜检查，以明确诊断，同时确定病变的程度和范围。对结肠缺血伴有结肠明显扩张的患者，可通过纤维结肠镜或经肛门插管及时进行肠腔减压，这对预防结肠缺血的进一步发展有很大的帮助。大约有 2% 的患者虽经积极的保守治疗，病情仍得不到改善，并进一步发展至肠梗死。在治疗过程中，如果腹痛加重、病情进行性恶化，并出现明显腹膜炎体征或休克早期表现，如低血容量、酸中毒以及低血压，提示有发生结肠梗死、肠穿孔的可能，应考虑在积极抗休克的基础上尽早行手术治疗。

（二）手术治疗

坏疽型缺血性肠病的病死率在很大程度上取决于诊断和手术治疗的及时与否、患者的全身情况以及并发症的发生情况。一旦出现呼吸窘迫综合征、肾衰竭和持续性感染等严重并发症，病死率很高。手术治疗大多仅限于缺血性肠病的坏疽型患者，一旦确诊，应尽早手术。手术时，患者应采取截石位以利于术中行纤维结肠镜检查，由于在缺血性肠病的发生过程中黏膜层病变较浆膜层重，手术时结肠的切除范围有时难以确定。术中对结肠病变范围和肠壁活力不能确定或存在疑问的患者，应常规行术中纤维结肠镜检查。缺血结肠的切除范围要充分，由于大部分患者结肠水肿明显，手术吻合口瘘的发生率高，应避免行一期结肠吻合，常规行双腔结肠造口。大部分患者病变不累及直肠，因而可在充分切除近端病变肠管的同时保留直肠，以备以后病情稳定后重建肠道的连续性。坏疽型缺血性肠病伴明显结肠扩张的患者应考虑行全结肠切除。对于病情持续 2 周以上，虽经积极保守治疗病情仍无明显缓解的患者也应考虑手术治疗。大部分缺血性肠病引起的结肠狭窄为不完全性结肠梗阻，因而一般可以避免手术。对伴有慢性结肠梗阻临床症状的患者，经积极保守治疗不能缓解或与结肠恶性肿瘤鉴别有困难者宜采取手术治疗，切除狭窄肠段，一期吻合，重建肠道连续性，切除组织送病理检查。

第五节 肝硬化

肝硬化（Liver cirrhosis，LC）是长期暴露在各种病因刺激、慢性进行性肝病的终末期表现。LC 遍布全球，影响所有种族、年龄和性别，是全球导致死亡的最主要病因之一。因为 LC 常无症状（隐匿性），好多年不被患者和医师注意，可能经过长期持续缓慢进展至临床显症后才被发现。并因单一或众多共存肝病病因驱动肝纤维化速率不一，使纤维化漏诊率可能十分惊人，隐源性 LC 漏诊率居高难下。此外，地理环境不同，从一个国家到另一个国家、甚至在同一国家的不同地区患病率和流行率有别，导致很难精确评估 LC 流行率。肝活检研究提示，全球 LC 患病率高达 9.5%，占全球死因的第四位（发达国家可能更高），并且其流行率仍然在不断攀升。过去 30 年全球 LC 死亡病例数稳步上升（从 1980 年 67.6 万上升至 2010 年超过 100 万），占同期全球死亡人数百分比从 1.54% 上升至 1.95%。WHO 预测此疾病谱在未来十年内难以改变，LC 可能占人类最常见死因的第九位。

一、病因机制

（一）病因学

LC 病因学分类合乎临床需要，应始终坚持优先澄清病因，特别是早期诊断，因为这可指导治疗，并预测预后。然而，某些因素使 LC 病因学分类受限，例如：①部分患者无法确定病因；②单一病例某一病因可导致不同形态学表现；③多种病因可导致同一类型 LC；④各种不同病因常呈现不同的共存模式。

1. 感染

（1）慢性病毒性肝炎（Chronic viral hepatitis，CVH）：在我国，目前引起 LC 的病因以 CVH 为主；其中慢性乙型肝炎最常见，其次为慢性丙型肝炎。从 CVH 发展为 LC 短至数月，长至数十年。在 5 ~ 6 年内，慢性乙型肝炎和慢性丙型肝炎导致的 LC 患病率分别为 15% ~ 30% 和 20% ~ 50%，HBsAg 携带者和抗 -HCV 阳性者发生 LC 风险比无这些血清学标志者分别高 4.2 倍和 2.3 倍。而慢性丁型肝炎病毒（HDV）感染总被认为与诱发重症肝病和疾病快速进展有关，HBV/HDV 共感染者 LC 患病率高达 60%；HDV RNA 水平较高的非 LC 患者与进展至 LC 和发展为 HCC 有关。甲型肝炎病毒（HAV）和戊型肝炎病毒（HEV）感染一般不发展为肝硬化。但近年来发现，免疫功能低下患者（实体器官移植受者，血液病和 HIV 阳性 CD4 计数较低患者）可发生基因 3 型 HEV 的慢性感染，可导致进行性肝纤维化、LC，甚至肝衰竭。

（2）寄生虫感染：血吸虫病是导致全球性 LC 的主要病因。血吸虫感染在我国南方依然存在，血吸虫卵寄生在窦前门静脉，成熟虫卵被肝内巨噬细胞吞噬后演变为成纤维细胞，形成纤维性结节，导致窦前门静脉阻塞。宿主肉芽肿反应导致广泛性纤维化。因此，纤维化常导致门静脉灌注障碍，以门脉高压症为特征。食管静脉曲张破裂出血是这些患者的主要死因，华支睾吸虫寄生于肝内、外胆管内，导致胆管阻塞及炎症（华支睾吸虫病）可逐渐进展为 LC。

（3）先天性梅毒和弓形虫病导致的 LC 较少见。

2. 酗酒

在欧美国家，酒精性肝硬化占全部 LC 的 50% ～90%，各种不同含量的酒精"添加剂"饮料也可能是不应忽视的因素。全球 HBV、HCV 和酗酒导致的 LC 比例几乎相等。

3. 自身免疫性肝病

自身免疫性肝病主要包括原发性胆汁性胆管炎，原发性硬化性胆管炎，自身免疫性胆管炎，自身免疫性肝炎及其重叠综合征。

4. 非酒精性脂肪性肝病

肥胖相关非酒精性脂肪性肝病有明显流行趋势。目前认为，近 70% 的隐源性 LC 患者由非酒精性脂肪性肝病引起，多具有胰岛素抵抗和代谢综合征疾病背景

5. 循环障碍

肝静脉和（或）下腔静脉阻塞、慢性心功能不全及缩窄性心包炎（心源性）可致肝脏长期瘀血、肝细胞变性及纤维化，最终发展为瘀血性 LC。

6. 药物或化学毒物

长期服用损肝药物及接触四氯化碳、磷、砷等化学毒物可引起中毒性肝炎，最终可能演变为 LC。

7. 遗传和代谢性疾病

由于遗传或先天性酶缺陷，某些代谢产物沉积于肝脏，引起肝细胞坏死和纤维化。

（1）铜代谢紊乱也称肝豆状核变性。

（2）血色病因第 6 对染色体基因异常，导致小肠黏膜对食物铁吸收增加，过多的铁沉积在肝脏，引起纤维组织增生及脏器功能障碍。不给予治疗的血色病患者具有隐匿病程，通常导致小结节性 LC 尚无自行缓解病例发现。血色病性 LC 患者 10 年存活率为 60% ～65%。

（3）α1- 抗胰蛋白酶缺乏症：其他如半乳糖血症、血友病、酪氨酸代谢紊乱症、遗传性出血性毛细血管扩张症等也可导致 LC。与健康者比较，LC 患者血清铁和铜含量显著升高（P < 0.01）慢性肝病患者血清铁和铜含量增加似乎促进其进展为肝硬化。

8. 营养障碍

长期食物营养不足或不均衡、多种慢性疾病导致消化吸收不良、肥胖或 2 型糖尿病等导致的脂肪肝均有可能发展为 LC。

（二）发病机制

1.肝细胞坏死

肝细胞坏死被认为是发生 LC 原发性刺激因素。连续不断地肝细胞坏死扮演着刺激肝细胞增生和纤维化角色。

残存肝细胞数减少是晚期 LC 患者的重要特征。肝细胞凋亡和组织塌陷均促发 LC，肝细胞中毒性损伤可启动细胞"程序性"死亡，即凋亡过程。然而，凋亡也可通过直接释放细胞因子或通过诱导凋亡分子信号增进炎症反应，共刺激炎症级联反应。凋亡导致细胞裂解成碎片样凋亡小体，虽然其清除过程并不诱导炎症反应，但其模式众多，并伴有纤维化。因此，凋亡并不仅仅导致肝细胞丢失，而且促进了炎症和纤维化，进而导致进一步凋亡。

不同的发病机制可能导致不同程度的肝细胞损害和肝细胞坏死。肝细胞损害可能由免疫机制介导（例如细胞毒性淋巴细胞攻击病毒感染肝细胞），炎性反应（中性粒细胞和巨噬细胞介导）或中毒因素。LC 并发静脉曲张大量出血可诱发肝实质性缺血坏死，而血供恢复后再生结节可能进一步增长。

2.肝细胞生长和增生受限

肝细胞生长连同肝实质破坏，纤维化勒索肝组织和血管扭曲促成肝脏结节变形，但肝细胞具有高度增生的潜能，正常肝脏切除 70% ～80% 后仍然可维持正常生理功能。若切除正常肝叶，残肝 1 年后可恢复至原肝重量。肝脏损伤愈合最重要的因素是再生，特别是在损伤的早期，然而，再生并不完全，因为正常肝脏结构难能完全恢复，并且肝实质细胞的缺失被替代组织充填。LC 肝细胞的增长表现为肝细胞板增厚（超过一层肝细胞厚度），双核和多核肝细胞数量增加，并且肝细胞核大小不一（异形细胞核）。采用免疫组化染色显示肝细胞活跃增生标志。一般而言，越是晚期 LC 或 CTP 评分越高，其肝细胞增生活性越低。然而，在肝细胞增生活性程度和肝脏功能储备或 LC 预后之间没有绝对相关性。

3.血管和循环紊乱

慢性肝病进展以肝结节岛周围纤维化进行性累积为特征，并且汇管区肝纤维索向肝小叶中央静脉延伸，纤维间隔包绕再生结节或将残留肝小叶重新分割，形成假小叶。这种肝小叶结构的破坏，使得门静脉与中央静脉间正常血管关系消失。依照 LC 病原学和发病机制不同，结缔组织沉积千变万化，纤维化间隔，鸡爪样纤维化和窦周纤维化可能单独或混合出现。同时伴有显著、非正常血管增生，使肝内门静脉、肝静脉和肝动脉三个血管系之间失去正常关系，出现交通吻合支分流，这些重构过程伴随着血流动力学改变，形成 PHT 及其并发症的病理学基础。

随着 Disse 间隙内细胞外基质密度不断累积，使肝窦毛细血管化。因此，肝窦内物质穿过肝窦壁至肝细胞的转运受阻或延长其弥散路径、肝窦变窄、血流受阻、肝内阻力增加，影响门静脉血流动力学，使得 LC 肝细胞缺氧，并易受营养和缺血损伤的影响。虽然 LC 结节内的肝细胞排列紊乱、正常代谢功能受损，但总体肝脏功能障碍不应忽视这种继发性血管分流、灌注和可溶物质交换受损。

血流动力学改变并不仅仅继发于肝脏解剖结构扭曲，也可因原发性血管和循环变化可发生门静脉栓塞，肝脏组织结构塌陷导致门静脉和肝静脉解剖紊乱、相互接近，有假说推测这也可能是血管栓塞的结果。

4.LC 的自然发病依赖其病因学和特殊的宿主因素

虽然环境因素显然也参与促发 LC，但大量研究证实，宿主遗传因素与 LC 自然史的相关性。有研究显示基，于 7 个 LC 相关基因作为预测 LC 的基因标志，并提出用于 LC 风险评分（CRS）比仅采用临床因子，例如年龄、性别或饮酒具有更好的预测价值。为探索预测慢性丙型肝炎患者发生 LC 风险的生物标志，日本采用全基因组关联分析（GWAS）完成了涉及 HCV 诱导 LC 病例的队列研究，在调整多项共存因素后，发现 HLA 区 rs910049A/G 和 rs3135363C/T 基因变异可作为预测 LC 风险生物标志。另外，近年来研究还认为，有很多复杂的显著调控 LC 进展的相关基因。

二、临床表现

（一）临床特征

早期 LC 患者常无症状。随着疾病加重可出现非特异性症状，如乏力和精力衰减，睡眠障碍和晨睡困难；易激动，偶尔焦虑和抑郁，缺乏性欲。消化不良，如腹胀，食欲缺乏和体质量减轻，起初多误认为胃肠疾病，常伴有味觉失常，晚期 LC 患者昼夜规律颠倒。

LC 患者伴随着病态恶化身体成分构成比可发生改变。其特征是所有 LC 患者并发不同程度的营养不良，体液重新分布。早期 LC 患者显著丢失体内脂肪，晚期 LC 患者加速丢失体细胞质量，可呈现典型临床表现，例如骨骼肌萎缩、四肢消瘦和衰弱，面部脂肪退缩、面颊凹陷和恶病质；口唇暗，舌光滑和鲜红色，口部皲裂伴大量腹腔积液、腹部皮肤萎缩、毛发丢失，并且被膨胀性牵拉显得十分光泽、腹壁静脉曲张，皮肤蜘蛛痣，偶尔直肠黏膜和肺脏表面出现蜘蛛痣样变化。应强调所有临床典型 LC 体征代表所有病因共有的终末期病变。

由于高动力循环使得皮肤温暖发干，伴有洪脉。晚期 LC 常常出现黄疸，皮肤瘙痒。肝掌和手背面皮肤薄瘦，萎缩和揉皱。瘀点、瘀斑多出现在四肢。由于激素代谢紊乱，出现男性女性化征，如男子乳房发育，睾丸萎缩，继发性毛发生长减少和女性闭经。晚期 LC 肝衰竭患者呼出的微甜稍臭气味（类似于烂苹果样肝臭味）、记忆障碍，精力不集中和共济失调。常有鼻腔、牙龈出血及皮肤黏膜瘀点、瘀斑和消化道静脉曲张出血等，与肝合成凝血因子减少、脾功能亢进和毛细血管脆性增加有关。晚期 LC 肝脏常萎缩，质硬，仅在深吸气时可触及。脾大由门静脉高压引起，但脾大程度与门静脉高压程度的相关性较差。LC 体征对于病原学诊断常为非特异性。

低蛋白血症是 LC 典型特征，也是患者预后不良的独立预测因子。除肝细胞合成减少外，也与肾钠水潴留诱发总血浆容量扩张导致细胞外液蛋白稀释、清蛋白分解代谢增加促进降解及其穿过毛细血管逸出至细胞外隙有关，特别是 LC 顽固性腹腔积液患者表现得尤为典型。

LC 患者合成的清蛋白除量变外，其结构和功能也发生变化，晚期 LC 患者的促炎和抗氧化病态使其表现地更为突出。清蛋白结构可发生广泛性变化，包括清蛋白分子的一些结构位点变化与 LC 及其病情加重并联。清蛋白生理功能受损包括螯合、结合及其转运物质的能力不足。因此，LC 患者上述清蛋白胶体和非胶体性质病变导致的总体功能变化不但引起循环清蛋白绝对值变化，伴随着 LC 病情进展，也在保持清蛋白结构和功能完整性方面发生了一定程度的病变。

（二）临床分期

为更准确地预测 LC 患者疾病进展和判断死亡风险，有学者提出按五期分类法评估 LC 并发症：1 期：无静脉曲张，无腹腔积液；2 期：有静脉曲张，无出血及腹腔积液；3 期：有腹腔积液，无出血，伴或不伴静脉曲张；4 期：有出血，伴或不伴腹腔积液；5 期：脓毒血症。1 ~ 5 期 1 年病死率分别为 < 1%、3% ~ 4%、20%、50% 和 > 60%。

三、实验室检查

实验室参数变化依赖 LC 分期和病因，最重要的非特异性实验室变化总结在表 3-2。

表 3-2 LC 患者血清学变化

检测项目	注解
氨基转移酶	病毒性 LC：ALT＞AST；酒精性 LC：AST＞ALT
ALP 和 GGT	胆汁性 LC 升高
胆红素	晚期 LC 血清水平升高
胆碱酯酶	肝细胞合成能力的参数，晚期 LC 血清活性水平降低
PT	肝细胞合成能力的参数，晚期 LC 患者 PT 延长
清蛋白	肝细胞合成能力的参数，晚期 LC 血清含量下降 *
γ-球蛋白	80% 的 LC 患者血清 γ-球蛋白水平升高，占总蛋白的 20%～35% AIH：所有患者均升高，并且 γ-球蛋白/总蛋白值＞50% PBC：IgM↑ 酒精性 LC：IgA↑ 病毒性 LC：IgG↑
血细胞计数	轻微正常细胞性或巨细胞性贫血白细胞减少；血小板减少（脾亢），＞50×10^9L，能维护正常的初期止血
血氨	晚期 LC 患者血清水平升高但其升高的水平与 HE 症状和体征缺乏相关性
支链氨基酸 a	晚期 LC 患者血清水平降低
芳香族氨基酸 b	晚期 LC 患者血清水平升高

注：ALT：丙氨酸转移酶；AST：天门冬氨酸转移酶；GGT；* γ-谷氨酰转肽酶；LC：肝硬化；ALP：碱性磷酸酶。

a：支链氨基酸，缬氨酸，亮氨酸，异亮氨酸。

b：芳香族氨基酸，苯丙氨酸，酰氨酸，甲硫氨酸。

* 清蛋白除了发挥血浆胶体渗透压效应外，还具有很多与体液分布调节无关、但特别重要的一些非渗透生物效应，例如清理代谢产物和活性氧及含氮物的解毒，结合并转运很多疏水性内源性分子（如胆固醇、脂肪酸、胆红素、甲状腺素）和外源性分子（如药物、包括很多抗生素），维持微循环功能的完整性（如血管内皮稳定性和血小板抗凝集素）和免疫及炎症应答的调节（如结合内毒素、前列腺素类和促炎细胞因子）。LC 低蛋白血症时上述功能相应减弱。

四、影像学检查

近年来影像学进展显著改善了 LC 诊断准确率。

（一）超声

最精确诊断 LC 的超声影像标志是肝脏表面结节。对于难以确诊的患者，采用超声联合肝纤维化瞬时弹性扫描的方法获得的诊断准确度更佳。LC 患者多有肝右叶缩小，肝尾状叶不同程度增大，当尾状叶和肝右叶比值 ≥ 65（正常比值 < 0.6）时，其诊断 LC 的敏感度为 84%，特异度为 100%，准确率达 94%。此比值对 HBV 和酒精性 LC 的敏感性较高，对其他病因 LC 的敏感性较低。

（二）彩色多普勒超声图（CEDS）

CEDS 能够很容易的显示门静脉和肝静脉血流动力学特征，并能够鉴别向肝性和离肝性血流。CEDS 能够显示肝脏渡越时间（采用超声造影剂）缩短，血栓形成或血管重新开放，自发性门体分流（SPSS）和动脉 - 门静脉瘘或确定门静脉与腔静脉的压力梯度。

（三）CT 和 MRI

CT 显示的门静脉系统和肝静脉或侧支血管清晰可辨。甚至能分辨少量腹腔积液和一些密度增高病灶。代偿型 LC 尾状叶增大比 DC 患者更明显。

（四）腹腔镜

采用腹腔镜可直视肝脏表面的结节性病变。不但很安全，而且仅需扫视一眼便可获取 LC 形态学诊断，还可在直视下进行若干次肝活检，可进一步提高安全性和诊断准确率。

五、诊断

（一）临床诊断

过去诊断 LC 常在患者出现症状或临床特征时。由于诊断技术进展，现在很多 LC 患者在出现并发症前即可临床确诊。综合上述病因学，临床表现，实验室和影像学检查结果等诊断 LC 一般不难。

（二）肝活检

肝活检是诊断 LC 的"金标准"，采用腹腔镜检查和肝活检几乎 100% 确诊。但作为一项"盲"性肝活检技术，目前不应视为必做的检查项目。必要时优化选择超声、CT 或腹腔镜引导下肝活检，而且也能够发现 LC 病因学线索。但肝活检诊断 LC 可能受到因获取组织标本不满意而被病理科退回的苦恼。从 LC 肝脏获取肝活检圆柱形标本常断裂成多个碎片，导致难以观察到肝组织结构重构真相。大结节性 LC 经皮肝活检常受到穿刺误差影响，这可能导致超过 30% 的假阴性诊断率。腹腔镜下肝活检能够降低标本误差。因此，遵循某些个性化标准肝活检将有助于 LC 诊断。

（1）肝活检至少发现一个结节完全被结缔组织包绕，诊断 LC 的可能性大。

（2）肝活检标本最好取自两个肝叶。获取完整肝小叶的活检标本很重要，即便是较大碎片。

（3）若存在数个假小叶或纤维间隔，小叶结构异常可明确诊断 LC。

（4）汇管区没有广泛纤维间隔和末端肝静脉与汇管区之间的结构关系异常，甚至在缺乏纤维间隔情况下，高度提示、但不能证实 LC。

（5）不能采用碎屑样标本，若采用 Menghini 穿刺针获取的是碎屑性组织，不得不使用 Vim-Silverman 针再次活检。

（6）若肝活检标本已经成为碎片，应仔细寻找碎片边缘的纤维组织，这常需要特殊的网状纤维染色。

（7）网硬蛋白染色可更清楚的显示结缔组织分布范围，并具有确诊价值。

确诊 LC 后应鉴定或查找其病因，即便是晚期肝硬化患者的病因学诊断对于优化治疗也至关重要，综合分析临床和实验室数据有助于确诊肝硬化。

尽管深切注意上述标准，也可能难以确诊个例患者是否已经存在完全 LC 或患者仍然处于肝硬化前期。因此，2015 年 Baveno Ⅵ共识提出代偿期进展性慢性肝病的新概念。代偿期进展性慢性肝病主要反映无症状显著肝纤维化患者演变为 LC 的连续过程，而临床经验无法鉴别两者。目前，代偿期进展性慢性肝病和代偿期 LC 两种提法均可接受。对于病因明确无症状的慢性肝病患者，将肝脏硬度 TE 值 < 10kPa、10 ~ 15kPa 和 > 15kPa 分别作为排除、疑似和高度提示代偿期进展性慢性肝病标准。确诊和评估代偿期进展性慢性肝病需借助于肝活检、测定肝纤维化胶原蛋白面积比率、内镜显示静脉曲张和测定肝静脉压力梯度。

采用基因表达谱分析 LC 结节特征，揭示其发生或进展为 HCC 的遗传机制仍在研究中。

六、治疗

目前 LC 的治疗除了病因治疗外，重点是防控并发症。

（一）病因治疗

LC 首要治疗措施是消除病因。酒精性肝病患者禁酒后可防止肝病进展。这是去除病因后肝病变化的临床范例。类似的还有慢性 HBV、HCV 感染后的抗病毒治疗和血色病静脉放血疗法，有效病因治疗可降低门静脉高压，同时预防并发症的发生。

（二）一般治疗

肝脏代偿功能受生活方式影响。LC 患者应完全意识到任何形式的主动科学调整生活方式均非常重要，甚至能够预防肝功能失代偿。较早发现 LC 及其并发症能够尽早开始治疗，稳定病情。

1. 营养疗法

所有 LC 患者均在就诊时咨询"我应该吃什么？"这几乎总是最重要问题之一，并且它包含 LC 患者最根本的应避免什么食物和最适宜食物。LC 患者饮食是基于营养生理学原则、病因学、患者体质量、年龄和所有并发症。

2. 体育锻炼

推荐 LC 患者坚持适当体育活动（促进新陈代谢的合成作用），以预防肌肉萎缩和肝性骨病发生。临床经验是每天进行 2～3 次骨骼肌训练。若可能，推荐活动项目是游泳，但必须避免过度体育活动。采用普萘洛尔能够预防因过度体育锻炼导致肝静脉压力梯度升高。LC 患者适于家庭锻炼，患者活动量及其程序应基于身体适应性。最好在专业医师指导下调整活动量。确诊"LC"并不能机械理解为工作能力完全丧失或职业性残疾。完善个人病情记录单是关怀患者最大化的具体体现，以便及时发现隐匿性水潴留。

（三）药物治疗

应始终遵循疾病个性化治疗原则，也跟踪典型 LC 药物治疗进展趋势，例如抗病毒治疗、胆汁淤积、纤维化、高氨血症、电解质紊乱、脂质过氧化等。若无特殊情况、耐受不良或个性化禁忌证，临床应用下列药物证实符合药理学原则，但其临床效果有待确认。

1. 保护肝细胞

胆汁淤积时，可口服熊去氧胆酸降低肝内鹅去氧胆酸的比例，减少其对肝细胞膜的破坏，也可使用腺苷蛋氨酸等。其他保护肝细胞的药物有：多烯磷脂酰胆碱、水飞蓟素、还原型谷胱甘肽及草酸二铵等。保护肝细胞药物虽有一定药理学基础，但普遍缺乏明确的证据证实这些药物保护肝细胞、抵抗各种病因的循证医学正效应，特别是治疗 LC 患者的临床研究数据并不充分。过多使用可能加重肝脏负担。

2. 药物预防并发症

LC 是人体内最大代谢器官的终末期病变，伴有种种生化和形态学相关并发症。临床上优化 LC 治疗能够避免失代偿发生治疗目标是尽可能维持更长的代偿期、预防并及时识别并发症，晚期 LC 并发症药物治疗策略复杂而又昂贵，常涉及重症监护。应反复强调治疗 LC 并不是如何处理并发症，最重要的是如何尽最大可能预防并发症发生。

3.LC 患者临床应用人血清蛋白（Ha）

晚期 LC 患者应用 Ha 的目的是纠正 ECBV 不足，Ha 的药理作用主要是强力血浆扩容增加心排血量，并使扩张的动脉血管再充盈，虽然 Ha 的一些循环功能和心脏收缩力的正效应也可能由其非胶体性质介导。

肝病学领域应用 Ha 相当普遍，因为目前 Ha 被用于防治 LC 部分严重并发症。但临床医师为晚期肝硬化患者考虑应用 Ha 时常面临缺乏坚实科学证据支持或仍然处于临床试验过程中的模糊适应证。目前国际指南支持采用 Ha 治疗的肝硬化 ECBV 过度不足相关临床并发症有：①预防 PPCD；②预防 SBP 诱发的肾衰竭；③诊断和治疗 HRS。除了这些广为接受的基于证据的应用适应证外，目前研究显示，对 LC 患者伴有的其他临床病态也可应用 Ha。其他的目前观察中的 Ha 治疗 LC 患者临床适应证是治疗 SBP 以外的细菌感染和败血症休克。

4. 避免不必要、疗效不明确药物，减轻肝脏代谢负担

慎用损伤肝脏的药物，预防药物诱导肝损伤（DILI）。

（四）预防感染

LC 患者应接受 HAV、HEV、HBV（非 HBV 相关 LC）肝炎疫苗和每年的流感疫苗的预防接种。

（五）动态监测

有必要定期监测 LC 患者，其策略是坚持重点监测经济模式。随访基本参数应限制在能够获取真正有益结果的范围内，控制基本重要参数有助于 LC 稳定或好转。为了动态监测肝脏功能，胆碱酯酶值每 4~8 周检测一次。发现亚临床 HE 或潜在性水肿患者应详细记录个性化病情变化记录单。

第四章 神经内科疾病

第一节 脑栓塞

脑栓塞以前称栓塞性脑梗死，是指来自身体各部位的栓子，经颈动脉或椎动脉进入颅内，阻塞脑部血管，中断血流，导致该动脉供血区域的脑组织缺血缺氧而软化坏死及相应的脑功能障碍。临床表现出相应的神经系统功能缺损症状和体征，如急骤起病的偏瘫、偏身感觉障碍和偏盲等。大面积脑梗死还有颅内高压症状，严重时可发生昏迷和脑疝。脑栓塞约占脑梗死的 15%。

一、病因机制

（一）病因

脑栓塞按其栓子来源不同，可分为心源性脑栓塞、非心源性脑栓塞及来源不明的脑栓塞。心源性栓子占脑栓塞的 60% ~ 75%。

1. 心源性

风湿性心脏病引起的脑栓塞，占整个脑栓塞的 50% 以上。二尖瓣狭窄或二尖瓣狭窄合并闭锁不全者最易发生脑栓塞，因二尖瓣狭窄时，左心房扩张，血流缓慢瘀滞，又有涡流，易于形成附壁血栓，血流的不规则更易使之脱落成栓子，故心房颤动时更易发生脑栓塞。慢性心房颤动是脑栓塞形成最常见的原因。其他还有心肌梗死、心肌病的附壁血栓，以及细菌性心内膜炎时瓣膜上的炎性赘生物脱落、心脏黏液瘤和心脏手术等病因。

2. 非心源性

主动脉以及发出的大血管粥样硬化斑块和附着物脱落引起的血栓栓塞也是脑栓塞的常见原因。另外，还有炎症的脓栓、骨折的脂肪栓、人工气胸和气腹的空气栓、癌栓、虫栓和异物栓等。还有来源不明的栓子等。

（二）发病机制

各个部位的栓子通过颈动脉系统或椎动脉系统时，栓子阻塞血管的某一分支，造成缺血、梗死和坏死，产生相应的临床表现。还有栓子造成远端的急性供血中断，该区脑组织发生缺血性变性、坏死及水肿。另外，由于栓子的刺激，该段动脉和周围小动脉反射性痉挛，结果不仅造成该栓塞的动脉供血区的缺血，同时因其周围的动脉痉挛，进一步加重脑缺血损害的范围。

二、病理

脑栓塞的病理改变与脑血栓形成基本相同。但是，有以下4点不同：

（1）脑栓塞的栓子与动脉壁不粘连，而脑血栓形成是在动脉壁上形成的，所以栓子与动脉壁粘连不易分开。

（2）脑栓塞的栓子可以向远端移行，而脑血栓形成的栓子不能。

（3）脑栓塞所致的梗死灶，有60%以上合并出血性梗死，脑血栓形成所致的梗死灶合并出血性梗死较少。

（4）脑栓塞往往为多发病灶，脑血栓形成常为一个病灶。另外，炎性栓子可见局灶性脑炎或脑脓肿，寄生虫栓子在栓塞处可发现虫体或虫卵。

三、临床表现

（一）发病年龄

风湿性心脏病引起者以中青年为多，冠心病及大动脉病变引起者以中老年人为多。

（二）发病情况

发病急骤，在数秒钟或数分钟之内达高峰，是所有脑卒中发病最快者，有少数患者因反复栓塞可在数日内呈阶梯式加重。一般发病无明显诱因，安静和活动时均可发病。

（三）症状与体征

约有4/5的脑栓塞发生于前循环，特别是大脑中动脉，病变对侧出现偏瘫、偏身感觉障碍和偏盲，优势半球病变还有失语。癫痫发作很常见，因大血管栓塞，常引起脑血管痉挛，有部分性发作或全面性发作。椎—基底动脉栓塞约占1/5，起病有眩晕、呕吐、复视、交叉性瘫痪、共济失调、构音障碍和吞咽困难等。栓子进入一侧或两侧大脑后动脉有同向性偏盲或皮质盲。基底动脉主干栓塞会导致昏迷、四肢瘫痪，可引起闭锁综合征及基底动脉尖综合征。

心源性栓塞患者有心悸、胸闷、心律不齐和呼吸困难等。

四、辅助检查

（一）胸部 X 线检查

可发现心脏肥大。

（二）心电图检查

可发现陈旧或新鲜心肌梗死、心律失常等。

（三）超声心动图检查

超声心动图检查是评价心源性脑栓塞的重要依据之一，能够显示心脏立体解剖结构，包括瓣膜反流和运动、心室壁的功能和心腔内的肿块。

（四）多普勒超声检查

有助于测量血流通过狭窄瓣膜的压力梯度及狭窄的严重程度。彩色多普勒超声血流图可检测瓣膜反流程度并可研究与血管造影的相关性。

（五）经颅多普勒超声

TCD 可检测颅内血流情况，评价血管狭窄的程度及闭塞血管的部位，也可检测动脉粥样硬化的斑块及微栓子的部位。

（六）神经影像学检查

头颅 CT 和 MRI 检查可显示缺血性梗死和出血性梗死改变。合并出血性梗死高度支持脑栓塞的诊断，许多患者继发出血性梗死临床症状并未加重，发病 3 ~ 5 天内复查 CT 可早期发现继发性梗死后出血。早期脑梗死 CT 难于发现，常规 MRI 假阳性率较高，MRI 弥散成像（DWI）和灌注成像（PWI）可以发现超急性期脑梗死。磁共振血管成像（MRA）是一种无创伤性显示脑血管狭窄或阻塞的方法，造影特异性较高。数字减影血管造影（DSA）可更好地显示脑血管狭窄的部位、范围和程度。

（七）腰椎穿刺脑脊液检查

脑栓塞引起的大面积脑梗死可有压力增高和蛋白含量增高。出血性脑梗死时可见红细胞。

五、诊断与鉴别诊断

（一）诊断

（1）多为急骤发病。

（2）多数无前驱症状。

（3）一般意识清楚或有短暂意识障碍。

（4）有颈内动脉系统或椎/基底动脉系统症状和体征。

（5）腰椎穿刺脑脊液检查一般不应含血，若有红细胞可考虑出血性脑栓塞。

（6）栓子的来源可为心源性或非心源性，也可同时伴有脏器栓塞症状。

（7）头颅 CT 和 MRI 检查有梗死灶或出血性梗死灶。

（二）鉴别诊断

1. 血栓形成性脑梗死

均为急性起病的偏瘫、偏身感觉障碍，但血栓形成性脑梗死发病较慢，短期内症状可逐渐进展，一般无心房颤动等心脏病症状，头颅 CT 很少有出血性梗死灶，以资鉴别。

2. 脑出血

均为急骤起病的偏瘫，但脑出血多数有高血压、头痛、呕吐和意识障碍，头颅 CT 为高密度灶可以鉴别。

六、治疗

（一）抗凝治疗

对抗凝治疗预防心源性脑栓塞复发的利弊，仍存在争议。有的学者认为，脑栓塞容易发生出血性脑梗死和大面积脑梗死，可有明显的脑水肿，所以在急性期不主张应用较强的抗凝药物，以免引起出血性梗死，或并发脑出血及加重脑水肿。也有学者认为，抗凝治疗是预防随后再发栓塞性脑卒中的重要手段。心房颤动或有再栓塞风险的心源性病因、动脉夹层或动脉高度狭窄的患者，可应用抗凝药物预防再栓塞。栓塞复发的高风险可完全抵消发生出血的风险。常用的抗凝药物如下。

1. 肝素

有妨碍凝血活酶的形成作用，能增强抗凝血酶、中和活性凝血因子及纤溶酶，还有消除血小板的凝集作用，通过抑制透明质酸酶的活性而发挥抗凝作用。肝素钠每次 12500 ～ 25000U（100 ～ 200mg）加入 5％葡萄糖注射液或 0.9％氯化钠注射液 1000mL

中，缓慢静脉滴注或微泵注入，以每分钟 10～20 滴为宜，维持 48 小时，同时第 1 天开始口服抗凝药。

有颅内出血、严重高血压、肝肾功能障碍、消化道溃疡、急性细菌性心内膜炎和出血倾向者禁用。根据部分凝血活酶时间（APTT）调整剂量，维持治疗前 APTT 值的 1.5～2.5 倍，及时检测凝血活酶时间及活动度。用量过大，可导致严重自发性出血。

2. 那曲肝素钙

又名低分子肝素钙，是一种由普通肝素钠通过硝酸分解纯化而得到的低分子肝素钙盐，其平均分子量为 4500。目前认为低分子肝素钙是通过抑制凝血酶的生长而发挥作用。另外，还可溶解血栓和改善血流动力学。对血小板的功能影响明显小于肝素，很少引起出血并发症。因此，那曲肝素钙是一种比较安全的抗凝药。每次 4000～5000U（WHO 单位），腹部脐下外侧皮下垂直注射，每日 1～2 次，连用 7～10 天，注意不能用于肌内注射。可能引起注射部位出血性瘀斑、皮下瘀血、血尿和过敏性皮疹。

3. 华法林

为香豆素衍生物钠盐，通过拮抗维生素 K 的作用，使凝血因子 Ⅱ、Ⅶ、Ⅸ 和 Ⅹ 的前体物质不能活化，在体内发挥竞争性的抑制作用，为一种间接性的中效抗凝剂。第 1 天给予 5～10mg 口服，第 2 天半量；第 3 天根据复查的凝血酶原时间及活动度结果调整剂量，凝血酶原活动度维持在 25%～40% 给予维持剂量，一般维持量为每日 2.5～5mg，可用 3～6 个月，不良反应可有牙龈出血、血尿、发热、恶心、呕吐、腹泻等。

（二）脱水降颅压药物

脑栓塞患者常为大面积脑梗死、出血性脑梗死，常有明显脑水肿，甚至发生脑疝的危险，对此必须立即应用降颅压药物。心源性脑栓塞应用甘露醇可增加心脏负荷，有引起急性肺水肿的风险。20% 甘露醇每次只能给 125mL 静脉滴注，每日 4～6 次。为增强甘露醇的脱水力度，同时必须加用呋塞米，每次 40mg 静脉注射，每日 2 次，可减轻心脏负荷，达到保护心脏的作用，保证甘露醇的脱水治疗；甘油果糖每次 250～500mL 缓慢静脉滴注，每日 2 次。

（三）扩张血管药物

1. 丁苯酞

每次 200mg，每日 3 次，口服。

2. 葛根素注射液

每次 500mg 加入 5％葡萄糖注射液或 0.9％氯化钠注射液 250mL 中静脉滴注，每日 1 次，可连用 10～14 天。

3. 复方丹参注射液

每次 2 支（4mL）加入 5％葡萄糖注射液或 0.9％氯化钠注射液 250mL 中静脉滴注，每日 1 次，可连用 10～14 天。

4. 川芎嗪注射液

每次 100mg 加入 5％葡萄糖注射液或 0.9％氯化钠注射液 250mL 中静脉滴注，每日 1 次，可连用 10～15d，有脑水肿和出血倾向者忌用。

（四）抗血小板聚集药物

早期暂不应用，特别是已有出血性梗死者急性期不宜应用。当急性期过后，为预防血栓栓塞的复发，可较长期应用阿司匹林或氯吡格雷。

（五）原发病治疗

对感染性心内膜炎（亚急性细菌性心内膜炎），在病原菌未培养出来时，给予青霉素每次 320 万～400 万 U 加入 5％葡萄糖注射液或 0.9％氯化钠注射液 250mL 中静脉滴注，每日 4～6 次；已知病原微生物，对青霉素敏感的首选青霉素，对青霉素不敏感者选用头孢曲松钠，每次 2g 加入 5％葡萄糖注射液 250～500mL 中静脉滴注，12 小时滴完，每日 2 次。对青霉素过敏和过敏体质者慎用，对头孢菌素类药物过敏者禁用。对青霉素和头孢菌素类抗生素不敏感者可应用去甲万古霉素，30mg/（kg·d），分 2 次静脉滴注，每 0.8g 药物至少加 200mL 液体，在 1 小时以上时间内缓慢滴入，可用 4～6 周，24 小时内最大剂量不超过 2g，此药有明显的耳毒性和肾毒性。

第二节 颅内静脉血栓形成

颅内静脉血栓形成（cerebral venous thrombosis，CVT）是由多种原因所致的脑静脉回流受阻的一组脑血管疾病，包括颅内静脉窦和脑静脉血栓形成。本病的特点为病因复杂，发病形式多样，诊断困难，容易漏诊、误诊，不同部位的 CVT 虽有其相应表现，但严重头痛往往是最主要的共同症状，80％～90％的 CVT 患者都存在头痛。头痛可以单独存在，伴有或不伴有其他神经系统异常体征。以往认为颅内静脉血栓形成比较少见，随着影像学技术的发展，更多的病例被确诊。特别是随着 MRI、MRA 及 MRV（磁共振动静脉血管成像）的广泛应用，诊断水平不断提高，此类疾病的检出率较过去显著提高。

本病按病变性质可分为感染性和非感染性两类。感染性者以急性海绵窦和横窦血栓形成多见，非感染性者以上矢状窦血栓形成多见。脑静脉血栓形成大多数由静脉窦血栓形成发展而来，但也有脑深静脉血栓形成伴发广泛静脉窦血栓形成，两者统称脑静脉及静脉窦血栓形成。

一、病因机制

（一）病因

主要分为感染性和非感染性。约20%～35%的患者原因尚不明确。

1.感染性

可分为局限性和全身性。局限性因素为头面部的化脓性感染，如面部危险三角区皮肤感染、中耳炎、乳突炎、扁桃体炎、鼻旁窦炎、齿槽感染、颅骨骨髓炎、脑膜炎等。全身性因素则由细菌性（败血症、心内膜炎、伤寒、结核）、病毒性（麻疹、肝炎、脑炎、HIV）、寄生虫性（疟疾、旋毛虫病）、真菌性（曲霉病）疾病经血行感染所致。头面部感染较常见，常引起海绵窦、横窦、乙状窦血栓形成。

2.非感染性

可分为局限性和全身性。全身性因素如妊娠、产褥期、口服避孕药、各类型手术后、严重脱水、休克、恶病质、心功能不全、某些血液病（如红细胞增多症、镰状细胞贫血、失血性贫血、白血病、凝血障碍性疾病）、结缔组织病（系统性红斑狼疮、颞动脉炎、韦格纳肉芽肿）、消化道疾病（肝硬化、克罗恩病、溃疡性结肠炎）、静脉血栓疾病等。局限性因素见于颅脑外伤、脑肿瘤、脑外科手术后等。

（二）发病机制

1.感染性因素

对于感染性因素来说，由于解剖的特点，海绵窦和乙状窦是炎性血栓形成最易发生的部位。

（1）海绵窦血栓形成

①颜面部病灶：如鼻部、上唇、口腔等部位疖肿等化脓性病变破入血液，通过眼静脉进入海绵窦。

②耳部病灶：中耳炎、乳突炎引起乙状窦血栓形成后，沿岩窦扩展至海绵窦。

③颅内病灶：蝶窦、后筛窦通过筛静脉或直接感染侵入蝶窦壁而后入海绵窦。

④颈咽部病灶：沿翼静脉丛进入海绵窦或侵入颈静脉，经横窦、岩窦达海绵窦。

（2）乙状窦血栓形成

①乙状窦壁的直接损害。中耳炎、乳突炎破坏骨质，脓肿压迫乙状窦，使窦壁发生炎症及窦内血流淤滞，血栓形成。

②乳突炎、中耳炎使流向乙状窦的小静脉发生血栓，血栓扩展到乙状窦。

2. 非感染性因素

如全身衰竭、脱水、糖尿病高渗性昏迷、颅脑外伤、脑膜瘤、口服避孕药、妊娠、分娩、真性红细胞增多症、血液病等，常导致高凝状态、血流淤滞，容易诱发静脉血栓形成。

二、临床表现

近年来的研究认为，从新生儿到老年人均可发生本病，但多见于老年人和产褥期妇女，也可见于长期疲劳或抵抗力下降的患者，男女均可患病，男女发病比为1.5∶5，平均发病年龄为37～38岁，CVT临床表现多样，头痛是最常见的症状，约80％的患者有头痛。其他常见症状和体征有视盘水肿、局灶神经体征、癫痫及意识改变等。不同部位的CVT临床表现有不同特点。

（一）症状与体征

1. 高颅压症状

由脑静脉梗阻导致高颅压者，多存在持续性弥散或局灶性头痛，通常有视盘水肿，还可出现恶心、呕吐、视物模糊或黑矇、复视、意识水平下降和意识混乱。

2. 脑局灶症状

其表现与病变的部位和范围有关，最常见的症状和体征是运动和感觉障碍，包括脑神经损害、偏瘫等。

3. 局灶性癫痫发作

常表现为部分性发作，可能是继发于皮质静脉梗死或扩张的皮质静脉"刺激"皮质所致。

4. 全身性症状

主要见于感染性静脉窦血栓形成，表现为不规则高热、寒战、乏力、全身肌肉酸痛、精神萎靡、咳嗽、皮下瘀血等感染和败血症症状。

5. 意识障碍

如精神错乱、躁动、谵妄、昏睡、昏迷等。

（二）常见的颅内静脉血栓

1. 海绵窦血栓形成

最常见的是因眼眶部、上面部的化脓性感染或全身感染所引起的急性型；由后路（中耳炎）及中路（蝶窦炎）逆行至海绵窦导致血栓形成者多为慢性型，较为少见。非感染性血栓形成更少见。常急性起病，出现发热、头痛、恶心、呕吐、意识障碍等感染中毒症状。疾病初期多累及一侧海绵窦，眼眶静脉回流障碍可致眶周、眼睑、结膜水肿和眼球突出，眼睑不能闭合和眼周软组织红肿；第Ⅲ、Ⅳ、Ⅵ对脑神经及第Ⅴ对脑神经1、2支受累可出现眼睑下垂、眼球运动受限、眼球固定和复视、瞳孔扩大，对光反射消失，前额及眼球疼痛，角膜反射消失等；可并发角膜溃疡，有时因眼球突出而眼睑下垂可不明显。因视神经位于海绵窦前方，故视神经较少受累，视力正常或中度下降。由于双侧海绵窦由环窦相连，故多数患者在数日后会扩展至对侧。病情进一步加重可引起视盘水肿及视盘周围出血，视力显著下降。颈内动脉海绵窦段感染和血栓形成，可出现颈动脉触痛及颈内动脉闭塞的临床表现，如对侧偏瘫和偏身感觉障碍，甚至可并发脑膜炎、脑脓肿等。

2. 上矢状窦血栓形成

多为非感染性，常发生于产褥期。妊娠、口服避孕药、婴幼儿或老年人严重脱水，以及消耗性疾病或恶病质等情况下也常可发生；少部分也可由感染引起，如头皮或邻近组织感染。也偶见于骨髓炎、硬膜或硬膜下感染扩散引起上矢状窦血栓形成。

急性或亚急性起病，最主要的临床表现为颅内压增高症状，如头痛、恶心、呕吐、视盘水肿、展神经麻痹，1/3 的患者仅表现为不明原因的颅内高压，视盘水肿可以是唯一的体征。上矢状窦血栓形成患者，可出现意识—精神障碍，如表情淡漠、呆滞、嗜睡及昏迷等。多数患者血栓累及一侧或两侧侧窦而主要表现为颅内高压。血栓延伸到皮质特别是运动区和顶叶的静脉可引起全面性、局灶性运动发作或感觉性癫痫发作，伴偏瘫或双下肢瘫痪。旁中央小叶受累可引起小便失禁及双下肢瘫痪。累及枕叶视觉皮质可发生黑矇。婴儿可表现喷射性呕吐，颅缝分离，囟门紧张和隆起，囟门周围及额、面、颈、枕等处的静脉怒张和迂曲。老年患者一般仅有轻微头昏、眼花、头痛、眩晕等症状，诊断困难。腰椎穿刺可见脑脊液压力增高，蛋白含量和白细胞数也可增高，磁共振静脉血管造影（MRV）有助于确诊。

3. 侧窦血栓形成

侧窦包括横窦和乙状窦。因与乳突邻近，化脓性乳突炎或中耳炎常引起单侧乙状窦血栓形成。常见于感染急性期，以婴儿及儿童最易受累，约 50% 的患者是由溶血性链球菌性败血症引起，皮肤、黏膜出现瘀点、瘀斑，一侧横窦血栓时可无症状，当波及对侧横窦或窦汇时常有明显症状。侧窦血栓形成的临床表现如下。

（1）颅内压增高：随病情发展而出现颅内压增高，常有头痛、呕吐、复视、头皮及乳突周围静脉怒张、视盘水肿，也可有意识或精神障碍。当血栓经窦汇延及上矢状窦时，颅内压更加增高，并可出现昏迷、肢瘫和抽搐等。

（2）局灶神经症状：血栓扩展至岩上窦及岩下窦，可出现同侧展神经及三叉神经眼支受损的症状。约 1/3 的患者血栓延伸至颈静脉，可出现舌咽神经（Ⅸ）、迷走神经（Ⅹ）及副神经（Ⅺ）损害的颈静脉孔综合征，表现为吞咽困难、饮水呛咳、声音嘶哑、心动过缓和患侧耸肩、转颈力弱等神经受累的症状。

（3）感染症状：表现为化脓性乳突炎或中耳炎症状，如发热、寒战、外周血白细胞计数增高，患侧耳后乳突部红肿、压痛、静脉怒张等。感染扩散可并发化脓性脑膜炎、硬膜外（下）脓肿及小脑、颞叶脓肿。

4.脑静脉血栓形成

（1）脑浅静脉血栓形成：一般症状可有头痛、咳嗽，用力、低头时加重，可有恶心、呕吐、视盘水肿、颅压增高、癫痫发作，或意识障碍。也可出现局灶性损害症状，如脑神经受损、偏瘫或双侧瘫痪。

（2）脑深静脉血栓形成：多为急性起病，1～3 天达高峰。因常有第三脑室阻塞而颅内压增高，出现高热、意识障碍、癫痫发作，多有动眼神经损伤、肢体瘫痪、昏迷、去皮质状态，甚至死亡。

三、辅助检查

CVT 缺乏特异性临床表现，仅靠临床症状和体征诊断困难。辅助检查特别是影像学检查对诊断的帮助至关重要，并有重要的鉴别诊断价值。

（一）脑脊液检查

主要是压力增高，早期常规和生化一般正常，中后期可出现脑脊液蛋白含量轻、中度增高。

（二）影像学检查

1.CT 扫描和 CVT

CT 扫描是诊断 CVT 有用的基础步骤，其直接征象是受累静脉内血栓呈高密度影，横断扫描可见与静脉走向平行的束带征，增强扫描时血栓不增强而静脉壁环形增强，呈铁轨影或称空三角征和 δ 征。束带征和空三角征对诊断 CVT 具有重要意义，但出现率较低，束带征仅 20%～30%，空三角征约 30%。继发性 CT 改变主要包括脑实质内不符合脑动脉分布的低密度影（缺血性改变）或高密度影（出血性改变）。国外研究资料表明，颅内深静脉血栓形成 CT 平扫的诊断价值，无论是敏感性或特异性均显著高于静脉窦血栓形成。应用螺旋 CT 三维重建最大强度投影法（CTV）来显示脑静脉系统是近年来正在探索的一种方法。与 MRA 相比，CTV 可显示更多的小静脉结构，且具有扫描速度快的特点。与 DSA 相比，CTV 具有无创性和低价位的优势。Rodallec 等认为疑诊 CVT，应首选 CTV 检查。

2.MRI 扫描

MRI 扫描虽具有识别血栓的能力，但影像学往往随发病时间不同而相应改变。急性期 CVT 的静脉窦内流空效应消失，血栓内主要含去氧血红蛋白，T1WI 呈等信号，T2WI 呈低信号；在亚急性期，血栓内主要含正铁血红蛋白，T1WI 和 T2WI 均表现为高信号；在慢性期，血管出 i 现不同程度再通，流空信号重新出现，T1WI 表现为不均匀的等信号，T2WI 显示为高信号或等信号。此后，信号强度随时间延长而不断降低。另外，MRI 可显示特征性的静脉性脑梗死或脑出血。但是 MRI 也可能因解剖变异或血栓形成的时期差异出现假阳性或假阴性。

3. 磁共振静脉成像（MRV）

可以清楚地显示静脉窦及大静脉形态及血流状态，CVT 时表现为受累静脉和静脉窦内血流高信号消失或边缘模糊的较低信号及病变以外静脉侧支的形成，但是对于极为缓慢的血流，MRV 易将其误诊为血栓形成，另外与静脉窦发育不良的鉴别有一定的困难，可出现假阳性。如果联合运用 MRI 与 MRV 进行综合判断，可明显提高 CVT 诊断的敏感性和特异性。

4. 数字减影血管造影（DSA）

数字减影血管造影是诊断 CVT 的标准检查。CVT 时主要表现为静脉期时受累、静脉或静脉窦不显影或显影不良，可见静脉排空延迟和侧支静脉通路建立，有时 DSA 的结果难以与静脉窦发育不良。DSA 的有创性也使其应用受到一定的限制。

影像检查主要从形态学方面为 CVT 提供诊断信息，由于各项检查可能受到不同因素的限制，因此均可以出现假阳性或假阴性结果。

5. 经颅多普勒超声（TCD）检查

经颅多普勒超声技术对脑深静脉血流速度进行探测，可为 CVT 的早期诊断、病情监测和疗效观察提供可靠、无创、易重复而又经济的检测手段。脑深静脉血流速度的异常增高是脑静脉系统血栓的特征性表现，且不受颅内压增高及脑静脉窦发育异常的影响。在 CVT 早期，当 CT、MRI、MRV 甚至 DSA 还未显示病变时，脑静脉血流动力学检测就反映出静脉血流异常。

四、诊断与鉴别诊断

（一）诊断

颅内静脉窦血栓形成的临床表现错综复杂，诊断比较困难。对单纯颅内压增高，伴或不伴神经系统局灶体征者，或以意识障碍为主的亚急性脑病患者，均应考虑到脑静脉系统血栓形成的可能。结合 CTV、MRV、DSA 等检查可明确诊断。

（二）鉴别诊断

1. 仅表现为颅内压增高者应与以下疾病鉴别

（1）假脑瘤综合征：是一种没有局灶症状，没有抽搐，没有精神障碍，在神经系统检查中除有视盘水肿及其伴有的视觉障碍外，没有其他阳性神经系统体征的疾病。是一种发展缓慢、能自行缓解的良性高颅压症，脑脊液检查没有细胞及生化方面的改变。

（2）脑部炎性疾病：有明确的感染病史，发病较快；多有体温的升高，头痛、呕吐的同时常伴有精神、意识等脑功能障碍，外周血白细胞计数常明显升高；腰椎穿刺脑脊液压力增高的同时，常伴有白细胞数和蛋白含量的明显升高；脑电图多有异常变化。

2. 海绵窦血栓应与以下疾病鉴别

（1）眼眶蜂窝织炎：本病多见于儿童，常突然发病，眼球活动疼痛时加重，眼球活动无障碍，瞳孔无变化，角膜反射正常，一般单侧发病。

（2）鞍旁肿瘤：多为慢性起病，MRI 可确诊。

（3）颈动脉海绵窦瘘：无急性炎症表现，眼球凸出，并有搏动感，眼部听诊可听到血管杂音。

五、治疗

治疗原则是早诊断、早治疗，针对每一病例的具体情况给予病因治疗、对症治疗和抗血栓药物治疗相结合。对其他促发因素，必须进行特殊治疗，少数情况下考虑手术治疗。

（一）抗感染治疗

由于本病的致病原因主要为化脓性感染，因此抗生素的应用是非常重要的。部分静脉窦血栓形成和几乎所有海绵窦血栓形成，常有基础感染，可根据脑脊液涂片、常规及生化检查、细菌培养和药敏试验等结果，选择应用相应抗生素或广谱抗生素，必要时手术清除原发性感染灶。因此，应尽可能确定脓毒症的起源部位并针对致病微生物进行治疗。

（二）抗凝治疗

普通肝素治疗 CVT 已有半个世纪，已被公认是一种有效而安全的首选治疗药物。研究认为，除新生儿不宜使用外，所有脑静脉血栓形成患者只要无肝素使用禁忌证，均应给予肝素治疗。头痛几乎总是 CVT 的首发症状，目前多数主张对孤立性头痛应用肝素治疗。肝素的主要药物学机制是阻止 CVT 的进展，预防相邻静脉发生血栓形成性脑梗死。抗凝治疗的效果远远大于其引起出血的危险性，无论有无出血性梗死，都应使用抗凝治疗。普通肝素的用量和给药途径还不完全统一。原则上应根据血栓的大小和范围，以及有无并发颅内出血综合考虑，一般首剂静脉注射 3000~5000U，而后以 25000~50000U/d 持续静脉滴注，或者 12500~25000U 皮下注射，每 12 小时测定 1 次部分凝血活酶时间（APTT）和纤维蛋白原水平，以调控剂量，使 APTT 延长 2~3 倍，但不超过 120s，疗程为 7~10 天。也可皮下注射低分子量肝素（LMWH），可取得与肝素相同的治疗效果，其剂量易于掌握，且引起的出血发病率低，可连用 10~14 天。此后，在监测国际标准化比值（INR）使其控制在 2.5~3.5 的情况下，应服用华法林治疗 3~6 个月。

（三）扩容治疗

对非感染性血栓者，积极纠正脱水，降低血液黏度和改善循环。可应用羟乙基淀粉 40（706 羧甲淀粉）、低分子右旋糖酐等。

（四）溶栓治疗

目前尚无足够证据支持全身或局部溶栓治疗，如果给予合适的抗凝治疗后，患者症状仍继续恶化，且排除其他病因导致的临床恶化，则应该考虑溶栓治疗。脑静脉血栓溶栓治疗采用的剂量差异很大，尿激酶每小时用量可从数万至数十万单位，总量从数十万至上千万单位。阿替普酶用量为 20~100mg。由于静脉血栓较动脉血栓更易溶解，且更易伴发出血危险，静脉溶栓剂量应小于动脉溶栓剂量，但具体用量的选择应以病情轻重及改变程度为参考。

（五）对症治疗

伴有癫痫发作者给予抗癫痫治疗，但对于所有静脉窦血栓形成的患者是否都要给予预防性抗癫痫治疗尚存争议。对颅内压增高者给予静脉滴注甘露醇、呋塞米、甘油果糖等，同时加强支持治疗，给予 ICU 监护，包括抬高头位、镇静、高度通气、监测颅内压以及注意血液黏度、肾功能、电解质等，防治感染等并发症，必要时行去除出血性梗死组织或去骨瓣减压术。

（六）介入治疗

在有条件的医院可进行颅内静脉窦及脑静脉血栓形成的介入治疗，利用静脉内导管溶栓。近年来，采用血管内介入局部阿替普酶溶栓联合肝素抗凝治疗的方法，取得较好疗效。但局部溶栓操作难度大，应充分做好术前准备，妥善处理术后可能发生的不良事件。

第三节 颈动脉粥样硬化

颈动脉粥样硬化是指双侧颈总动脉、颈总动脉分叉处及颈内动脉颅外段的管壁僵硬，内膜—中层增厚，内膜下脂质沉积，斑块形成以及管腔狭窄，最终可导致脑缺血性损害。

颈动脉粥样硬化与种族有关，白种男性老年人颈动脉粥样硬化的发病率最高，在美国约35%的缺血性脑血管病由颈动脉粥样硬化引起。因此，对颈动脉粥样硬化的防治一直是西方国家研究的热点，如北美症状性颈动脉内膜切除试验（NASCET）和欧洲颈动脉外科试验（ECST）。我国对颈动脉粥样硬化的研究起步较晚，目前尚缺乏像NASCET和EC-ST等大宗试验数据，但随着诊断技术的发展，如高分辨率颈部超声、磁共振血管造影等的应用，人们对颈动脉粥样硬化在脑血管疾病中重要性的认识已明显提高，我国现已开展颈动脉内膜剥脱术及经皮血管内支架形成等治疗。

一、病因机制

颈动脉粥样硬化的危险因素与一般动脉粥样硬化相似，如高血压、糖尿病、高血脂、吸烟、肥胖等。颈动脉粥样硬化引起脑缺血的机制有以下两点。

（一）动脉/动脉栓塞
栓子可以是粥样斑块基础上形成的附壁血栓脱落，或斑块本身破裂脱落。

（二）血流动力学障碍

人们一直以为血流动力学障碍是颈动脉粥样硬化引起脑缺血的主要发病机制，因此把高度颈动脉狭窄（＞70%）作为防治的重点，如采用颅外/颅内分流术以改善远端供血，但结果并未能降低同侧卒中的发病率，原因是由于颅外/颅内分流术并未能消除栓子源，仅仅是绕道而不是消除颈动脉斑。因此，不能预防栓塞性卒中。现已认为脑缺血的产生与斑块本身的结构和功能状态密切相关，斑块的稳定性较之斑块的体积有更大的临床意义。动脉栓塞可能是缺血性脑血管病最主要的病因，颈动脉粥样硬化斑块是脑循环动脉源性栓子的重要来源。因此，有必要提高对颈动脉粥样硬化的认识，并在临床工作中加强对颈动脉粥样硬化的防治。

二、临床表现

颈动脉粥样硬化引起的临床症状，主要为短暂性脑缺血发作（Transient ischemic attack，TIA）及脑梗死。

（一）短暂性脑缺血发作

脑缺血症状多在 2 分钟（＜ 5 分钟）内达高峰，多数持续 2 ~ 15 分钟，仅数秒的发作一般不是 TIA。TIA 持续时间越长（＜ 24 小时），遗留梗死灶的可能性越大，称为伴一过性体征的脑梗死，不过在治疗上与传统 TIA 并无区别。

1. 运动和感觉症状

运动症状包括单侧肢体无力，动作笨拙或瘫痪。感觉症状为对侧肢体麻木和感觉减退。运动和感觉症状往往同时出现，但也可以是纯运动障碍或纯感觉障碍，肢体瘫痪的程度从肌力轻度减退至完全性瘫痪，肢体麻木可无客观的浅感觉减退。如果出现一过性失语，提示优势半球 TIA。

2. 视觉症状

一过性单眼黑矇是同侧颈内动脉狭窄较特异的症状，患者常描述为"垂直下沉的阴影"，或像"窗帘拉拢"。典型发作持续仅数秒或数分钟，并可反复、刻板发作。若患者有一过性单眼黑矇伴对侧肢体 TIA，则高度提示黑矇侧颈动脉粥样硬化狭窄。

严重颈动脉狭窄可引起一种少见的视觉障碍，当患者暴露在阳光下时，病变同侧单眼失明，在回到较暗环境后数分钟或数小时视力才能逐渐恢复。其发生的机制尚未明。

3. 震颤

颈动脉粥样硬化可引起肢体震颤，往往在姿势改变，行走或颈部过伸时出现。这种震颤常发生在肢体远端，单侧，较粗大，且无节律性（3 ~ 12Hz），持续数秒至数分钟，发作时不伴意识改变。脑缺血产生肢体震颤的原因也未明。

4. 颈部杂音

颈动脉粥样硬化使动脉部份狭窄，血液出现涡流，用听诊器可听到杂音。下颌角处舒张期杂音高度提示颈动脉狭窄。颈内动脉虹吸段狭窄可出现同侧眼部杂音。但杂音对颈动脉粥样硬化无定性及定位意义，仅 50% ~ 60% 的颈部杂音与颈动脉粥样硬化有关，在 45 岁以上人群中，3%～4%的患者有无症状颈部杂音。过轻或过重的狭窄由于不能形成涡流，因此常无杂音。当一侧颈动脉高度狭窄或闭塞时，病变对侧也可出现杂音。

（二）脑梗死

颈动脉粥样硬化可引起脑梗死，出现持久性的神经功能缺失，在头颅 CT、MRI 扫描可显示大脑中动脉和（或）大脑前动脉供血区基底节及皮质下梗死灶，梗死灶部位与临床表现相符。与其他病因所致的脑梗死不同，颈动脉粥样硬化引起的脑梗死常先有 TIA，可呈阶梯状发病。

三、诊断

（一）超声检查

超声检查可评价早期颈动脉粥样硬化及病变的进展程度，是一种方便、常用的方法。国外近 70%的颈动脉粥样硬化患者经超声检查即可确诊。在超声检查中应用较多的是双功能超声（DUS）。DUS 是多普勒血流超声与显像超声相结合，能反映颈动脉血管壁，斑块形态及血流动力学变化。其测定参数包括颈动脉内膜、内膜—中层厚度（IMT）、斑块大小及斑块形态、测量管壁内径并计算狭窄程度以及颈动脉血流速度。IMT 是反映早期颈动脉粥样硬化的指标，若 IMT ≥ 1mm 即提示有早期动脉粥样硬化。斑块常发生在颈总动脉分叉处及颈内动脉起始段，根据形态分为扁平型、软斑、硬斑和溃疡型四型。斑块的形态较斑块的体积有更重要的临床意义，不稳定的斑块如软斑，特别是溃疡斑，更易合并脑血管疾病。目前有四种方法来计算颈动脉狭窄程度：NASCET 法、ECST 法、CC 法和 CSI 法。采用较多的是 NASCET 法：狭窄率 = [1－域小残存管径（MRI）/ 狭窄远端管径（DL）]×100%。依据血流速度增高的程度，可粗略判断管腔的狭窄程度。

随着超声检查分辨率的提高，特别是其对斑块形态和溃疡的准确评价，使 DUS 在颈动脉粥样硬化的诊断和治疗方法的选择上具有越来越重要的临床实用价值。但 DUS 也有一定的局限性，超声检查与操作者的经验密切相关，其结果的准确性易受人为因素影响。另外，DUS 不易区别高度狭窄与完全性闭塞，而两者的治疗方法截然不同。因此，当 DUS 提示动脉闭塞时，应做血管造影证实。

（二）磁共振血管造影

磁共振血管造影（MRA）是 20 世纪 80 年代出现的一项无创性新技术，检查时不需注射对比剂，对人体无损害。MRA 对颈动脉粥样硬化评价的准确性在 85%以上，若与 DUS 相结合，则可大大提高无创性检查的精确度。只有当 DUS 与 MRA 检查结果不一致时，才需做血管造影。MRA 的局限性在于费用昂贵，对狭窄程度的评价有偏大倾向。

（三）血管造影

血管造影，特别是数字减影血管造影（DSA），仍然是判断颈动脉狭窄的"金标准"。在选择是否采用手术治疗和手术治疗方案时，相当多患者仍需做 DSA。血管造影的特点在于对血管狭窄的判断有很高的准确性。缺点是不易判断斑块的形态。

（四）鉴别诊断

1.椎/基底动脉系统 TIA

当患者表现为双侧运动或感觉障碍，眩晕、复视、构音障碍、同向视野缺失时，应考虑是后循环病变而非颈动脉粥样硬化。一些交替性的神经症状，如先左侧然后右侧的偏瘫，往往提示后循环病变、心源性栓塞或弥散性血管病变。

2.偏头痛

25%～35%的缺血性脑血管病伴有头痛，且典型偏头痛发作也可伴发神经系统定位体征，易与 TIA 混淆。两者的区别在于偏头痛引起的定位体征为兴奋性的，如感觉过敏，视幻觉，不自主运动等。偏头痛患者常有类似的反复发作史和家族史。

四、治疗

治疗动脉粥样硬化的方法也适用于颈动脉粥样硬化，如戒烟，加强体育活动，减轻肥胖，控制高血压及降低血脂等。

（一）内科治疗

内科治疗的目的在于阻止动脉粥样硬化的进展，预防脑缺血的发生以及预防手术后病变的复发。目前尚未完全证实内科治疗可逆转和消退颈动脉粥样硬化。

1.抗血小板聚集药治疗

抗血小板聚集药治疗的目的是阻止动脉粥样硬化斑块表面生成血栓，预防脑缺血的发作。阿司匹林是目前使用最广泛的抗血小板药，长期服用可较显著地降低心脑血管疾病发生的危险性。阿司匹林的剂量 30～1300mg/d 均有效。目前还没有证据说明大剂量阿司匹林较小剂量更有效，因此对绝大多数患者而言，50～325mg/d 是推荐剂量。

对阿司匹林治疗无效的患者，一般不主张用加大剂量来增强疗效。此时可选择替换其他抗血小板聚集药，如抵克得力等，或改用口服抗凝剂。抵克得力的作用较阿司匹林强，但不良反应也大。

2.抗凝治疗

当颈动脉粥样硬化患者抗血小板聚集药治疗无效，或不能耐受抗血小板聚集药治疗时，可采用抗凝治疗。最常用的口服抗凝剂是华法林。

（二）颈动脉内膜剥脱术

对高度狭窄（70%~99%）的症状性颈动脉粥样硬化患者，首选的治疗方法是颈动脉内膜剥脱术（carotid endarterectomy，CEA），国外自20世纪50年代开展CEA至今已有40年历史，其术式已有极大的改良，在美国每年有10万人因颈动脉狭窄接受CEA治疗，CEA不仅减少了脑血管疾病的发病率，也降低了因反复发作脑缺血而增加医疗费用。我国现已开展此项医疗技术。

第四节 蛛网膜下隙出血

蛛网膜下隙出血（subarachnoid hemorrhage，SAH）是指脑表面或脑底部的血管自发破裂，血液流入蛛网膜下隙，伴或不伴颅内其他部位出血的一种急性脑血管疾病。本病可分为原发性、继发性和外伤性。原发性SAH是指脑表面或脑底部的血管破裂出血，血液直接或基本直接流入蛛网膜下隙所致，称特发性蛛网膜下隙出血或自发性蛛网膜下隙出血，约占急性脑血管疾病的15%，是神经科常见急症之一。继发性SAH则为脑实质内、脑室、硬脑膜外或硬脑膜下的血管破裂出血，血液穿破脑组织进入脑室或蛛网膜下隙者；外伤引起的概称外伤性SAH，常伴发于脑挫裂伤。SAH临床表现为急骤起病的剧烈头痛、呕吐、精神或意识障碍、脑膜刺激征和血性脑脊液。SAH的年发病率世界各国各不相同，中国约为5/10万，美国为6/10万~16/10万，德国约为10/10万，芬兰约为25/10万，日本约为25/10万。

一、病因机制

（一）病因

SAH的病因很多，以动脉瘤为最常见，包括先天性动脉瘤、高血压动脉粥样硬化性动脉瘤、夹层动脉瘤和感染性动脉瘤等，其他如脑血管畸形、脑底异常血管网、结缔组织病、脑血管炎等。75%~85%的非外伤性SAH患者为颅内动脉瘤破裂出血，其中，先天性动脉瘤发病多见于中青年；高血压动脉粥样硬化性动脉瘤为梭形动脉瘤，约占13%，多见于老年人。脑血管畸形占第二位，以动静脉畸形最常见，约占

15%，常见于青壮年。其他如烟雾病、感染性动脉瘤、颅内肿瘤、结缔组织病、垂体卒中、脑血管炎、血液病及凝血障碍性疾病、妊娠并发症等均可引起 SAH。近年发现约 15% 的 ISAH 患者病因不清，即使 DSA 检查也未能发现 SAH 的病因。

1. 动脉瘤

近年来，对先天性动脉瘤与分子遗传学的多个研究支持 Ⅰ 型胶原蛋白 α2 链基因（COLIA2）和弹力蛋白基因（FLN）是先天性动脉瘤最大的候补基因。颅内动脉瘤好发于 Willis 环及其主要分支的血管分叉处，其中位于前循环颈内动脉系统者约占 85%，位于后循环基底动脉系统者约占 15%。对此类动脉瘤的研究证实，血管壁的最大压力来自沿血流方向上的血管分叉处的尖部。随着年龄增长，在血压增高、动脉瘤增大，更由于血流涡流冲击和各种危险因素的综合因素作用下，出血的可能性也随之增大。颅内动脉瘤体积的大小与有无蛛网膜下隙出血相关，直径 < 3mm 的动脉瘤，SAH 的风险小；直径 > 5mm 的动脉瘤，SAH 的风险高。对于未破裂的动脉瘤，每年发生动脉瘤破裂出血的危险性介于 1% ~ 2%。曾经破裂过的动脉瘤有更高的再出血率。

2. 脑血管畸形

以动静脉畸形最常见，且 90% 以上位于小脑幕上。脑血管畸形是胚胎发育异常形成的畸形血管团，血管壁薄，在有危险因素的条件下易诱发出血。

3. 高血压动脉粥样硬化性动脉瘤

长期高血压动脉粥样硬化导致脑血管弯曲多，侧支循环多，管径粗细不均，且脑内动脉缺乏外弹力层，在血压增高、血流涡流冲击等因素影响下，管壁薄弱的部分逐渐向外膨胀形成囊状动脉瘤，极易破裂出血。

4. 其他病因

动脉炎或颅内炎症可引起血管破裂出血，肿瘤可直接侵袭血管导致出血。脑底异常血管网形成后可并发动脉瘤，一旦破裂出血可导致反复发生的脑实质内出血或 SAH。

（二）发病机制

蛛网膜下隙出血后，血液流入蛛网膜下隙淤积在血管破裂相应的脑沟和脑池中，并可下流至脊髓蛛网膜下隙，甚至逆流至第四脑室和侧脑室，引起一系列变化。

1. 颅内容积增加

血液流入蛛网膜下隙使颅内容积增加，引起颅内压增高，血液流入量大者可诱发脑疝。

2. 化学性脑膜炎

血液流入蛛网膜下隙后直接刺激血管，使白细胞崩解释放各种炎症递质。

3. 血管活性物质释放

血液流入蛛网膜下隙后，血细胞破坏产生各种血管活性物质（氧合血红蛋白、5- 羟色胺、血栓烷 A2、肾上腺素、去甲肾上腺素）刺激血管和脑膜，使脑血管发生痉挛和蛛网膜颗粒粘连。

4. 脑积水

血液流入蛛网膜下隙在颅底或逆流入脑室发生凝固，造成脑脊液回流受阻引起急性阻塞性脑积水和颅内压增高。部分红细胞随脑脊液流入蛛网膜颗粒并溶解，使其阻塞，引起脑脊液吸收减慢，最后产生交通性脑积水。

5. 下丘脑功能紊乱

血液及其代谢产物直接刺激下丘脑引起神经内分泌紊乱，引起发热、血糖含量增高、应激性溃疡、肺水肿等。

6. 脑—心综合征

急性高颅压或血液直接刺激下丘脑、脑干，导致自主神经功能亢进，引起急性心肌缺血、心律失常等。

二、临床表现

SAH 发生于任何年龄，发病高峰多在 30 ~ 60 岁。50 岁后，ISAH 的危险性有随年龄的增加而升高的趋势。男女在不同的年龄段发病不同，10 岁前男性的发病率较高，男女比为 4∶1；40 ~ 50 岁时，男女发病相等；70 ~ 80 岁时，男女发病率之比高达 1∶10。临床主要表现为剧烈头痛、脑膜刺激征阳性、血性脑脊液。在严重病例中，患者可出现意识障碍，从嗜睡至昏迷不等。

（一）症状与体征

1. 先兆及诱因

先兆通常是不典型头痛或颈部僵硬，部分患者有病侧眼眶痛、轻微头痛、动眼神经麻痹等表现，主要由少量出血造成。> 70％的患者存在上述症状数日或数周后出现严重出血，但绝大部分患者起病急骤，无明显先兆。常见诱因有过量饮酒、情绪激动、精神紧张、剧烈活动、用力状态等，这些诱因均能增加 ISAH 的风险性。

2. 一般表现

出血最大者，当日体温即可升高，可能与下丘脑受影响有关。多数患者于 2 ~ 3 天后体温升高，多属于吸收热；SAH 后患者血压增高，1 ~ 2 周病情趋于稳定后逐渐恢复病前血压。

3. 神经系统表现

绝大部分患者有突发持续性剧烈头痛。头痛位于前额、枕部或全头，可扩散至颈部、腰背部；常伴有恶心、呕吐。呕吐可反复出现，是由颅内压急骤升高和血液直接刺激呕吐中枢所致。如呕吐物为咖啡色样胃内容物则提示上消化道出血，预后不良。头痛部位各异，轻重不等，部分患者类似眼肌麻痹型偏头痛。有48%～81%的患者可出现不同程度的意识障碍，轻者嗜睡，重者昏迷，多逐渐加深。意识障碍的程度、持续时间及意识恢复的可能性均与出血量、出血部位及有无再出血有关。

部分患者以精神症状为首发或主要的临床症状，常表现为兴奋、躁动不安、定向障碍，甚至谵妄和错乱，少数可出现迟钝、淡漠、抗拒等。精神症状可由大脑前动脉或前交通动脉附近的动脉瘤破裂引起，大多在病后1～5天出现，但多数在数周内自行恢复。癫痫发作较少见，多发生在出血时或出血后的急性期，国外发生率为6%～26.1%，国内资料为10%～18.3%。在一项SAH的大宗病例报道中，大约有15%的动脉瘤性SAH表现为癫痫。癫痫可为局限性抽搐或全身强直—阵挛性发作，多见于脑血管畸形引起者，出血部位多在天幕上，多由于血液刺激大脑皮质所致，患者有反复发作倾向。部分患者由于血液流入脊髓蛛网膜下隙可出现神经根刺激症状，如腰背痛。

4. 神经系统体征

（1）脑膜刺激征：为SAH的特征性体征，包括头痛、颈强直、Kernig征和Brudzinski征阳性。常于起病后数小时至6天内出现，持续3～4周，颈强直发生率最高（6%～100%）。另外，应当注意临床上有少数患者可无脑膜刺激征，如老年患者，可能因蛛网膜下隙扩大等老年性改变和痛觉不敏感等因素，往往使脑膜刺激征不明显，但意识障碍仍可较明显，老年人的意识障碍可达90%。

（2）脑神经损害：以第Ⅱ、Ⅲ对脑神经最常见，其次为第Ⅴ、Ⅵ、Ⅶ、Ⅷ对颅神经，主要由于未破裂的动脉瘤压迫或破裂后的渗血、颅内压增高等直接或间接损害引起。少数患者有一过性肢体单瘫、偏瘫、失语，早期出现者多因出血破入脑实质和脑水肿所致，晚期多由于迟发性脑血管痉挛引起。

（3）眼症状：SAH的患者中，17%有玻璃体膜下出血，7%～35%的患者有视盘水肿。视网膜下出血及玻璃体下出血是诊断SAH有特征性的体征。

（4）局灶性神经功能缺失：如有局灶性神经功能缺失有助于判断病变部位，如突发头痛伴眼睑下垂者，应考虑载瘤动脉可能是后交通动脉或小脑上动脉。

（二）SAH并发症

1. 再出血

在脑血管疾病中，最易发生再出血的疾病是 SAH，国内文献报道再出血率为24%左右。再出血临床表现严重，病死率远远高于第 1 次出血，一般发生在第 1 次出血后 10～14 天，2 周内再发生率占再发病例的 54%～80%。近期再出血病死率为41%～46%，甚至更高。再发出血多因动脉瘤破裂所致，通常在病情稳定的情况下，突然头痛加剧、呕吐、癫痫发作，并迅速陷入深昏迷，瞳孔散大，对光反射消失，呼吸困难甚至停止。神经定位体征加重或脑膜刺激征明显加重。

2. 脑血管痉挛

脑血管痉挛（Cerebral vasospasm，CVS）是 SAH 发生后出现的迟发性大、小动脉的痉挛狭窄，以后者更多见。典型的血管痉挛发生在出血后 3～5 天，于 5～10 天达高峰，2～3 周逐渐缓解。在大多数研究中，血管痉挛发生率在 25%～30%。早期可逆性 CVS 多在蛛网膜下隙出血后 30 分钟内发生，表现为短暂的意识障碍和神经功能缺失。70% 的 CVS 在蛛网膜下隙出血后 1～2 周内发生，尽管及时干预治疗，但仍有约 50% 有症状的 CVS 患者将会进一步发展为脑梗死。因此，CVS 的治疗关键在预防。血管痉挛发作的临床表现通常是头痛加重或意识状态下降，除发热和脑膜刺激征外，也可表现局灶性的神经功能损害体征，但不常见。尽管导致血管痉挛的许多潜在危险因素已经确定，但 CT 扫描所见的蛛网膜下隙出血的数量和部位是最主要的危险因素。基底池内有厚层血块的患者比仅有少量出血的患者更容易发展为血管痉挛。虽然国内外均有大量的临床观察和实验数据，但是 CVS 的机制仍不确定。蛛网膜下隙出血本身或其降解产物中的一种或多种成分可能是导致 CVS 的原因。

CVS 的检查常选择经颅多普勒超声（TCD）和数字减影血管造影（DSA）检查。TCD 有助于血管痉挛的诊断。TCD 血液流速峰值 > 200cm/s 和（或）平均流速 > 120cm/s 时能很好地与血管造影显示的严重血管痉挛相符。值得提出的是，TCD 只能测定颅内血管系统中特定深度的血管段。测得数值的准确性在一定程度上依赖于超声检查者的经验。动脉插管血管造影诊断 CVS 较 TCD 更为敏感。CVS 患者行血管造影的价值不仅用于诊断，更重要的目的是血管内治疗。动脉插管血管造影为有创检查，价格较昂贵。

3. 脑积水

大约 25% 的动脉瘤性蛛网膜下隙出血患者由于出血量大、速度快，血液大量涌入第三脑室、第四脑室并凝固，使第四脑室的外侧孔和正中孔受阻，可引起急性梗阻性脑积水，导致颅内压急剧升高，甚至出现脑疝而死亡。急性脑积水常发生于起病数小时至 2 周内，多数患者在 1～2 天内意识障碍呈进行性加重，神经症状迅速恶化，生命体征不稳定，瞳孔散大。颅脑 CT 检查可发现阻塞上方的脑室明显扩大等脑室系统有梗阻表现，此类患者应迅速进行脑室引流术。慢性脑积水是 SAH 后 3 周至

1年内发生的脑积水，原因可能为蛛网膜下隙出血刺激脑膜，引起无菌性炎症反应形成粘连，阻塞蛛网膜下隙及蛛网膜绒毛而影响脑脊液的吸收与回流，以脑脊液吸收障碍为主，病理切片可见蛛网膜增厚纤维变性，室管膜破坏及脑室周围脱髓鞘改变。Johnston认为，脑脊液的吸收与蛛网膜下隙和上矢状窦的压力差以及蛛网膜绒毛颗粒的阻力有关。当脑外伤后颅内压增高时，上矢状窦的压力随之升高，使蛛网膜下隙和上矢状窦的压力差变小，从而使蛛网膜绒毛微小管系统受压甚至关闭，直接影响脑脊液的吸收。由于脑脊液的积蓄造成脑室内静水压升高，致使脑室进行性扩大。因此，慢性脑积水的初期，患者的颅内压是高于正常的，脑室扩大到一定程度之后，由于加大了吸收面，才渐使颅内压下降至正常范围，故临床上称之为正常颅压脑积水。但由于脑脊液的静水压已超过脑室壁所能承受的压力，使脑室不断继续扩大、脑萎缩加重而致进行性痴呆。

4. 自主神经及内脏功能障碍

常因下丘脑受出血、脑血管痉挛和颅内压增高的损伤所致，临床可并发心肌缺血或心肌梗死、急性肺水肿、应激性溃疡。这些并发症被认为是由于交感神经过度活跃或迷走神经张力过高所致。

5. 低钠血症

重症SAH常影响下丘脑功能，而导致有关水盐代谢激素的分泌异常。目前，关于低钠血症发生的病因有两种机制，即血管升压素分泌异常综合征和脑性耗盐综合征。

血管升压素分泌异常综合征理论是1957年由Bartter等提出的，该理论认为，低钠血症产生的原因是由于各种创伤性刺激作用于下丘脑，引起血管升压素分泌过多，或血管升压素渗透性调节异常，丧失了低渗血管升压素分泌的抑制作用，而出现持续性血管升压素分泌。肾脏远曲小管和集合管重吸收水分的作用增强，引起水潴留、血钠被稀释及细胞外液增加等一系列病理生理变化。同时，促肾上腺皮质激素相对分泌不足，血浆促肾上腺皮质激素降低，醛固酮分泌减少，肾小管排钾保钠功能下降，尿钠排出增多。细胞外液增加和尿、钠丢失的后果是血浆渗透压下降和稀释性低血钠，尿渗透压高于血渗透压，低钠而无脱水，中心静脉压增高的一种综合征。若进一步发展，将导致水分从细胞外向细胞内转移、细胞水肿及代谢功能异常。当血钠 < 120mmol/L 时，可出现恶心、呕吐、头痛；当血钠 < 110mmol/L 时可发生嗜睡、躁动、谵语、肌张力低下、腱反射减弱或消失甚至昏迷。

但20世纪70年代末以来，越来越多的学者发现，发生低钠血症时，患者多伴有尿量增多和尿钠排泄量增多，而血中血管升压素并无明显增加。这使得脑性耗盐综合征的概念逐渐被接受。SAH时，脑性耗盐综合征的发生可能与脑钠肽的作用有关。下丘脑受损时可释放出脑钠肽，脑血管痉挛也可使 BNP 升高。BNP 的生物效应类似心房钠尿肽，有较强的利钠和利尿反应。脑性耗盐综合征时可出现食欲缺乏、恶心、呕吐、无力、直立性低血压、皮肤无弹性、眼球内陷、心率增快等表现。诊断依据：细胞外液减少，负钠平衡，水摄入与排出率 < 1，肺动脉楔压 < 8mmHg，中央静脉压 < 6mmHg，体重减轻。Ogawasara 提出每日对脑性耗盐综合征患者定时测体重和中央静脉压是诊断脑性耗盐综合征和鉴别血管升压素分泌异常综合征最简单和实用的方法。

三、辅助检查

（一）脑脊液检查

目前脑脊液检查尚不能被 CT 检查所完全取代。由于腰椎穿刺有诱发再出血和脑疝的风险，在无条件行 CT 检查和病情允许的情况下，或颅脑 CT 所见可疑时才可考虑谨慎施行腰椎穿刺检查。均匀一致的血性脑脊液是诊断 SAH 的"金标准"，脑脊液压力增高，蛋白含量增高，糖和氯化物水平正常。起初脑脊液中红、白细胞比例与外周血基本一致（700：1），12 小时后脑脊液开始变黄，2～3 天后因出现无菌性炎症反应，白细胞数可增加，初为中性粒细胞，后为单核细胞和淋巴细胞。腰椎穿刺阳性结果与穿刺损伤出血的鉴别很重要。通常是通过连续观察试管内红细胞计数逐渐减少的三管试验来证实，但采用脑脊液离心检查上清液黄变及匿血反应是更灵敏的诊断方法。脑脊液细胞学检查可见巨噬细胞内吞噬红细胞及碎片，有助于鉴别。

（二）颅脑 CT 检查

CT 检查是诊断蛛网膜下隙出血的首选常规检查方法。急性期颅脑 CT 检查快速、敏感，不但可早期确诊，还可判定出血部位、出血量、血液分布范围及动态观察病情进展和有无再出血迹象。急性期 CT 表现为脑池、脑沟及蛛网膜下隙呈高密度改变，尤以脑池局部积血有定位价值，但确定出血动脉及病变性质仍需借助于数字减影血管造影（DSA）检查。发病距 CT 检查的时间越短，显示蛛网膜下隙出血病灶部位的积血越清楚。CT 显示蛛网膜下隙高密度出血征象，多见于大脑外侧裂池、前纵裂池、后纵裂池、鞍上池、环池等。CT 增强扫描可能显示大的动脉瘤和血管畸形。须注意 CT 阴性并不能绝对排除 SAH。

部分学者依据 CT 扫描并结合动脉瘤好发部位推测动脉瘤的发生部位，如蛛网膜下隙出血以鞍上池为中心呈不对称向外扩展，提示颈内动脉瘤；外侧裂池基底部积血提示大脑中动脉瘤；前纵裂池基底部积血提示前交通动脉瘤；出血以脚间池为中心向前纵裂池和后纵裂池基底部扩散，提示基底动脉瘤。CT 显示弥散性出血或局限于前部的出血发生再出血的风险较大，应尽早行 DSA 检查确定动脉瘤部位并早期手术，MRA 作为初筛工具具有无创、无风险的特点，但敏感性不如 DSA 检查高。

（三）数字减影血管造影

确诊 SAH 后应尽早行数字减影血管造影（DSA）检查，以确定动脉瘤的部位、大小、形状、数量、侧支循环和脑血管痉挛等情况，并可协助除外其他病因如动静脉畸形、烟雾病和炎性血管瘤等。大且不规则、分成小腔（为责任动脉瘤典型的特点）的动脉瘤可能是出血的动脉瘤。如发病之初脑血管造影未发现病灶，应在发病 1 个月后复查脑血管造影，可能会有新发现。DSA 可显示 80% 的动脉瘤及几乎 100% 的血管畸形，而且对发现继发性脑血管痉挛有帮助。脑动脉瘤大多数在 2 ~ 3 周内再次破裂出血，尤其以病后 6 ~ 8 天为高峰，因此对动脉瘤应早检查、早期手术治疗，如在发病后 2 ~ 3 天内，脑水肿尚未达到高峰时进行手术则手术并发症少。

（四）MRI 检查

MRI 对蛛网膜下隙出血的敏感性不及 CT。急性期 MRI 检查还可能诱发再出血。但 MRI 可检出脑干隐匿性血管畸形；对直径 3 ~ 5mm 的动脉瘤检出率为 84% ~ 100%，而由于空间分辨率较差，不能清晰显示动脉瘤颈和载瘤动脉，仍需行 DSA 检查。

（五）其他检查

心电图可显示 T 波倒置、QT 间期延长、出现高大 U 波等异常；血常规、凝血功能和肝功能检查可排除凝血功能异常方面的出血原因。

四、诊断与鉴别诊断

（一）诊断

根据以下临床特点，诊断 SAH 一般并不困难，如突然起病，主要症状为剧烈头痛，伴呕吐；可有不同程度的意识障碍和精神症状，脑膜刺激征明显，少数伴有脑神经及轻偏瘫等局灶症状；辅助检查腰椎穿刺为血性脑脊液，脑 CT 所显示的出血部位有助于判断动脉瘤。

临床分级：一般采用 Hunt-Hess 分级法（表 4-1）或世界神经外科联盟（WFNS）分级。前者主要用于动脉瘤引起 SAH 的手术适应证及预后判断的参考，Ⅰ ~ Ⅲ级应尽早行 DSA，积极术前准备，争取尽早手术；对Ⅳ ~ Ⅴ级先行血块清除术，待症状改善后再行动脉瘤手术。后者根据格拉斯哥昏迷评分和有无运动障碍进行分级（表4-2），即Ⅰ级的SAH患者很少发生局灶性神经功能缺损；GCS ≤ 12分（Ⅳ～Ⅴ级）的患者，不论是否存在局灶神经功能缺损，并不影响其预后判断；对于GCS13～14分（Ⅱ～Ⅲ级）的患者，局灶神经功能缺损是判断预后的补充条件。

表 4-1 Hunt-Hess 分级法（1968 年）

分类	标准
0 级	未破裂动脉瘤
Ⅰ 级	无症状或轻微头痛
Ⅱ 级	中一重度头痛、脑膜刺激征、脑神经麻痹
Ⅲ 级	嗜睡、意识混浊、轻度局灶性神经体征
Ⅳ 级	昏迷、中或重度偏瘫，有早期去大脑强直或自主神经功能紊乱
Ⅴ 级	深昏迷、去大脑强直，濒死状态

注：凡有高血压、糖尿病、高度动脉粥样硬化、慢性肺部疾病等全身性疾病，或DSA呈现高度脑血管痉挛的病例，则向恶化阶段提高1级。

表 4-2 WFNS 的 SAH 分级（1988 年）

分类	GCS	运动障碍
Ⅰ 级	15	无
Ⅱ 级	14～13	无
Ⅲ 级	14～13	有局灶性体征
Ⅳ 级	12～7	有或无
Ⅴ 级	6～3	有或无

注 :GCS 格拉斯哥昏迷评分。

（二）鉴别诊断

1.脑出血

脑出血深昏迷时与SAH不易鉴别，但脑出血多有局灶性神经功能缺失体征，如偏瘫、失语等，患者多有高血压病史。仔细地神经系统检查及脑CT检查有助于鉴别诊断。

2.颅内感染

发病较SAH缓慢。各类脑膜炎起病初均先有高热，脑脊液呈炎性改变而有别于SAH。进一步脑影像学检查，脑沟、脑池无高密度增高影改变。脑炎临床表现为发热、精神症状、抽搐和意识障碍，且脑脊液多正常或只有轻度白细胞数增高，只有脑膜出血时才表现为血性脑脊液；脑CT检查有助于鉴别诊断。

3.瘤卒中

依靠详细病史（如有慢性头痛、恶心、呕吐等）、体征和脑CT检查可以鉴别。

五、治疗

（一）一般处理

绝对卧床护理 4~6 周，避免情绪激动和用力排便，防治剧烈咳嗽，烦躁不安时适当应用止咳剂、镇静剂；稳定血压，控制癫痫发作。对于血性脑脊液伴脑室扩大者，必要时可行脑室穿刺和体外引流，但应掌握引流速度要缓慢。发病后应密切观察 GCS 评分，注意心电图变化，动态观察局灶性神经体征变化和进行脑功能监测。

（二）防止再出血

二次出血是本病的常见现象，故积极进行药物干预对防治再出血十分必要。蛛网膜下腔出血急性期脑脊液纤维素溶解系统活性增高，第 2 周开始下降，第 3 周后恢复正常。因此，选用抗纤维蛋白溶解药物抑制纤溶酶原的形成，具有防治再出血的作用。

1.6- 氨基己酸

6- 氨基己酸为纤维蛋白溶解抑制剂，可阻止动脉瘤破裂处凝血块的溶解，又可预防再破裂和缓解脑血管痉挛。每次 8~12g 加入 10％葡萄糖盐水 500mL 中静脉滴注，每日 2 次。

2. 氨甲苯酸

氨甲苯酸又称抗血纤溶芳酸，能抑制纤溶酶原的激活因子，每次 200~400mg，溶于葡萄糖注射液或 0.9％氯化钠注射液 20mL 中缓慢静脉注射，每日 2 次。

3. 氨甲环酸

氨甲环酸为氨甲苯酸的衍化物，抗血纤维蛋白溶酶的效价强于前两种药物，每次 250~500mg 加入 5％葡萄糖注射液 250~500mL 中静脉滴注，每日 1~2 次。

但近年的一些研究显示，抗纤溶药虽有一定的防止再出血作用，但同时增加了缺血事件的发生，因此不推荐常规使用此类药物，除非凝血障碍所致出血时可考虑应用。

（三）降颅压治疗

蛛网膜下腔出血可引起颅内压升高、脑水肿，严重者可出现脑疝，应积极进行脱水降颅压治疗，主要选用 20％甘露醇静脉滴注，每次 125~250mL，2~4 次/日；呋塞米，每次 20~80mg，2~4 次/日；清蛋白 10~20g/d，静脉滴注。药物治疗效果不佳或疑有早期脑疝时，可考虑脑室引流或颞肌下减压术。

（四）防治脑血管痉挛及迟发性缺血性神经功能缺损

目前认为，脑血管痉挛引起迟发性缺血性神经功能缺损（DIND）是动脉瘤性SAH最常见的死亡和致残原因。钙通道拮抗剂可选择性作用于脑血管平滑肌，减轻脑血管痉挛和DIND。常用尼莫地平，每日10mg（50mL），以每小时2.5~5.0mL速度泵入或缓慢静脉滴注，5~14天为1个疗程；也可选择尼莫地平片，每次40mg，每日3次，口服。国外报道高血压—高血容量—血液稀释（3小时）疗法可使大约70%的患者临床症状得到改善。有数个报道认为与以往相比，"3小时"疗法能够明显改善患者预后。增加循环血容量，提高平均动脉压，降低血细胞比容至30%~50%，被认为能够使脑灌注达到最优化。3小时疗法必须排除已存在脑梗死、高颅压，并已夹闭动脉瘤后才能应用。

（五）防治急性脑积水

急性脑积水常发生于病后1周内，发生率为9%~27%。急性阻塞性脑积水患者脑CT扫描显示脑室急速进行性扩大，意识障碍加重，有效的疗法是行脑室穿刺引流和冲洗。但应注意防止脑脊液引流过度，维持颅内压在15~30mmHg，因过度引流会突然发生再出血。长期脑室引流要注意继发感染（脑炎、脑膜炎），感染率为5%~10%。同时常规应用抗生素防治感染。

（六）低钠血症的治疗

SIADH的治疗原则主要是纠正低血钠和防止体液容量过多。可限制液体摄入量，1天<500mL，使体内水分处于负平衡以减少体液过多与尿钠丢失。注意应用利尿剂和高渗盐水，纠正低血钠与低渗血症。当血浆渗透压恢复，可给予5%葡萄糖注射液维持，也可用抑制ADH药物，去甲金霉素1~2g/d，口服。

CSWS的治疗主要是维持正常水盐平衡，给予补液治疗。可静脉或口服等渗或高渗盐液，根据低钠血症的严重程度和患者耐受程度单独或联合应用。高渗盐液补液速度以每小时0.7mmol/L，24小时<20mmol/L为宜。如果纠正低钠血症速度过快可导致脑桥脱髓鞘病，应予特别注意。

第五节 中枢神经系统病毒感染

中枢神经系统病毒感染是指病毒侵入脑、脊髓及其相关组织引起的炎性或非炎性改变。能引起中枢神经系统感染的病毒种类繁多，如疱疹病毒（单纯疱疹病毒、水

痘 - 带状疱疹病毒、人类疱疹病毒、巨细胞病毒、EB 病毒）、肠源性病毒（脊髓灰质炎病毒、柯萨奇病毒）、虫媒病毒（乙型脑炎病毒、森林脑炎病毒）、呼吸道病毒（麻疹病毒、风疹病毒）等。有些感染主要表现为神经系统受损，而另一些引起的神经系统症状只是常见疾病的少见临床表现。

一、单纯疱疹病毒性脑炎

单纯疱疹病毒性脑炎（Herpes simplex encephalitis，HSE）是单纯疱疹病毒（HSV）初次感染或再活化引起的中枢神经系统感染性疾病。HSE 是最常见的中枢神经系统感染性疾病之一，人群间密切接触是 HSV 唯一的传染途径，发病无明显地区性和季节性，国外 HSE 发病率为 (2~4/)10 万，未及时治疗的患者病死率可达 70％以上。

（一）病因机制

HSV 是一种嗜神经 DNA 病毒，通过感染皮肤和黏膜，HSV 进入周围感觉神经元末端，并经轴突逆向转运入神经元细胞核潜伏。数年后或机体免疫力低下，或遇非特异性刺激，如情绪应激反应、发热、紫外线和组织损害等激活时，病毒侵入中枢神经系统，复制、损伤神经元，引起相应的临床表现。HSV 分 2 种类型，其中，HSV-1 型经常潜伏于三叉神经节，HSV-2 型常于骶神经节复制。近 90％的人类 HSE 是由 HSV-1 型引起，HSV-2 型与新生儿 HSE 有关。

（二）临床表现

（1）多数患者急性起病，偶有亚急性发病和迁延数月者。早期常见症状是发热（可达 40℃）、头痛、头晕、肌痛、恶心和呕吐、咽喉痛及全身不适等，部分患者可有口唇疱疹，历时 1 周至数周。

（2）随病情进展，可出现精神症状，如反应迟钝或呆滞、言语和动作减少、定向障碍、错觉、幻觉、妄想及怪异行为，可因精神症状突出而误诊为精神病；可表现为不同程度的意识障碍，表现为意识模糊或谵妄，病情加重可出现嗜睡、昏睡甚至昏迷及去皮质状态，意识障碍尤其是昏迷提示病情严重；30％患者可出现癫痫，可为全身性或局灶性，严重者呈癫痫持续状态；可出现颅内压增高表现，如头痛、呕吐及视盘水肿；可有局灶性神经系统症状，如偏瘫、失语、偏身感觉障碍、偏盲、上睑下垂、不自主运动和共济失调等。

（三）辅助检查

1.血常规检查

可见白细胞和中性粒细胞增多，无特殊意义。

2.脑脊液检查

（1）常规检查：压力增高，细胞数增多，达（100~500）×10⁶/L，通常<200×10⁶/L，呈淋巴细胞样反应，常见少量红细胞或黄变，提示出血性病变，此特征可与其他病毒性脑炎鉴别。蛋白轻度增高，通常<1g/L，氯化物和糖多数正常，个别患者晚期糖降低，须与结核性及真菌性感染鉴别。

（2）免疫学检查：PCR 特异性和敏感性高，可早期诊断 HSE。HSE 发病 1~2 天 HSV-1 型 DNA 可为阴性，之后阳性率逐渐增高，一般病后 3 天至 2 周内检查阳性率高。采用酶联免疫吸附试验方法检测 HSV 的 IgG 和 IgM 抗体，有以下情况可考虑中枢神经系统近期 HSV 感染：脑脊液 HSV IgM 型抗体阳性，或血与脑脊液 HSV 抗体滴度比值<40，或者病程中 2 次或 2 次以上抗体滴度呈 4 倍以上增高。

3.脑电图检查

发病早期即可异常，以颞叶为中心弥散性高波幅慢波，发生率约 80%，以及单侧或两侧同时出现棘波或慢波，周期为 1~4 秒，持续时间<1 秒。周期性同步放电发生率 28%~63%，出现于发病 2 周内，最具诊断价值。

4.头颅影像学检查

超过 50%患者 CT 可见局灶性低密度灶，多在颞叶皮质，有占位效应如中线移位和线性增强，但发病 1 周内多为正常。MRI 可表现为颞叶内侧、额叶眶面、岛叶皮质和扣带回 T1WI 轻度低信号，T2WI 呈高信号病灶，出血时 T1WI 和 T2WI 均为混合性信号。HSE 患者在发病 1 周后 90%以上会出现上述改变。

（四）诊断及鉴别诊断

1.临床诊断依据

（1）有口唇或者生殖道疱疹史。

（2）急性起病，病情较重，有发热等全身症状。

（3）脑实质损害表现，如精神行为异常、意识障碍、癫痫和局灶性神经系统损害症状体征。

（4）脑电图呈颞、额叶为主慢波及癫痫样放电。

（5）CT 或 MRI 显示额颞叶皮质病灶。

2.确诊需要的依据

（1）脑脊液 PCR 检出 HSV-DNA。

（2）双份脑脊液发现 HSV 特异性抗体有显著变化趋势。

3.鉴别诊断

（1）带状疱疹病毒性脑炎：临床较少见，患者多有胸腰部带状疱疹史，也可在发病前无任何疱疹病史，表现为意识模糊和局灶性脑损害症状体征。血清及脑脊液可检出带状疱疹病毒抗原或抗体。MRI 无脑部出血性坏死病灶。

（2）巨细胞病毒性脑炎：多见于免疫缺陷，如获得性免疫缺陷综合征或长期应用免疫抑制药患者。多呈亚急性或慢性病程，表现为头痛、意识模糊、情感障碍、记忆力减退和局灶性脑损害体征。MRI 可见弥散性或局灶性白质异常。脑脊液 PCR 可检出巨细胞病毒。

（3）其他病毒性脑炎：包括腮腺炎病毒脑炎、乙型病毒脑炎、麻疹病毒脑炎等，除临床特点外，主要依据血清或脑脊液病毒抗原、抗体检查进行鉴别。

（4）急性弥散性脑脊髓炎：常见于麻疹、水痘、风疹和流感病毒等感染或疫苗接种后，引起脑和脊髓急性脱髓鞘病变，表现为脑实质、脑膜、脑干、小脑和脊髓等部位受损的症状和体征。影像学显示皮质下白质多发病灶，病毒学和相关抗体检查阴性。

（五）治疗

早期诊断和早期治疗是降低本病病死率的关键，治疗主要是早期抗病毒治疗，辅以免疫治疗和对症治疗。

1. 抗病毒治疗

（1）阿昔洛韦：治疗本病的首选药物，是一种鸟嘌呤衍生物，能抑制病毒 DNA 的合成，对 HSV-1 型和 HSV-2 型均有强烈的抑制作用。该药血 - 脑屏障透过率约 50%，每日常用剂量为 30mg/kg，分 3 次静脉滴注，连用 14～21 天。病情严重者可延长治疗时间。当临床上怀疑本病或者不能排除本病时，应立即予阿昔洛韦治疗，不应等待病毒学结果而延误用药。本药的不良反应较少，主要有谵妄、震颤、皮疹、血尿和血清转氨酶暂时升高等。

（2）更昔洛韦：抗疱疹病毒谱广，对 HSV 疗效不超过阿昔洛韦，但对阿昔洛韦耐药 HSV 突变株敏感，对巨细胞病毒也有效。每日用量 5～10mg/kg 或 250mg，静脉滴注，1 个疗程为 14～21 天。主要不良反应是肾功能损害和骨髓移植。

2. 肾上腺皮质激素

应采用早期、大量和短程给药原则。肾上腺皮质激素能控制 HSE 炎症反应和减轻水肿，对病情危重、脑脊液白细胞和红细胞明显增多及头颅 CT 见出血性坏死灶者可酌情应用。具体用法：地塞米松 10～15mg，每日 1 次；或甲泼尼龙 500mg/d 冲击治疗，连用 3～5 天。

3. 对症支持治疗

对于颅内压增高、高热、抽搐以及精神症状患者，应分别给予脱水降颅压、降温、抗癫痫和镇静治疗。对于重症及昏迷患者，应注意维持营养及水、电解质平衡，保持呼吸道通畅。加强口腔和皮肤护理，防止压疮、下呼吸道感染和泌尿系感染等。恢复期可采用按摩、针灸、理疗等帮助肢体功能恢复。

二、病毒性脑膜炎

病毒性脑膜炎是指由各种病毒感染引起的软脑膜弥散性炎性疾病。临床表现为发热、头痛和脑膜刺激征。本病病程短，多表现为良性的临床经过，具有一定自限性。本病高发季节为夏秋季，儿童多见，成年人也可罹患。

（一）病因机制

病毒性脑膜炎主要由肠道病毒引起，经粪 - 口途径传播，少数通过呼吸道分泌物传播。大部分病毒在下消化道内进行复制，然后入血产生病毒血症，再进入中枢神经系统引起脑膜炎症病变。该病毒属于微小核糖核酸病毒科，常见的包括了艾柯病毒、脊髓灰质炎病毒、柯萨奇病毒，其次为 HSV-2 型、带状疱疹病毒、HSV-1 型、EB 病毒、流行性腮腺炎病毒和流感病毒。

（二）临床表现

本病夏秋季高发，多急性起病，也可亚急性起病，病程可持续 2 周或更长。主要表现为全身感染中毒症状，如发热（多为 $38 \sim 39℃$）、头痛、肌痛、恶心、呕吐、食欲缺乏及腹泻等。患者常有剧烈头痛，多在额部，伴有恶心、呕吐，可有脑膜刺激征。

（三）辅助检查

1.脑脊液检查

脑脊液外观无色透明，压力正常或稍高，淋巴细胞（$10 \sim 1000$）$\times 10^6/L$，早期以多形核细胞为主，$8 \sim 48$ 天后以淋巴细胞为主。糖和氯化物正常，蛋白轻度增高。细菌培养及涂片染色均阴性。脑脊液病毒抗体检查有助于确定病原。

2.头颅 CT 和 MRI 检查

一般无阳性发现。

（四）诊断及鉴别诊断

1.诊断

诊断依据包括：

（1）病毒感染表现。

（2）急性或者亚急性起病，发热、头痛、呕吐为主要表现，查体发现脑膜刺激征。

（3）脑脊液淋巴细胞轻度增高，糖和氯化物正常。

2. 鉴别诊断

（1）化脓性脑膜炎：多急性起病，临床症状严重，感染中毒、颅内压增高症状和脑膜刺激征明显。腰椎穿刺脑脊液外观混浊，压力常明显升高，白细胞数明显增高，多 > 1000×10^6/L，以中性粒细胞为主。糖含量明显降低，蛋白含量升高。脑脊液细菌涂片和培养可有阳性发现。

（2）结核性脑膜炎：多为亚急性或慢性起病，少数可急性起病，病程常延续数月，可有低热、盗汗、疲倦等结核中毒症状，脑膜刺激征和颅高压症状明显，可伴有脑神经损害，后期可有交通性脑积水和脑实质损害。腰椎穿刺脑脊液可呈毛玻璃样或淡黄色，压力增高，白细胞数轻至中度增多，常为（100~500）× 10^6/L，淋巴细胞增多为主，糖及氯化物下降，蛋白明显增高，通常为 1~2g/L。脑脊液涂片抗酸染色或培养可有阳性发现，但阳性率低。

（五）治疗

1. 病因治疗

一般无须抗病毒治疗。

2. 对症治疗

休息、补液，处理发热，头痛严重可适当应用镇痛药，颅高压患者可适当应用甘露醇。

第六节 中枢神经系统细菌感染

由各种细菌侵害中枢神经系统所导致的炎性疾病为神经系统细菌感染。细菌可侵犯软脑膜、脑脊髓实质、周围神经及静脉窦等结构。本节重点介绍化脓性脑膜炎、脑脓肿及结核性脑膜炎。

一、化脓性脑膜炎

化脓性脑膜炎是由细菌感染引起的脑膜化脓性炎症，是中枢神经系统严重感染性疾病，多见于老年人、儿童。

（一）病因机制

当机体抵抗力下降时，细菌侵入人体形成菌血症，致病菌经血流进入颅内引起脑膜炎。常见致病菌有脑膜炎双球菌、肺炎链球菌和 B 型流感嗜血杆菌。感染来源包括心、肺及其他脏器感染经血行弥散，或由颅骨、椎骨或其他邻近部位（鼻窦炎、乳突炎、中耳炎）化脓灶直接蔓延引起。部分可因神经外科手术、颅骨骨折、乳突及鼻窦骨折等侵入蛛网膜下隙，罕有因腰椎穿刺引起。

（二）临床表现

化脓性脑膜炎多呈暴发性或急性起病，各种细菌感染引起的脑膜炎临床表现相似，归纳如下。

1. 感染

发热、畏寒、寒战及咳嗽、咳痰等上呼吸道感染等症状。

2. 脑膜刺激症状和颅内压增高症状

颈强直、凯尔尼格征阳性、布鲁津斯基征阳性；头痛、恶心、呕吐、视盘水肿、视力改变。

3. 脑实质损害

意识障碍、精神异常、癫痫发作或癫痫持续状态、偏瘫、失语等。

4. 其他

特殊病原体感染可合并特殊临床表现，如脑膜炎双球菌感染时可出现皮疹、瘀点；老年人、婴幼儿及其他免疫功能低下患者可仅有低热、轻度行为异常或轻微脑膜炎体征。

（三）辅助检查

1. 血常规

患者白细胞及中性粒细胞常常明显增多。

2. 脑脊液检查

压力增高，外观混浊或脓性，脑脊液细胞数显著增高，常在（1000～10000）×10⁶/L，多形核细胞占绝对优势，蛋白增高，糖降低，氯化物降低，脑脊液涂片革兰染色阳性率高于 60%，细菌培养阳性率高于 80%。

3. 脑电图检查

无特征性改变，可表现为弥散性慢波。

4. 影像学检查

病变早期 CT 及 MRI 检查可正常，MRI 诊断价值高于 CT，随诊病情进展，MRI

表现为蛛网膜下隙 T1、T2 呈高信号，不规则强化。后期可有弥散性脑膜强化、室管膜炎、脑积水、硬膜下积液及局限性脑脓肿等。

（四）诊断

根据患者暴发性或急性起病，以发热、头痛、恶心、呕吐为主要表现，查体有脑膜刺激征，脑脊液压力增高，白细胞明显增多，多形核细胞为主即应考虑此病。确诊需要病原学证据，包括脑脊液涂片、培养阳性或血培养阳性等。

（五）鉴别诊断

本病需要与病毒性脑膜炎、结核性脑膜炎、隐球菌性脑膜炎相鉴别。同时还需要注意蛛网膜下隙出血及其他导致昏迷的病因。有时因临床表现不典型或抗生素不规范使用，使诊断困难，应反复多次送检病原学，以提高病原体检出率。

（六）治疗

化脓性脑膜炎的治疗包括针对致病菌选择敏感的抗生素，防治感染性休克，防止脑疝等。

1. 抗生素

在未确定病原菌时，先经验性抗感染治疗；若明确病原菌则应根据细菌药敏结果选择抗生素。经验性治疗时一般可选择第三代头孢、第四代头孢菌素或碳青霉类加用万古霉素二联治疗，> 50 岁以上或有免疫功能低下者可合并使用氨苄西林三联治疗。

2. 激素

2004 年美国感染病协会推荐怀疑或证实有肺炎链球菌脑膜炎的成年患者使用地塞米松（0.15mg/kg，每 6 小时 1 次，2 ~ 4 天，在抗菌药第 1 次给药前 10 ~ 20 分钟用药，或者至少同时应用）；但已接受抗菌治疗的成年患者则不必再用。其他致病菌引起的脑膜炎是否使用地塞米松的资料尚不充分。

3. 对症支持治疗

颅高压患者可选择甘露醇脱水降颅压；高热者可选用物理降温或使用解热药物；癫痫发作者予抗癫痫药物；合并脑脓肿者，必要时行立体定向脓肿抽吸或开颅清除脓肿或短期行脑室引流。

二、脑脓肿

脑脓肿是由化脓性细菌感染后在脑实质内形成的局限性包裹性化脓性病灶，少部分也可由真菌或原虫侵入形成。

（一）病因机制

脑脓肿常见致病菌为链球菌、金黄色葡萄球菌、变形杆菌、大肠埃希菌。

1. 细菌来源

（1）邻近组织感染直接蔓延。

（2）颅脑外伤或神经外科手术。

（3）其他远隔部位感染经血行弥散。约 25% 患者无明显感染病灶，称为隐源性脑脓肿。

2. 脑脓肿形成需要经过的 4 个阶段

（1）脑炎早期（1~3 天）：细菌入侵脑实质后，血管周围炎症细胞浸润，中央区凝固性坏死，周围脑组织显著水肿，病灶位置表浅时可有脑膜炎性反应。

（2）脑炎晚期（4~9 天）：中央坏死区域扩大、液化，脓液形成，周围巨噬细胞、成纤维细胞等浸润，成纤维细胞及网状细胞逐渐形成薄的包膜，周围水肿较脑炎早期更明显。

（3）包膜形成早期（10~13 天）：包膜初步形成，影像学可见包膜环形强化。

（4）包膜形成晚期（14 天之后）：形成完整、边界清晰的包膜，周围大量星型胶质细胞增生活化。

（二）临床表现

脑脓肿典型表现为"三联征"，包括头痛、发热、局灶性神经功能缺损。还可出现颅内压增高和假性脑膜炎的表现。

（三）辅助检查

一般检查与化脓性脑膜炎无差别。病原学检查主要采用立体定向引导下细针穿刺脓液，行革兰染色及培养可确诊病原菌。在可疑脑脓肿时，尽量避免腰椎穿刺检查以防脑疝。

脓肿形成后，CT 增强可见中央低密度，包膜环形强化。MRI T1 增强可见中央低信号，包膜环形强化，周边低信号水肿带，T2 相中央高信号，包膜呈低信号，周边高信号水肿带。

（四）诊断及鉴别诊断

脑脓肿诊断主要依赖影像学的典型表现，结合患者病史不难诊断。引起发热、头痛、局灶性神经系统症状的疾病众多，须与硬膜下积脓、细菌性脑膜炎、病毒性脑膜脑炎、上矢状窦静脉血栓形成和急性弥散性脑脊髓炎等鉴别；如果无发热，则重点须与颅内原发性肿瘤及转移瘤相鉴别。

（五）治疗

1. 抗感染治疗

经验性抗感染治疗方案请参考"化脓性脑膜炎"。如合并颅脑穿通伤或近期颅脑手术的患者，应选用头孢他啶，覆盖铜绿假单胞菌，联合万古霉素覆盖金黄色葡萄球菌，或选用美罗培南联合万古霉素治疗。

2. 手术治疗

脓肿穿刺引流术既可以获取标本协助诊断同时也是治疗的重要部分；如穿刺引流不成功，可考虑外科手术切除。

3. 激素

仅用于脑水肿严重、占位效应明显的高颅压患者，应尽快减量。

4. 抗癫痫治疗

应给予预防性抗癫痫治疗，并持续至脓肿治愈后 3 个月，复查脑电图，若脑电图仍异常，则继续抗癫痫治疗；若脑电图正常，则逐渐停药，并密切随访。

5. 对症支持治疗

高颅压给予脱水降颅压治疗，高热给予物理降温。

三、结核性脑膜炎

结核性脑膜炎是由结核分枝杆菌引起的脑膜非化脓性炎性疾病，是中枢神经系统结核感染最常见类型。虽然近年来在世界各国卫生医务人员的努力下，结核病的发病率逐年递减，但耐药性结核及结核性脑膜炎发病率有增高趋势。

（一）病因机制

结核分枝杆菌通过呼吸道飞沫传播，首先在肺泡巨噬细胞内繁殖，2～4 周血行弥散，在脑膜及邻近脑实质形成小肉芽肿，称为"Rich 灶"，通常处于静息状态，可达数年。当干酪样坏死破溃释放入蛛网膜下隙时即可出现结核性脑膜炎。贫穷、人口密集、营养不良、酗酒、药物滥用、糖尿病、免疫抑制治疗、恶性肿瘤、头部外伤和 HIV 感染等都是结核性脑膜炎易患因素。

（二）临床表现

结核性脑膜炎的临床表现多种多样，随患者基础疾病情况、年龄、种族及感染菌株的不同，临床表现有差异。多数患者隐袭起病，呈慢性病程，也可急性或亚急性起病，可缺乏结核接触史。

1. 常见的非特异性症状

发热、头痛、盗汗、食欲缺乏、疲乏、体重减轻和肌痛等。

2. 脑膜刺激症状和颅内压增高症状

颈强直、凯尔尼格征阳性、布鲁津斯基征阳性；头痛、呕吐、视盘水肿、视物改变。

3. 脑实质损害

精神萎靡、意识障碍、癫痫发作或癫痫持续状态、肢体瘫痪、感觉障碍和类卒中样发病。

4. 脑神经和脊神经损害

展神经最常受累，动眼神经及滑车神经相对较少受累，面神经、视神经也有受累报道；神经根痛、感觉异常、膀胱功能功能障碍、肌萎缩、肌张力减退和腱反射阙如也可见，与脊神经损害有关。

（三）辅助检查

1. 脑脊液检查

压力轻中度增高，也可达 3.92kPa（400mmH$_2$O）以上；外观无色透明或微黄；常规白细胞计数（50～500）×10^6/L；蛋白增高，平均为 1.5～2.0g/L；糖中度降低。

2. 病原学检查

目前常用的方法有脑脊液涂片抗酸染色、结核分枝杆菌培养、核酸扩增试验、脑或脊髓组织活检抗酸染色。可通过增加送检脑脊液量、多次送检及延长结核培养时间提高检出阳性率。

3. 病理学及细胞学检查

病理学检查详见上述病理描述。脑脊液细胞学在结核性脑膜炎的诊断中具有重要价值。在发病初期，常见各种细胞并存，比例相差不甚悬殊的镜下表现，称为混合型细胞反应。该镜下表现对结核性脑膜炎具有辅助诊断价值。经过治疗，脑脊液中性粒细胞逐步消失，转变为以淋巴细胞和单核细胞为主。

4. 影像学检查

特征性改变有基底部强化、分泌物影、脑积水、脑室周围及基底部脑梗死。除了头颅影像学检查外，最好同时进行胸部 CT 增强扫描或身体其他有征象器官的影像学检查排查颅外结核病灶。

5. 脑电图检查

脑电图检查不是必须的，但对评价患者幕上脑实质的受累情况及进行鉴别诊断有帮助。

（四）诊断及鉴别诊断

1. 诊断

结核病史或接触史，亚急性或慢性起病，出现发热、头痛、恶心、呕吐等症状，脑膜刺激征（＋）；辅助检查：腰椎穿刺脑脊液压力增高，细胞数增高，淋巴细胞为主，糖降低，CSF 抗酸染色、结核分枝杆菌培养及 PCR 检出结核分枝杆菌等可帮助诊断。

2. 鉴别诊断

须与其他颅内感染性疾病相鉴别，如化脓性脑膜炎、隐球菌性脑膜炎、梅毒性脑膜炎、病毒性脑膜脑炎及脑寄生虫细菌性脑脓肿（脑影像学呈占位性病变）。还须与颅内肿瘤，如转移瘤等鉴别。可以通过微生物学（染色、培养、NAAT）、血清学（如梅毒）或组织病理学（转移瘤）等方法予以鉴别。

（五）治疗

结核性脑膜炎的治疗原则是早期给药、合理选药、联合用药及系统治疗。须同时应用细胞内和细胞外的抗菌药物，以避免或减少耐药性的出现。在治疗中枢神经系统结核时，抗结核药必须能透过血 - 脑屏障，达到有效的药物浓度。只要临床高度提示该病，即使病原学证据阴性也应立即开始抗结核治疗。

1. 抗结核治疗

异烟肼、利福平、吡嗪酰胺或乙胺丁醇、链霉素是治疗结核性脑膜炎最有效的一线用药，儿童因乙胺丁醇的视神经毒性作用而不选用，孕妇因链霉素对胎儿前庭蜗神经的影响而不选用。

因利福平、吡嗪酰胺、乙胺丁醇均具有肝毒性，用药期间注意监测肝功能；异烟肼易导致周围神经病，应联合维生素 B_6；链霉素对前庭蜗神经有损伤，应每月进行听力检查，出现前庭毒性症状时应停药。

2. 激素

可有效抑制炎症，减轻脑水肿，降低颅压和抑制纤维化。用于颅内压增高合并脑积水、血管炎、蛛网膜炎的重症患者。成年人常用泼尼松龙 60mg 口服或地塞米松 10mg，静脉滴注。

3. 对症治疗

给予脱水降颅压、解痉、抗感染及一般营养支持治疗。

第五章 血液内科疾病

第一节 缺铁性贫血

缺铁性贫血（iron-deficiency anemia，IDA）是由于体内缺少铁质而影响血红蛋白合成所引起的一种常见贫血。在红细胞的产生受到限制之前，体内的铁储存已耗尽，此时称为缺铁。这种贫血特点是骨髓、肝、脾及其他组织中缺乏可染色铁，血清铁浓度和血清转铁蛋白饱和度均降低。典型病例贫血是属于小细胞低色素型。本病是贫血中常见类型，普遍存在于世界各地。

一、病因机制

肝、脾、骨髓等单核-吞噬细胞系统含铁量约 1000mg，可供人体制造 1/3 血容量的血红蛋白之用，而且血红蛋白分解释放的铁也几乎全部为人体所重复利用。短时性食物铁的缺乏或缺铁增多，一般都很少缺铁。人体内的铁是呈封闭式循环的。正常情况下，铁的吸收和排泄保持着动态的平衡，人体一般不会缺铁，只在需要增加、铁的摄入不足及慢性失血等情况下造成长期铁的负平衡才致缺铁。

（一）需要量增加与摄入不足

1.需要量增加

（1）生长发育期：特别是婴幼儿，对铁的需求量增高。铁的需要量与体重增长成正比，4 个月以后的婴儿，每天需摄入铁 1mg/kg，早产儿生后需铁量更多，可达 2mg/kg，1 岁以后生长相对减慢，每天约需 0.3mg/kg，在整个儿童期，需铁量较成年人仍相对要多。

（2）妊娠及哺乳：妊娠期间由于胎儿的需要，扩充血容量而补充红细胞，以及分娩失血等，估计每次妊娠的消耗铁平均达 680mg，相当于失血 1300mL，约每日耗铁 2.5mg。哺乳期每天失铁 0.5~1mg。所以妊娠、哺乳期需铁量明显增高。

2.摄入不足

（1）进食不足：因食物中缺乏足够量的铁或食物结构不合理导致铁吸收和利用减低。我国食物结构一般以谷物和蔬菜为主，肉类较少。因此，血红素铁含量较西方饮食为低，饮食中供铁以非血红素铁为主，并含有大量抑制非血红素铁吸收的物质。个别人群饮食安排不合理，明显偏食，以致铁供应不足，可导致缺铁。

（2）吸收不良：主要是胃肠道疾病。常见为胃酸缺乏，因胃酸促进铁溶解，有利于吸收。消化道手术特别是胃切除及胃空肠吻合术。由于食物快速通过十二指肠或直接进入空肠，而十二指肠为主要吸收铁的部位，而且胃切除后有不少患者发生胃酸缺乏。因此，影响铁的吸收。慢性胃肠道疾病，如慢性腹泻或吸收不良综合征，铁的吸收均不良，并且随着大量肠上皮细胞脱落而失铁。有些患者有嗜异癖，常进食一些非食用物质，又进一步加重了铁的摄入不足。

（二）储存铁消耗过多

由于体内总铁量的 2/3 存在于红细胞内。因此，反复、多量失血可显著消耗体内铁贮量。钩虫病引起慢性少量肠道出血、上消化道溃疡反复多次出血、妇女月经量过多等长期的损失，最终导致体内铁贮量不足，以致发生缺铁性贫血。此外，阵发性睡眠性血红蛋白尿、人造机械心瓣膜引起的机械性溶血，以及特发性肺含铁血黄素沉着症，均可因长期尿内失铁而致贫血。正常人每天从胃肠道、泌尿道及皮肤上皮细胞中丢失的铁约为 1mg。临床上铁丢失过多在男性常是由于胃肠道出血，而女性则常是由于月经失血过多。

（三）游离铁丧失过多

游离铁可随胃肠道上皮细胞衰老和不断脱落而丧失。在萎缩性胃炎、胃大部切除以及脂肪泻时，上皮细胞更新率加快，所以游离铁丧失也增多。缺铁不仅引起血红素合成减少，而且由于红细胞内含铁酶（如细胞色素氧化酶等）活性降低，影响电子传递系统，可引起脂质、蛋白质及糖代谢异常，导致红细胞异常，易于在脾内破坏而缩短其生命期。

铁是人体必须的微量元素，存在于所有生存的细胞内。铁除参与血红蛋白合成外，还参加体内的一些生物化学过程，包括线粒体的电子传递、儿茶酚胺代谢及 DNA 的合成。已知多种酶需要铁，如过氧化物酶、细胞色素 C 还原酶、琥珀酸脱氢酶、核糖核酸还原酶及黄嘌呤氧化酶等蛋白酶及氧化还原酶中都有铁。如缺乏铁，将影响细胞的氧化还原功能，造成多方面的功能紊乱。

含铁酶的活性下降，影响细胞线粒体的氧化酵解循环。使更新代谢快的上皮细胞角化变性，消化系统黏膜萎缩，胃酸分泌减少。缺铁时，骨骼肌中的 α-磷酸甘油脱氢酶减少，易引起运动后乳酸堆积增多，使肌肉功能及体力下降。含铁的单胺氧化酶对一些神经传导剂（如多巴胺、去甲肾上腺素及 5-羟色胺等）的合成、分解起着重要的作用。缺铁时，单胺氧化酶的活性降低，可使神经的发育及智力受到影响。

发育中的红细胞需要铁、原卟啉和珠蛋白以合成血红蛋白。血红蛋白合成不足造成低色素性贫血。关于缺铁与感染的关系，目前尚有不同的看法。缺铁时巨噬细胞功能和脾脏自然杀伤细胞活性明显有障碍；中性粒细胞的髓过氧化物酶和氧呼吸暴发功能降低；淋巴细胞转化和移动抑制因子的产生受阻，细胞免疫功能下降。但也有人强调，铁也是细菌生长所需，认为缺铁对机体有一定的保护作用。铁丰富时较铁缺乏时更易发生感染。

二、临床表现

临床表现的轻重主要决定于贫血程度及其发生速度。急性失血发病迅速，即使贫血程度不重，也会引起明显的临床症状，而慢性贫血由于发病缓慢，人体通过调节能逐步适应而不出现症状。

（一）一般临床表现

面色萎黄或苍白，倦怠乏力，食欲缺乏，恶心嗳气，腹胀腹泻，吞咽困难。头晕耳鸣，甚至昏厥，稍活动即感气急，心悸不适。在伴有冠状动脉粥样硬化患者，可促发心绞痛。妇女可有月经不调、闭经等。久病者可有指甲皱缩、不光滑、反甲，皮肤黏膜苍白、皮肤干枯，毛发干燥脱落。心动过速，心脏强烈搏动，心尖部或肺动瓣区可听到收缩期杂音。出现严重贫血可导致充血性心力衰竭，也可发生水肿。约10%的缺铁性贫血患者脾脏轻度肿大，其原因不清楚，患者脾内未发现特殊的病理改变，在缺铁纠正后可消失。少数严重贫血患者可见视网膜出血及渗出。严重持久的贫血可导致贫血性心脏病，甚至心力衰竭。

（二）组织中缺铁和细胞含铁酶类减少引起细胞功能改变的表现

有一些症状不一定是贫血本身所引起，而是组织中缺铁或酶的功能紊乱所引起的。疲乏、烦躁和头痛等在缺铁的妇女中较为多见，这些症状在储存铁已消失而贫血尚未出现时即可出现。因此，有可能这些症状与贫血关系不大，而是因组织中缺少含铁的酶或含铁的蛋白质（除血红蛋白外）而发生的功能障碍所引起。

（三）特殊表现

缺铁的特殊表现有口角炎、舌乳突萎缩、舌炎，严重的缺铁可有匙状指甲（反甲），食欲缺乏、恶心及便秘。欧洲的患者常有吞咽困难、口角炎和舌异常，称为Plummer-Vinson 或 Paterson-Kelly 综合征，这种综合征可能与环境及基因有关。吞咽困难是由于在下咽部和食管交界处有黏膜网形成，偶可围绕管腔形成袖口样的结构，束缚着食管的开口。常需要手术破除这些网或扩张狭窄，单靠铁剂的补充无济于事。

（四）非贫血症状

儿童生长发育迟缓或行为异常，表现为烦躁、易怒、上课注意力不集中及学习成绩下降。异食癖是缺铁的特殊表现，也可能是缺铁的原因，其发生的机制不清楚。患者常控制不住地仅进食一种"食物"，如冰块、黏土、淀粉等。铁剂治疗后可消失。

三、诊断

仔细询问及分析病史，加上体格检查可以得到诊断缺铁性贫血的线索，确定诊断还须有实验室证实。临床上将缺铁及缺铁性贫血分为：缺铁、缺铁性红细胞生成及缺铁性贫血3个阶段。其诊断标准分别如下。

（一）缺铁性贫血的诊断标准

符合以下第1条和第2~8条中任何两条以上者可诊断为缺铁性贫血。

（1）小细胞低色素性贫血：男性 Hb < 120g/L，女性 Hb < 110g/L，孕妇 Hb < 100g/L，MCV < 80fl，MCH < 26pg，MCHC < 0.31；红细胞形态可有明显低色素表现。

（2）有明确的缺铁病因和临床表现。

（3）血清（血浆）铁 < 10.7μmol/L，总铁结合力 > 64.44μmol/L。

（4）运铁蛋白饱和度 < 0.15。

（5）骨髓铁染色显示骨髓小粒可染铁消失，铁粒幼红细胞 < 15%。

（6）红细胞内游离原卟啉 > 0.9μmol/L（全血），或血液原卟啉 > 0.96μmol/L（全血），或 FEP/Hb > 4.5μg/g Hb。

（7）血清铁蛋白 < 14μg/L。

（8）铁剂治疗有效。

（二）缺铁性红细胞生成

指红细胞摄入铁较正常时为少，但细胞内血红蛋白的减少尚不明显。符合缺铁的诊断标准，同时有以下任何一条者即可诊断。

（1）转铁蛋白饱和度 < 15%。

（2）红细胞游离原卟啉 > 0.9μmol/L 或 > 4.5g/g Hb。

（三）缺铁性贫血

红细胞内血红蛋白减少明显，呈现小细胞低色素性贫血。诊断依据如下。

（1）符合缺铁及缺铁性红细胞生成的诊断。

（2）小细胞低色素性贫血。

（3）铁剂治疗有效。

四、实验室检查

（一）血常规

呈现典型的小细胞低色素性贫血（MCV < 80fl、MCH < 27pg，MCHC < 30%）。红细胞指数改变的程度与贫血的时间和程度相关。红细胞宽度分布在缺铁性贫血的诊断中意义很难定，正常为（13.4±1.2）%，缺铁性贫血为 16.3%（或 > 14.5%），特殊性仅为 50%~70%。血片中可见红细胞染色浅淡，中心淡染区扩大，大小不一。网织红细胞大多正常或轻度增多。白细胞计数正常或轻度减少，分类正常。血小板计数在有出血者常偏高，在婴儿及儿童中多偏低。

（二）骨髓象

骨髓检查不一定需要，除非是需要与其他疾患的贫血相鉴别时。骨髓涂片表现增生活跃，幼红细胞明显增生。早幼红细胞及中幼红细胞比例增高，染色质颗粒致密，细胞质少，血红蛋白形成差。粒系和巨核细胞系正常。铁粒幼细胞极少或消失。细胞外铁缺少。

（三）生化检查

1. 血清铁测定

血清铁降低 < 8.95μmol/L（50μg/dL），总铁结合力增高 > 64.44μmol/L（360μg/dL），故转铁蛋白饱和度降低。由于血清铁的测定波动大，影响因素较多，在判断结果时，应结合临床考虑。在妇女月经前 2~3 天、妊娠的后 3 个月，血清铁和总铁结合力均会降低，但不一定表示缺铁。

2. 血清铁蛋白测定

血清铁蛋白低于 14μg/L。但在伴有炎症、肿瘤及感染时可以增高，应结合临床或骨髓铁染色加以判断。缺铁性贫血患者骨髓红系细胞内及细胞外铁染色均减少。

3. 红细胞游离原卟啉（FEP）测定

FEP 增高表示血红素合成有障碍，用它反映缺铁的存在，是较为敏感的方法。但在非缺铁的情况如铅中毒及铁粒幼细胞贫血时，FEP 也会增高。应结合临床及其他生化检查考虑。

4. 红细胞铁蛋白测定

用放射免疫法或酶联免疫法可以测定红细胞碱性铁蛋白，可反映体内铁储存的状况，如 < 6.5μg/ 红细胞，表示铁缺乏。此结果与血清铁蛋白相平行，受炎症、肿瘤

及肝病的影响较小是其优点。但操作较复杂，尚不能作为常规使用。

5. 其他辅助检查

为明确贫血的病因或原发病，尚需进行多次大便潜血、尿常规检查，必要时还应进一步查肝肾功能，胃肠 X 线检查、胃镜检查及相应的生化、免疫学检查等。

五、治疗

一般来说缺铁性贫血用中医治疗效果较好，但当患者 Hb 小于 60g/L，并有继续出血，单独中药治疗无效时可考虑用西药铁剂治疗，必要时可用肌内注射补铁。

（一）病因治疗

应尽可能地去除导致缺铁的病因。单纯的铁剂补充只能使血常规恢复。如对原发病忽视，不能使贫血得到彻底的治疗。

（二）铁剂的补充

铁剂的补充治疗以口服为宜，每天元素铁 150~200mg 即可。常用的是亚铁制剂（琥珀酸亚铁或富马酸亚铁）。于进餐时或餐后服用，以减少药物对胃肠道的刺激。铁剂忌与茶同服，否则易与茶叶中的鞣酸结合成不溶解的沉淀，不易被吸收。钙盐及镁盐也可抑制铁的吸收，应避免同时服用。患者服铁剂后，临床症状可以很快地恢复。网织红细胞一般于服后 3~4 天上升，7 天左右达高峰。血红蛋白于 2 周后明显上升，1~2 个月后达正常水平。在血红蛋白恢复正常后，铁剂治疗仍需继续服用，待血清铁蛋白恢复到 50μg/L 再停药。如果无法用血清铁蛋白监测，则应在血红蛋白恢复正常后，继续服用铁剂 3 个月，以补充体内应有的储存铁量。如果患者对口服铁剂不能耐受，不能吸收或失血速度快须及时补充者，可改用胃肠外给药。常用的是右旋糖酐铁或山梨醇铁肌内注射。治疗总剂量的计算方法是：所需补充铁（mg）=（150－患者 Hbg/L）×3.4（按每 1000gHb 中含铁 3.4g）× 体重（kg）×0.065（正常人每 kg 体重的血量约为 65mL）×1.5（包括补充储存铁）。上述公式可简化为：所需补充铁（mg）=（150－患者 Hbg/L）× 体重（kg）×0.33。首次给注射量应为 50mg，如无不良反应，第 2 次可增加到 100mg，以后每周注射 2~3 次，直到总剂量用完。有 5%~13% 的患者于注射铁剂后可发生局部肌肉疼痛、淋巴结炎、头痛、头晕、发热、荨麻疹及关节痛等，多为轻度及暂时的。偶尔（约 2.6%）可出现过敏性休克，会有生命危险，故注射时应有急救的设备（肾上腺素、氧气及复苏设备等）。

1. 口服铁剂

（1）硫酸亚铁：因缺铁而血红素合成减少，缺铁性贫血的红细胞游离原卟啉

$50\mu g/L$（正常 $200\sim400\mu g/L$）。

（2）富马酸铁：0.2g/次，3次/日。含铁量较高，奏效较快。

（3）枸橼酸铁铵：常配成10%溶液内服，10mL/次，3次/日。为三价铁，不易吸收，但能代替片剂。

（4）多糖铁复合物胶囊：多糖铁复合物胶囊能为铁配体复合物。

（5）速力菲：速力菲为琥珀酸亚铁。

2. 注射用铁剂

有胃肠道疾病或急需增加铁供应者可选用。

（1）右旋糖酐铁。

（2）山梨醇铁：肌内注射局部有疼痛，全身反应同右旋糖酐铁。

3. 纠正缺铁病因

（1）防治寄生虫病，如驱除钩虫等。

（2）治疗慢性胃肠疾患。

（3）积极治疗慢性失血。

（4）给易感人员以预防性铁剂治疗。

第二节 巨幼细胞性贫血

巨幼细胞性贫血是由于脱氧核糖核酸（DNA）合成障碍所引起的一种贫血，主要系体内缺乏维生素 B_{12} 或叶酸所致，也可因遗传性或药物等获得性 DNA 合成障碍引起。本症特点是呈大红细胞性贫血，骨髓内出现巨幼红细胞系列，并且细胞形态的巨型改变也见于粒细胞、巨核细胞系列，甚至某些增殖性体细胞。该巨幼红细胞易在骨髓内破坏，出现无效性红细胞生成。约95%的患者是因叶酸或（和）维生素 B_{12} 缺乏引起的营养性贫血，早期阶段单纯表现为叶酸或维生素 B_{12} 缺乏者临床上并不少见。营养性巨幼细胞贫血具有地区性，我国以山西和陕西省等西北地区较多见，患病率可达 5.3%。恶性贫血在我国则罕见。

一、病因机制

（一）病因

巨幼细胞贫血的发病原因主要由于叶酸或（及）维生素 B_{12} 缺乏。

1. 叶酸缺乏的病因

（1）摄入不足：叶酸每天的需要量为 $200\sim400\mu g$。人体内叶酸的储存量仅够 4 个月之需。食物中缺少新鲜蔬菜、过度烹煮或腌制均可使叶酸丢失。乙醇可干扰叶酸的代谢，酗酒者常会有叶酸缺乏。小肠（特别是空肠段）炎症、肿瘤手术切除及热带性口炎性腹泻均可导致叶酸的吸收不足。

（2）需要增加：妊娠期妇女每天叶酸的需要量为 $400\sim600\mu g$，生长发育的儿童及青少年以及慢性反复溶血、白血病、肿瘤、甲状腺功能亢进及长期慢性肾衰竭用血液透析治疗的患者，叶酸的需要都会增加，如补充不足就可发生叶酸缺乏。

（3）药物的影响：如甲氨蝶呤、氨苯蝶啶、乙胺嘧啶能抑制二氢叶酸还原酶的作用，影响四氢叶酸的生成。苯妥英钠、苯巴比妥对叶酸的影响机制不明，可能是增加叶酸的分解或抑制 DNA 合成。约 67% 口服柳氮磺胺吡啶的患者叶酸在肠内的吸收受抑制。

（4）其他：先天性缺乏 5，10- 甲酰基四氢叶酸还原酶患者，常在 10 岁左右才被诊断，有些加强护理病房（ICU）的患者常可出现急性叶酸缺乏。

2. 维生素 B_{12} 缺乏的病因

（1）摄入减少：人体内维生素 B_{12} 的储存量为 $2\sim5mg$，每天的需要量仅为 $0.5\sim1\mu g$。正常时，每天有 $5\sim10\mu g$ 的维生素 B_{12} 随胆汁进入肠腔，胃壁分泌的内因子可足够地帮助重吸收胆汁中的维生素 B_{12}。故素食者一般需 $10\sim15$ 年才会发展为维生素 B_{12} 缺乏。老年人和胃切除患者胃酸分泌减少，常会有维生素 B_{12} 缺乏，由于有胆汁中的维生素 B_{12} 的再吸收（肠肝循环），这类患者也和素食者一样，需经过 $10\sim15$ 年才出现维生素 B_{12} 缺乏的临床表现。故一般由于膳食中维生素 B_{12} 摄入不足而致巨幼细胞贫血者较为少见。

（2）内因子缺乏：主要见于萎缩性胃炎、全胃切除术后和恶性贫血患者。发生恶性贫血的机制目前还不清楚，患者常有特发的胃黏膜完全萎缩和内因子的抗体存在，故有人认为，恶性贫血属免疫性疾患。这类患者由于缺乏内因子，食物中维生素 B_{12} 的吸收和胆汁中维生素 B_{12} 的重吸收均有障碍。

（3）严重的胰腺外分泌不足：严重的胰腺外分泌不足的患者容易导致维生素 B_{12} 的吸收不良。这是因为在空肠内维生素 B_{12}-R 蛋白复合体需经胰蛋白酶降解，维生素 B_{12} 才能释放出来，与内因子相结合。这类患者一般在 $3\sim5$ 年后会出现维生素 B_{12} 缺乏的临床表现。由于慢性胰腺炎患者通常会及时补充胰蛋白酶，故在临床上合并维生素 B_{12} 缺乏的并不多见。

（4）小肠内存在异常高浓度的细菌和寄生虫：小肠内存在异常高浓度的细菌和寄生虫也可影响维生素 B_{12} 的吸收，因为这些有机物可大量摄取和截留维生素 B_{12}。小肠憩室或手术后的盲端袢中常会有细菌滋生以及肠内产生的鱼绦虫，都会与人体竞争维生素 B_{12}，从而引起维生素 B_{12} 缺乏。

（5）先天性转钴蛋白Ⅱ（TcⅡ）缺乏及接触氧化亚氮（麻醉剂）等：先天性转钴蛋白Ⅱ（TcⅡ）缺乏及接触氧化亚氮（麻醉剂）等也可影响维生素 B12 的血浆转运和细胞内的利用，也可造成维生素 B_{12} 缺乏。

（二）发病机制

巨幼细胞贫血的发病机制主要是细胞内 DNA 合成障碍。叶酸缺乏时，细胞内脱氧尿嘧啶核苷（dUMP）转为脱氧胸腺嘧啶核苷的生化反应受阻。参加正常 DNA 合成的 dTTP 被 dUTP 代替。机体为了修复这些异常的 DNA，试图合成新的 DNA，但由于体内缺乏叶酸，仍由 dUTP 代替 dTTP 进入新的 DNA。如此反复不已，造成DNA 复制的起点多，新合成的小片段不能接成长的子链，存在多处单链，在重新螺旋化时，易受机械损伤及破坏。促使染色体断裂、细胞染色质出现疏松、断裂等改变。细胞核的发育停滞，而胞质仍在继续发育成熟。细胞呈现核浆发育不平衡、细胞体积较正常为大的巨幼型改变，称为巨幼细胞。这些巨幼细胞均有成熟障碍，表现出无效应生成。骨髓内粒系及巨核系细胞也有类似的 DNA 合成障碍和成熟障碍。维生素 B12 缺乏在发病机制中的作用，以及维生素 B_{12} 缺乏如何阻碍叶酸在细胞 DNA 合成的作用，有多种解释。比较成熟的是 1964 年 V.Herbert 等提出的"甲基四氢叶酸陷阱学说"。他们认为在维生素 B_{12} 缺乏时，同型（高）半胱氨酸转变为蛋氨酸的过程受到阻碍，使甲基四氢叶酸不能形成四氢叶酸。亚甲基四氢叶酸的形成也减少，间接地影响了 DNA 的合成，故维生素 B_{12} 缺乏是间接地阻碍了 DNA 的合成。

腺苷钴胺是维生素 B_{12} 的一种形式。腺苷钴胺作为辅酶参与琥珀酸辅酶 A 合成的反应，如果腺苷钴胺缺乏，此反应不能进行，大量丙酰辅酶 A 堆积，形成的单链脂肪酸影响神经髓鞘磷脂的形成，造成神经的脱髓鞘改变，临床上会出现各种神经系统的症状。

巨幼细胞贫血时，骨髓内虽有各阶段的巨幼红细胞增多，仍不能对贫血起到代偿作用。这是因为巨幼细胞贫血时，细胞的 DNA 合成减慢，细胞停留在有丝分裂前期的细胞增多，很多巨型的幼红细胞在骨髓内未到成熟阶段即遭到破坏。铁代谢动态的研究显示为红细胞的无效应生成。红细胞的寿命为正常的 1/3~1/2。血浆铁运转率比正常人高 3~5 倍，而幼稚红细胞对铁的摄取率不高。血清铁及转铁蛋白饱和度增高，骨髓及肝内均有铁沉积。

近年的研究提示，叶酸缺乏性巨幼细胞贫血时，骨髓红系造血祖细胞形成BFU-E、CFU-E 及 CFU-MK 的数量较正常明显增多，而这些造血祖细胞分化发育至晚期，成熟阶段的过程中大部分遭到了破坏，出现严重的无效造血现象。许多实验证实是叶酸缺乏时发生了细胞增殖受抑制和过度凋亡。叶酸缺乏时巨型变细胞染色质的改变，使细胞增殖受抑制，可能触发凋亡机制，导致细胞过度凋亡，也与巨幼细胞贫血的发生有一定的关系。

巨幼细胞贫血时粒细胞和血小板也有减少，可能与骨髓内粒系细胞及巨核系细胞也有类似的 DNA 合成障碍和成熟障碍有关。

叶酸及维生素 B_{12} 缺乏时，非造血组织的细胞 DNA 合成也会受到影响。对更新代谢较快的各种上皮细胞（如胃肠黏膜、口腔和阴道的黏膜细胞）影响较明显，临床上会出现相应的一些症状。

二、临床表现

（一）症状

贫血是常见症状，发病缓慢，但血红蛋白降至一定临界值时贫血发展速度显著加快，来诊时大多呈现中、重度贫血，头晕、乏困、无力，活动后心悸气短等。

（二）热带口炎性腹泻（热带营养性巨幼细胞贫血）

本病病因不清楚。多见于印度、东南亚、中美洲以及中东等热带地区的居民和旅游者。临床症状与麦胶肠病相似。血清叶酸及红细胞叶酸水平降低、用叶酸联合广谱抗生素能使症状缓解及贫血纠正。缓解后应用小剂量叶酸维持治疗以防止复发。

（三）乳清酸尿症

乳清酸尿症是一种遗传性嘧啶代谢异常的疾病。除有巨幼细胞贫血外，尚有智力低下及尿中出现乳清酸结晶。患者的血清叶酸或维生素 B_{12} 的浓度并不低，用叶酸或维生素 B_{12} 治疗无效，用尿嘧啶治疗可纠正贫血。

（四）恶性贫血

恶性贫血是由于胃黏膜萎缩、胃液中缺乏内因子，因而不能吸收维生素 B_{12} 而发生的巨幼细胞贫血。发病机制尚不清楚。似与种族和遗传有关。多见于北欧斯堪的那维亚人、英格兰人和爱尔兰人。南欧、亚洲及非洲人中均很少见。我国也罕见。多数患者的血清、胃液和唾液中可检查出抗自身胃壁细胞的抗体、在血清中还可检查出两种内因子（阻断及结合）抗体，故有人认为恶性贫血是一种自身免疫性疾病。恶性贫血的发生是遗传和自身免疫等因素间复杂的相互作用的结果。也有人认为这些抗胃壁细胞的抗体是不明原因引起胃黏膜破坏后释放出抗原所引起。

（五）幼年恶性贫血

幼年恶性贫血指婴儿先天性缺少内因子的纯合子状态，不能吸收维生素 B_{12} 而发生的恶性贫血。患儿胃黏膜的组织学发现和胃酸的分泌均正常。血清中也不存在抗壁细胞和抗内因子的抗体。其父母和兄弟姊妹中可发现内因子分泌的缺陷。本病需与儿童恶性贫血相鉴别。后者年龄在 10 岁以上，有胃黏膜萎缩、胃酸缺乏、血清中有抗体。有叶酸、维生素 B_{12} 缺乏的病因及临床表现。

舌质红、舌乳头萎缩、神经系统表现较轻，末梢神经炎常见，少数病例也可出现锥体束征，共济失调等。由于营养不良而发生眼睑水肿，下肢呈压陷性水肿，严重者出现腹腔积液或多浆膜腔积液，黄疸，易感染及出血倾向。少数病例由于髓外造血而发生肝脾大。

三、实验室检查

（一）血常规

贫血为大细胞正色型，血片中红细胞大小不匀，异形均很明显，而以椭圆形的大红细胞较多。红细胞中可见到 cabot 环及 howell-jolly 小体。白细胞和血小板计数大多轻度减少。中性粒细胞分叶过多，5 叶以上 > 5%，最多者可有 16 叶。这种现象并不表示细胞的衰老，而是胞核分裂异常或染色质的异常，偶见巨幼红细胞及幼粒细胞，说明可能在肝、脾有髓外造血。为大细胞正色素性贫血（MCV > 100fl），血常规往往呈现全血细胞减少。中性粒细胞及血小板均可减少，但比贫血的程度为轻。血涂片中可见多数大卵圆形的红细胞，中性粒细胞分叶过多，可有 5 叶或 6 叶以上的分叶。偶可见到巨大血小板，网织红细胞计数正常或轻度增高。

（二）骨髓象

骨髓细胞特别是红系增生显著，粒：红比率降低，红系细胞呈明显的巨幼细胞特点：细胞体积增大，核染色质呈细颗粒状，疏松分散，形成一种特殊的间隙，胞质发育比胞核成熟，形成"核幼浆老"的现象。这种现象用特效药物治疗后 24~96 小时完全消失，粒细胞系统和巨核细胞系统中也有类似的改变，出现巨型晚幼粒细胞和巨型杆状核粒细胞，巨型和分叶过多的巨核细胞，骨髓铁增多，适当治疗后可减少。

（三）胃液分析

胃液分泌量减少，游离盐酸大多缺乏或显著减少，注射组胺后少数叶酸缺乏患者可有少量游离盐酸出现，恶性贫血患者的胃游离盐酸常永远消失。

（四）生化检查

（1）血清叶酸和维生素 B_{12} 水平测定：目前两者均可用微生物法或放射免疫法测定。血清叶酸的正常范围为 5.7~45.4nmol/L（2.5~20ng/mL），血清维生素 B_{12} 的正常范围为 150~666pmol/L（200~900pg/mL）。由于部分正常人中可有血清维生素 B_{12} 低于 150pmol/L（200pg/mL），又因为这两类维生素的作用均在细胞内，而不是在血浆中，故此项测定仅可作为初筛试验。单纯的血清叶酸或维生素 B_{12} 测定不能确定叶酸或维生素 B_{12} 缺乏的诊断。

（2）红细胞叶酸测定：可用微生物法或放射免疫法测定。正常范围是 317.8~567.5nmol/L（140~250ng/mL）。红细胞叶酸不受短期内叶酸摄入的影响，能较准确地反映体内叶酸的储备量。小于 227nmol/L（100ng/mL）时表示有叶酸缺乏。

（3）血清高半胱氨酸和甲基丙二酸水平测定：用以诊断及鉴别叶酸缺乏或维生素 B_{12} 缺乏。血清高半胱氨酸（正常值为 5~16 μ mol/L）水平在叶酸缺乏及维生素 B_{12} 缺乏时均升高，可达 50~70 μ mol/L。而血清甲基丙二酸水平升高（正常值为 70~270nmol/L）仅见于维生素 B_{12} 缺乏时，可达 3500nmol/L。

（4）其他：血清间接胆红素常偏高或轻度超出正常范围，尿胆元增高。血清乳酸脱氢酶、血清铁和血清铁蛋白增高。血清结合珠蛋白、尿酸和碱性磷酸酶均减低。血清叶酸低于 6.81nmol/L（3ng/mL），血清维生素 B_{12} 低于 74pmol/L（100pg/mL）。

（五）亚胺甲基谷氨酸排泄试验

当叶酸缺乏时，亚胺甲基谷氨酸排泄增高。方法是给患者口服组氨酸 15~20g，以后测尿中的亚胺甲基谷氨酸，正常人为 9mg/24h 尿，如尿中亚胺甲基谷氨酸增加，表示体内叶酸缺乏，因为组氨酸代谢过程中需要四氢叶酸，当叶酸缺乏时，大量的中间代谢产物亚胺甲基谷氨酸由尿中排出。

（六）放射性维生素 B_{12} 吸收试验（schilling 试验）

第一部分，受试者口服放射性钴标记的维生素 B_{12} 2 μ g，同时肌内注射维生素 B_{12} 1000 μ g，然后测定 48 小时内尿的放射作用。维生素 B_{12} 吸收正常者 48 小时内能排出摄入放射性钴的 5%~40%，维生素 B_{12} 吸收有缺陷者，如恶性贫血、胃切除或回肠切除后、热带营养性巨幼红细胞贫血，尿的放射作用不到 5%，第二部分，如果吸收较差应重复试验，在试验时加用内因子与维生素 B_{12} 同时口服，若排出量转向正常则可将恶性贫血与热带营养性巨幼细胞性贫血加以鉴别。

（七）脱氧尿嘧啶核苷抑制试验

方法是取患者的骨髓细胞（或 PHA 激活的淋巴细胞）加入脱氧尿嘧啶核苷（du）

孵育后，再加入 3H 标记的胸腺嘧啶核苷（3H-TdR）。一定时间后，测定掺入细胞核中 DNA 的 3H-TdR 量。当叶酸或（及）维生素 B_{12} 缺乏时，利用减少，3H-TdR 的掺入量较正常人。还可加入叶酸或维生素 B_{12} 以纠正。3H-TdR 的掺入来判断患者是缺乏叶酸抑或维生素 B_{12}。此试验较为敏感，可在血清甲基丙二酸及高半胱氨酸水平升高之前的早期阶段出现异常。

（八）内因子抗体测定

在恶性贫血患者的血清中内因子阻断抗体的检出率在 50% 以上，故内因子阻断抗体测定为恶性贫血的筛选方法之一。如阳性，应做维生素 B_{12} 吸收试验。

四、治疗

（1）治疗基础疾病，去除病因。

（2）营养知识教育，纠正偏食及不良的烹调习惯。

（3）补充治疗：根据缺啥补啥的原则，应补充足量直到补足应有的储存量。维生素 B_{12} 缺乏可应用肌内注射维生素 B_{12}，每天 $100\mu g$，连续 2 周，以后改为每周 2 次，共 4 周或直到血红蛋白恢复正常，即初 6 周的治疗，维生素 12 总量应在 $2000\mu g$ 以上。以后改为维持量，每月 $100\mu g$，也可每 2~4 个月给予 1mg，但以每月给予一次维持量复发机会少。有神经系统症状者维生素 B_{12} 剂量应稍大，且维持治疗宜 2 周一次，凡神经系统症状持续超过 1 年者难以恢复。凡恶性贫血、胃切除者、Imerslund 综合征及先天性内因子缺陷者需终身维持治疗。维生素 B_{12} 缺乏单用叶酸治疗是禁忌的，因会加重神经系统的损害。叶酸缺乏者可口服叶酸，每日 3 次，每次 5mg，对肠道吸收不良者也可肌内注射甲酰四氢叶酸钙 3~6mg/d，直至贫血和病因被纠正。如不能明确是哪一种缺乏，也可以维生素 B_{12} 和叶酸联合应用。也有学者认为对营养性巨幼细胞性贫血，两者合用比单用叶酸效果为佳。补充治疗开始后一周网织红细胞升高达到高峰，2 周内白细胞和血小板恢复正常，4~6 周贫血被纠正。

①叶酸缺乏：口服叶酸 5~10mg，3 次/日。胃肠道不能吸收者可肌内注射四氢叶酸钙 5~10mg，1 次/日，直至血红蛋白恢复正常。一般不需维持治疗。

②维生素 B_{12} 缺乏：肌内注射维生素 B_{12} $100\mu g$ 1 次/日（或 $200\mu g$，隔天 1 次），直至血红蛋白恢复正常。恶性贫血或胃全部切除者需终身采用维持治疗，每月注射 $100\mu g$ 1 次。维生素 B_{12} 缺乏伴有神经症状者对治疗的反应不一，有时需大剂量 $500~1000\mu g$/（次·周）长时间（半年以上）的治疗。对于单纯维生素 B_{12} 缺乏的患者，不宜单用叶酸治疗，否则会加重维生素 B_{12} 的缺乏，特别是要警惕会有神经系统症状的发生或加重。

③严重的巨幼细胞贫血患者在补充治疗后：要警惕低血钾症的发生。因为在贫血恢复的过程中，大量血钾进入新生成的细胞内，会突然出现低钾血症，对老年患者和有心血管疾患、食量减少者应特别注意及时补充钾盐。

（4）其他辅助治疗。上述治疗后如贫血改善不满意，要注意有否合并缺铁，重症病例因大量红细胞新生，也可出现相对性缺铁，都要及时补充铁剂。严重病例补充治疗后，血钾可突然降低，要及时补钾，尤对老年患者及原有心血管病者。营养性巨幼细胞贫血可同时补充维生素 C、维生素 B1 和维生素 B6。

第三节 原发性血小板减少症

原发免疫性血小板减少症是临床所见血小板减少最常见的原因之一。长期以来，原发免疫性血小板减少症被认为是一种原因不明的血小板减少所致的出血性疾病，因而称之为原发性或特发性血小板减少性紫癜。后来发现，原发免疫性血小板减少症患者体内存在有识别自身血小板抗原的自身抗体，自身抗体与血小板抗原的结合导致血小板寿命缩短、破坏增加和血小板数量减少，说明本病是一种与免疫反应相关的出血性疾病。临床上，患者可以呈现严重血小板减少和急性瘀斑等出血症状，也可以表现为无任何症状和体征的轻、中度血小板减少。根据患者的病程，在 6 个月以内或是 6 个月以上可将本病划分为急性型和慢性型。两型在发病年龄、病因和发病机制及预后方面都有所不同。估计人群中原发免疫性血小板减少症的发病率为 1/10000 人，约占总住院患者的 0.18％。原发免疫性血小板减少症可以发生在任何年龄阶段。一般儿童原发免疫性血小板减少症多为急性型，而成人原发免疫性血小板减少症多为慢性型。儿童原发免疫性血小板减少症年发病率（约 45/10 万人）略高于成年人（年发病率约 38/10 万人），而且儿童患者中男女比例无差异，在成年患者中则女性与男性之比为（2.6～3.0）：1，老年患者中男女发病率则又相似。

一、病因机制

多数原发免疫性血小板减少症患者的病因未明，急性期患者发病前 1 周常有上呼吸道感染等诱发因素，如病毒、细菌感染或预防接种史。慢性原发免疫性血小板减少症患者常起病隐匿、病因不清，但并发病毒或细菌感染时血小板减少和出血症状加重。

二、临床表现

（一）急性原发免疫性血小板减少症

一般起病急骤，出现全身性皮肤、黏膜出血。起病时常首先出现肢体皮肤瘀斑，病情严重者部分瘀斑可融合成片或形成血疱。口腔黏膜常发生出血或血疱，也常出现牙龈出血和鼻腔黏膜出血。少数患者有消化道出血和泌尿道出血或视网膜出血。据统计，急性原发免疫性血小板减少症并发颅内出血者有 3% ~ 4%，因颅内出血死亡者占 1%。轻型病例一般仅见皮肤散在瘀点和瘀斑。急性原发免疫性血小板减少症多有自限性，80% ~ 90% 的患者在病后 6 个月内恢复，其中多数在 3 周内好转。少数患者病程迁延而转为慢性原发免疫性血小板减少症。

（二）慢性原发免疫性血小板减少症

30% ~ 40% 的患者在诊断时无任何症状。一般起病缓慢或隐匿，常表现为不同程度的皮肤与黏膜出血，出血症状常呈持续性或反复发作。皮肤紫癜及瘀斑可发生于全身任何部位，以四肢远端多见，尤其在搔抓皮肤或外伤后易出现皮肤紫癜和瘀斑。黏膜出血程度不一，以口腔黏膜、牙龈、鼻黏膜出血和女性月经过多为多见，也可出现血尿或消化道出血。一般出血症状与血小板计数相关，当血小板计数 $< 10 \times 10^9/$ 升时可并发较严重的出血。

原发免疫性血小板减少症患者除了出血症状和体征外，常缺乏其他体征，一般无脾大。在慢性型患者偶有（不足 3%）轻度脾脏增大者。

三、辅助检查

（一）血常规

血小板数量减少程度不一，且可有形态异常，如体积增大、形态特殊、颗粒减少、染色过深。除非大量出血，一般无明显贫血和白细胞减少。

（二）骨髓象

巨核细胞数量增多或正常，但胞质中颗粒减少、嗜碱性较强，产板型巨核细胞减少或缺乏，胞质中出现空泡、变性。少数病程较长的难治性原发免疫性血小板减少症患者的巨核细胞数量可减少，可能与抗血小板抗体等因素对巨核细胞的抑制作用有关。

（三）出凝血检查

出血时间延长，毛细血管脆性试验阳性，血块回缩不良，凝血酶原消耗不良，血小板聚集功能及黏附功能低下。

（四）抗血小板抗体测定

PA Ig（包括 PA IgG、PA IgM）、PA C3 的测定已成为诊断原发免疫性血小板减少症的一项重要检测方法。多数患者 PA IgG 水平升高。

（五）用放射性核素标记

血小板方法测定血小板寿命明显缩短，此项检查对原发免疫性血小板减少症的诊断具有特异性，但由于目前尚缺乏简单易行的检测方法，还不能在临床上广泛应用。

四、诊断与鉴别诊断

（一）诊断

原发免疫性血小板减少症的主要诊断依据是临床出血征象，血小板数减少、脾脏无增大、骨髓巨核细胞有质和量的改变及抗血小板抗体等。1986 年 12 月，在首届中华血液学会全国血栓止血学术会议上提出了以下原发免疫性血小板减少症的诊断标准。

（1）多次化验血小板数 $< 100 \times 10^9$/L。

（2）骨髓检查巨核细胞增多或正常，有成熟障碍。

（3）脾脏不大或轻度增大。

（4）下列 5 点中具备任何 1 点：①泼尼松龙治疗有效；② PA IgG 增多；③ PA C3 增多；④切脾有效；⑤血小板寿命测定缩短。

（5）可排除继发性血小板减少症，老年原发免疫性血小板减少症应与其他继发性血小板减少性紫癜相鉴别，如药物、感染等原因；若伴脾大，应警惕可能有引起血小板减少的其他疾病。

（二）鉴别诊断

原发免疫性血小板减少症是一种除外性诊断，常需要与其他引起血小板减少的疾病相鉴别。

（1）假性血小板减少：可见于正常人或其他疾病患者，发生率在 0.09％~0.21％，患者无任何临床出血征象。最常见于乙二胺四乙酸抗凝药引起血小板的体外聚集（血小板之间、血小板与白细胞之间），导致细胞计数仪的错误识别。引起假性血小板减少的机制是这些个体血浆中存在一种乙二胺四乙酸依赖性凝集素（通常为 IgG），在体外抗凝情况下能够识别血小板表面抗原（如 GP Ⅱ b/ Ⅲ a）和（或）中性粒细胞 Fe γ Ⅲ受体，引起血小板 - 血小板或血小板 - 中性粒细胞的聚集。对于那些临床不易解释的血小板减少患者，应该以枸橼酸抗凝血在显微镜下或用血细胞自动计数仪核实血小板数量。

（2）慢性肝病等伴有脾功能亢进患者有肝脏疾病表现、脾大等可资鉴别。

（3）再生障碍性贫血尤其以血小板减少为突出表现时，多部位骨髓穿刺可以发现骨髓增生低下、有非造血细胞团等再生障碍性贫血的诊断依据。

（4）有些骨髓增生异常综合征 - 难治性贫血患者早期仅以血小板减少为主要表现，须与原发免疫性血小板减少症相鉴别。骨髓检查发现多系造血细胞的病态造血是主要鉴别点。

（5）慢性弥散性血管内凝血患者常存在有某种基础疾病，除了血小板减少外，还会有一些弥散性血管内凝血实验室检查（活化的部分凝血活酶时间、凝血酶原时间、纤维蛋白原、D-Dimer 等）的异常，不难与原发免疫性血小板减少症相鉴别。

（6）药物诱发的血小板减少症，如肝素、奎尼丁、解热镇痛药等有时引起急性血小板减少，也常常是由于免疫机制参与。通过仔细询问用药史和停药后血小板一般能够较快回升，可与原发免疫性血小板减少症鉴别。

五、治疗

儿童原发免疫性血小板减少症多为急性自限性疾病，80% ~ 90% 的患儿在病后 6 个月内恢复。成年原发免疫性血小板减少症常属慢性型，自发缓解者少见。因此，成年原发免疫性血小板减少症的治疗尤其重要。原则上，发病时患者血小板计数在 （30 ~ 50）×10⁹/L 以上时，一般不会有出血危险性，可以不予治疗，仅给予观察和随诊。如果发病时患者血小板计数严重减少（＜ 30×10⁹/L）并伴明显出血，则需紧急和适当处理。

（一）糖皮质激素

本药是治疗原发免疫性血小板减少症的首选药物。激素的作用机制是抑制单核 - 巨噬细胞的 Fc 和 C3b 受体，从而减少对被覆抗体的血小板的吞噬清除。抑制粒细胞对被覆抗体的血小板的黏附和吞噬，增强毛细血管抵抗力、减低毛细血管通透性，抑制抗血小板抗体的生成，抑制抗原 - 抗体反应并使结合的抗体游离。一般患者给予泼尼松龙每日 0.75 ~ 1mg/kg 体重，对重症患者可给予泼尼松龙每日 1.5 ~ 2mg/kg 体重，用药 1 ~ 2 日后出血症状多可改善，应用 3 ~ 6 周完全缓解率可达 90%（血小板 ＞

$100 \times 109/L$），持久的完全缓解率约30%。3～6周泼尼松龙逐渐减量，直至维持血小板达到安全水平的最低剂量。若减量同时伴血小板数下降，则找出最小治疗量，以维持治疗。症状严重者，可用氢化可的松或甲泼尼龙短期静脉滴注。

因为大多数儿童患者可以自愈，关于儿童原发免疫性血小板减少症发病初期是否用糖皮质激素治疗，以及能否防止颅内出血仍有争论。有研究报道，泼尼松龙并不能使急性原发免疫性血小板减少症转为慢性原发免疫性血小板减少症的发生率减少，也不能预防颅内出血。尽管如此，伴严重出血的儿童原发免疫性血小板减少症，激素仍为首选的应急药物。

（二）雄激素

达那唑是一种有弱雄激素作用的蛋白合成制剂。作用机制可能是免疫调节，影响单核 - 巨噬细胞 Fc 受体或 T_4/T_8 数量和比例，使抗体生成减少。其有效率为10%～60%，对某些难治病例也可能起效。它与糖皮质激素合用有协同作用，故采取小剂量泼尼松龙与达那唑同时服用，常用于泼尼松龙治疗奏效，但减量后血小板下降的患者。对老年妇女患者的疗效比年轻患者更好些，其原因可能是年轻妇女中雌激素的分泌较多，中和了达那唑的作用，而老年妇女和男子雌激素的分泌较少，因而达那唑的作用更易显现出来。达那唑对部分难治性原发免疫性血小板减少症也有效，剂量为每次200mg，每日2～4次，疗程2个月以上。其主要不良反应为肝功能受损。也可用另一种雄激素司坦唑醇替代，作用相似，剂量为每次2mg，每日3次。

（三）其他免疫抑制药

慢性原发性免疫性血小板减少症经糖皮质激素治疗或脾切除后疗效不佳者，或不宜使用糖皮质激素而又不适于脾切除的患者，可给予免疫抑制药治疗。常用药物有长春新碱、环磷酰胺、硫唑嘌呤和环孢素。对于难治、复发的原发性免疫性血小板减少症患者还可以采用联合化学治疗方法，如给予COP方案治疗。

（1）长春新碱每周1～2mg，静脉注射或静脉滴注8小时以上，一般用药后1～2周血小板即回升，但停药后多数复发。因此可以每周1次，每3～6周为1个疗程。长春新碱长期应用可并发周围神经病，故应间断或短期使用。

（2）环磷酰胺每日2mg/kg体重，口服；或400～600mg，静脉注射，每1～2周1次，一般需3～6周才能起效，可间歇给药维持。完全缓解率为25%～40%。环磷酰胺与泼尼松龙也有协同作用，两者可联合应用。环磷酰胺长期应用，少数患者可诱发肿瘤，应避免之。

（3）硫唑嘌呤每日2～4mg/kg体重，口服，一般需治疗数月后才见疗效。该药较为安全。可较长时间维持用药，也可与泼尼松龙合用。但也有引起血小板减少，甚至再生障碍性贫血的报道，应定期复查血常规。

（4）环孢素是一种作用较强的免疫抑制药，可能通过干扰 T 淋巴细胞释放的白细胞介素 -2 的功能，阻断 T 淋巴细胞介导的异常免疫反应。Th 细胞是环孢素作用的主要靶细胞。剂量为每日 $2.5 \sim 5mg/kg$ 体重，口服，至少用药 3 个月以上。环孢素常见不良反应有胃肠道反应、乏力、肌肉和关节酸痛、震颤、感觉异常、多毛、水肿、牙龈增生、高血压、肝肾功能损害等，一般较轻微，属一过性，停药后可以逆转。其中，肾损害是主要的不良反应，应监测血药浓度及肾功能。本药一般作为难治性原发免疫性血小板减少症的后备药物，报道有效率达 80% 左右。

（四）丙种球蛋白

静脉输注大剂量丙种球蛋白可作为泼尼松龙或脾切除无效，或脾切除术后复发，严重出血的一种急救措施。剂量为每日 $0.4g/kg$ 体重，连用 $3 \sim 5$ 日；也有用每日 $0.05 \sim 0.15g/kg$ 体重，连用 5 日，以后每 $1 \sim 2$ 周再用药 1 次，可以取得较好疗效。治疗后 80% 以上患者血小板升至 $> 50 \times 10^9/L$ 者，并能维持数日至数十日。不良反应极少，但价格昂贵。

（五）脾切除

脾脏是产生抗血小板抗体及破坏被覆抗体的血小板的主要场所。因此，脾切除治疗被认为是仅次于糖皮质激素的主要治疗方式。脾切除适用于药物不能稳定病情、出血持续存在并威胁生命者，但 18 岁以下患者一般暂不切脾，因可发生反复感染。术前可先输注血小板或静脉输注丙种球蛋白使血小板在较为安全水平，然后进行脾切除。近年来不断有报道，用腹腔镜实施脾切除手术可明显降低手术并发症。多数患者在手术后 10 日以内血小板上升，有些患者血小板急剧升至 $1000 \times 10^9/L$ 以上，但并未增加血栓形成的危险性。脾切除的有效率约为 90%，完全缓解约为 70%，持久完全缓解率可达 $45\% \sim 60\%$。术后约 10% 患者复发，原因可能有副脾未切除（约占 10%）、手术时部分脾组织种植、免疫系统的其他部位产生抗血小板抗体等方面。有报道，对于初次糖皮质激素或丙种球蛋白治疗有效的患者，脾切除的完全缓解率较高。有些患者脾切除后虽然疗效欠佳，但对糖皮质激素治疗仍有效且用药剂量有所减少。

（六）输注血小板

适用于患者有严重黏膜出血或有颅内出血危及生命时。输入的血小板有效作用时间为 $1 \sim 3$ 日，为达到止血效果，必要时可 3 日输注 1 次。但多次输注不同相容抗原的血小板后，患者体内可产生相应的同种抗体发生血小板输注反应，出现畏寒、发热，输入的血小板也会迅速破坏，使治疗无效。

（七）抗 Rh（D）抗体

剂量是 $50 \sim 75 \mu g/kg$ 体重，单次用药或间断重复给药。对于 Rh（D）阳性患者的有效率可达 70%。其机制是诱导轻微的溶血反应，使吞噬细胞对抗体包被的血小板的破坏减少。缺点是对于 Rh（D）阴性患者无效，而且会发生轻微的异源性溶血，约 3% 患者出现头痛、恶心、寒战和发热。

（八）抗 CD20 单抗

$375mg/m^2$，静脉输注，每日 1 次，共 4 周。有报道，对于难治性原发免疫性血小板减少症的有效率 52%，但价格十分昂贵。作用机制是抑制生成抗血小板自身抗体的异常淋巴细胞。

（九）干扰素 - α

近年干扰素 - α 也用于治疗成年人难治性原发免疫性血小板减少症，取得一定疗效。剂量为每次 300 万单位，每日或隔日皮下注射，有效率在 42% ~ 84%。其作用机制不清，可能是影响 B 淋巴细胞功能，进行免疫调节。不良反应是有时可导致血小板下降而加重出血。

第四节 慢性特发性骨髓纤维化

慢性特发性骨髓纤维化（Chronic idiopathic myelofibrosis，CIMF）又称原发性骨髓纤维化、骨髓纤维化伴髓样化生，它是一种以各系形态正常的全骨髓增生、骨髓纤维化以及脾大和各器官髓外造血为特征的克隆性造血干细胞疾病。

CIMF 的发病基础在于克隆性造血干细胞异常造成了慢性骨髓增生以及不典型的巨核细胞增生。继发改变为克隆性扩增的巨核细胞所分泌的生长因子诱发非克隆性成纤维细胞增生，从而导致骨髓纤维化。骨髓纤维化是 CIMF 的标记性改变，也是造成严重贫血等骨髓造血功能不全的主要原因。除了骨髓纤维化和贫血外，CIMF 患者还会出现巨脾、髓外造血和严重的全身症状。

一、病因机制

CIMF 的确切病因还不清楚。与其他慢性骨髓增殖性疾病一样，CIMF 也被认为是多能造血祖细胞发生染色体突变后引起的病变。少数 CIMF 患者曾暴露于甲苯、苯、二氧化钍或电离辐射。日本原子弹爆炸辐射区的人群，CIMF 的发生率是其他非辐射区人群的 18 倍。

50% ~ 60% 的 CIMF 患者在确诊时都发现存在克隆性异常核型。但是，没有一种异常核型是 CIMF 的特有核型。常见的异常核型包括 $13q^-$、$20q^-$、$1q^+$、$9P^+$、8^+、$12P^-$ 等。但是，骨髓内的成纤维细胞并不具有造血细胞内所发现的这些异常核型，说明骨髓纤维化并非是一种克隆性扩增，而是一种继发性改变。其继发于克隆性扩增的巨核细胞和其他造血细胞，如 T 和 B 细胞分泌的细胞因子。

约 50%CIMF 患者存在 JAK2 突变，突变造成 JAK2/STAT5 途径的持续激活以及巨核细胞过度表达其下游的 FKBP51 蛋白，这可能是 CIMF 的重要发病机制。但是，在其他约 50% 无 JAK2 突变的 CIMF 中，可能存在着其他模式的 JAK/STAT 突变。促血小板生成素受体（MP1）也能够激活 CIMF 患者的 JAK/STAT 信号传导途径。JAK2 突变更倾向于红系生存，而 MPl 突变倾向于巨核细胞。

源自成纤维细胞的过量胶原的异常沉积是形成骨髓纤维化的基础，其中Ⅲ型、Ⅳ型和Ⅰ型胶原是 CIMF 中的主要胶原类型。在 CIMF 中，生成胶原的成纤维细胞在形态和功能上都与正常的成纤维细胞相似，并且是多克隆的。其受到邻近巨核细胞分泌的生长因子的刺激而分泌过量的胶原。这些都说明 CIMF 中的骨髓纤维化是一种反应性改变。涉及骨髓纤维化发生的细胞因子包括转化生长因子（TGF）-β、血小板衍生生长因子（PDGF）、上皮生长因子（EGF）、碱性成纤维生长因子（bFGF）、血管内皮生长因子（VEGF）、调钙素、基质金属蛋白酶 -9 等。其中 TGF-β 是最重要的细胞因子。TGF-β 主要是由单核细胞 - 吞噬细胞系统、内皮细胞以及巨核细胞合成并分泌的糖蛋白，其能够增强细胞外基质蛋白包括Ⅲ型和Ⅰ型胶原的生成和分泌。CIMF 患者有着较高浓度的循环 TGF-β 水平。另外，体外实验也证实抗 TGF-β 抗体能够减少克隆性巨核细胞分泌 TGF-β。另外，TPO 也在骨髓纤维化发生中起到了重要作用。经高剂量 PEG-TPO 注射过的小鼠以及经 TPO 转染的小鼠都出现了显著的骨髓纤维化。

虽然髓外造血是 CIMF 的主要特征之一，但是髓外造血的机制仍不清楚。造血组织的分布与胎儿期相似。在小鼠骨髓纤维化模型以及转移癌相关的骨髓纤维化中，都发现了骨髓前体细胞被异常地释放到了受损的骨髓窦内，随后进入全身循环。这些骨髓前体细胞可以造成 CIMF 的髓外造血。同时，进入到循环中的 CD34+ 细胞数目也在其中发挥着作用。在软组织、体腔、浆膜表面、中枢神经系统、皮肤等部位都可以见到髓外造血灶，它们在形态和影像学上可以类似于这些部位的肿瘤性病变，同时可能引起阻塞症状（特别是在中枢神经系统内）。这些髓外造血灶在脾切除术后可以显著变大，可能是由于脾脏滤过功能的缺失造成的。在部分 CIMF 患者中，造血只出现在这些髓外部位，但是髓外造血的效率极为有限，因此造成了全血细胞减少。

二、临床表现

约 30% 的患者在确诊时无任何症状,主要是因为查体或者偶然发现血常规异常或脾大而就诊。常见的症状包括高代谢状态(发热、盗汗和体重下降)、肝脾大相关症状(例如腹胀、食欲缺乏、腹痛等)、血常规异常相关症状(例如乏力、呼吸困难,瘀斑、瘀点等出血表现)。痛风和肾结石也不少见。

脾大是 CIMF 最突出的体征,常常表现为脐下或者跨过中线的巨脾。当出现脾梗死或者脾周炎症时也可出现左上腹痛。50% 的患者可以出现肝大,部分患者可以出现门静脉高压,表现为腹腔积液、上消化道出血以及肝性脑病等。门静脉血栓形成也是 CIMF 的一种常见并发症,可以是 CIMF 的首发表现。

几乎所有器官都可以出现髓外造血灶,局部器官受累可以表现为脾大、肝大、淋巴结肿大、多浆膜腔积液或者血尿、咯血或呼吸困难等。中枢神经系统受累可以表现为颅内压增高、意识不清、运动异常和感觉异常等。皮肤受累比较罕见,可以表现为结节红斑、皮下结节、溃疡或红斑等。

三、实验室检查

(一)血常规

1. 贫血

30% ~ 50% 的 CIMF 患者在确诊时即有轻度或中度正细胞正色素性贫血。CIMF 患者出现贫血的原因是多方面的,包括骨髓造血减少、髓外无效造血、出血、自身免疫性溶血、脾亢或稀释性贫血等。外周血涂片中可以见到成熟红细胞大小不等,有畸形,可见泪滴状、椭圆形、靶形或多嗜性红细胞。

2. 白细胞异常

白细胞数目大小不等,10% ~ 20% 的患者在确诊时有高白细胞($> 30 \times 10^9$/L)。不到 10% 的患者有白细胞减少。外周血涂片中可以见到原始粒细胞(一般不会超过 5%)和各阶段幼稚粒细胞(包括中幼和晚幼粒细胞)。部分患者还可以出现外周血嗜酸性粒细胞和嗜碱性粒细胞增多。

3. 血小板异常

早期血小板数目会增多,个别可高达 1000×10^9/L。但是随着病情进展,多数都会出现血小板减少。外周血涂片发现血小板大而畸形,甚至可以发现巨核细胞,部分患者的血小板还有功能缺陷。

（二）生化检查

CIMF 患者可以出现多种非特异性的血液生化异常，包括血清碱性磷酸酶、尿酸、乳酸脱氢酶和维生素 B_{12} 水平增高。粒细胞碱性磷酸酶积分增高。

（三）骨髓涂片

骨髓"干抽"是 CIMF 骨髓检查的典型特征之一。成功的骨髓涂片并不是确诊 CIMF 的依据。骨髓涂片的主要发现包括巨核细胞增生和粒细胞增生。巨核细胞的形态往往是正常的。

（四）骨髓活检

骨髓活检是确诊 CIMF 的必备检查。绝大多数 CIMF 患者都会出现不同程度的骨髓纤维化，纤维化往往是广泛的、弥散性的。通过银染色（网织纤维）或者三色染色（胶原纤维）可以更清楚地显示出纤维化。骨髓纤维化还往往伴有骨髓窦扩张、血管内造血、巨核细胞增生以及骨小梁增厚变形等。

（五）骨髓 MRI 显像

骨骼的 MRI 信号主要来自骨髓内的脂肪和水，而骨骼本身或者其细胞成分不会形成或者只能形成很弱的信号。因此，MRI 可以显示出脂肪骨髓（致密的或者明亮的信号）向细胞和纤维骨髓（显著的低强度信号）的转化。但是，MRI 是否可以取代骨髓活检用于疾病分期或预后评价还不清楚。

（六）JAK2 基因突变

43% ~ 63% 的 CIMF 患者都存在着 JAK2V617F 基因突变。

（七）外周血 CD34+ 细胞计数

一般而言，正常人的骨髓 CD34+ 细胞约为 1% ~ 3%，而外周血中不超过 0.05%。有研究显示，CIMF 患者的外周血 CD34+ 细胞数量（$91.6 \times 10^9/L$）是健康人群（$0.25 \times 10^9/L$）的 360 倍以及其他 MPD 患者 1（5 ~ 6）$\times 10^9/L$] 的 18 ~ 30 倍。按照外周血 CD34+ 细胞是否大于 $15 \times 10^9/L$ 可以有效地区分出 CIMF 与其他 Ph 阴性的 CMPD。另外，更高的外周血 CD34+ 细胞数目可能预示着患者更容易出现急性白血病转化。但是，并非所有 CIMF 患者的外周血 CD34+ 细胞数都高，10% ~ 20% 的 CIMF 患者的外周血 CD34+ 细胞数目正常。

四、诊断

CIMF 患者常常因为一些非特异性症状、原因不明的肝脾大以及血常规异常（贫血、白细胞增高或者血小板降低或增高）而就诊。外周血涂片能够作为最初的诊断线索，特征性的改变包括泪滴样红细胞、有核红细胞以及幼稚粒细胞等。但是，转移癌或者感染性肉芽肿的骨髓侵犯也会出现类似的血常规改变。因此，一定要骨髓活检证实存在骨髓纤维化以及不存在这些恶性细胞。

尽管 WHO 和意大利血液病学会都提出过 CIMF 的诊断标准，但是目前还是缺少被广泛公认的 CIMF 诊断标准。

（一）我国的诊断标准

（1）脾脏明显肿大。

（2）外周血出现幼稚粒细胞和有核红细胞，有数量不等的泪滴状红细胞，病程中可有红细胞、白细胞及血小板的增多或减少。

（3）骨髓穿刺多次"干抽"或呈"增生低下"。

（4）脾、肝、淋巴结病理检查示有髓外造血灶。

（5）骨髓活检病理切片显示纤维组织明显增生。

满足第（5）条加上其他任何 2 条标准，并能排除继发性骨髓纤维化及急性 MF 者即可诊断为 CIMF。

（二）WHO 提出了 2008 年 CIMF 诊断标准

1. 主要标准

（1）存在巨核细胞增生和异型性，伴有网织纤维和胶原纤维的骨髓纤维化。

（2）不符合 PV、CML、MDS 或其他髓细胞肿瘤的 WHO 标准。

（3）存在 JAK2V617F 突变或其他克隆性标记例如 MPIW515K/L 突变，或者如果没有上述克隆性标记，则要没有会引起继发性骨髓纤维化的炎性疾病或者肿瘤性疾病的证据。

2. 次要标准

（1）外周血出现幼稚粒细胞 / 红细胞增多。

（2）血清乳酸脱氢酶水平增高。

（3）贫血。

（4）可触及的脾大。满足所有 3 条主要标准以及其中至少 2 条次要标准即可诊断为 CIMF。

五、治疗

目前除了异基因造血干细胞移植是唯一可能治愈 CIMF 的方法以外，其他药物或方法如雄激素、羟基脲、脾切除或者放疗等都只是姑息性治疗，只能改善患者的症状。

（一）异基因造血干细胞移植（A11o-SCT）

虽然 A11o-SCT 是目前能够治愈 CIMF 的唯一方法，但是由于供体的来源、患者年龄的限制以及移植后并发症，使得只有很少数的 CIMF 患者（年龄小于 50 岁的 CIMF 不到 20%）有机会接受 A11o-SCT。在一组 55 例行 A11o-SCT 的 CIMF 患者中，5 年总生存率为 47%，40% 的患者获得了完全的血液组织学缓解（即完全血液学缓解 + 骨髓纤维化完全消失）。

减低预处理强度的异基因造血干细胞移植（RIC-Allo-SCT）由于其低的移植相关病死率以及有效的移植物抗纤维化效应，目前也有被应用于治疗 CIMF 的报道。在一项 21 例患者的研究中，100 天和 1 年的治疗相关病死率分别为 0 和 16%。75% 的患者获得了完全的血液组织学缓解，预计 3 年总生存率为 84%。1 例具有 JAK2V617F 突变的 CIMF 患者在接受了 RIC-Allo-SCT 后获得了完全的分子学缓解。

（二）雄激素

对于不适合接受 Allo-SCT 治疗的 CIMF 患者应当接受姑息性治疗。雄激素单药或者联合泼尼松龙治疗 CIMF 的有效率为 30% ~ 60%，主要能够改善 CIMF 患者的贫血。患者对于不同种类的雄激素可能有不同的应答。另外，在男性患者接受雄激素治疗之前应当常规接受前列腺癌的筛查。

（三）羟基脲

由于羟基脲能够成功地治疗其他慢性骨髓增生性疾病。因此，羟基脲也被用于治疗 CIMF。羟基脲可以用于缩小脾脏大小以及降低部分 CIMF 患者的白细胞增多和血小板增多。另外，还有研究显示，羟基脲可以减轻 CIMF 患者的骨髓纤维化程度。还有研究显示，羟基脲的有效率可能与是否存在 JAK2V617F 突变有关，在 69 例 CIMF 患者中，有 JAK2V617F 突变患者的有效率为 48%，而没有突变的患者的有效率只有 8%。

（四）脾切除

脾大是 CIMF 患者的常见表现，尽管脾切除可以改善患者的脾大相关症状以及脾亢表现，但是脾切除术对于 CIMF 患者有着较高的手术相关病死率以及严重的短期并发症和长期并发症。一项研究显示，脾切除术的手术病死率为 5%～10%，而在术后 3 个月病死率增加到了 26%。脾切除术的主要并发症包括腹腔出血、膈下感染、术后血小板增高相关的血栓事件（例如卒中、肺栓塞和门静脉血栓形成）。另外，脾切除术后还会加重肝脏髓外造血，造成肝脏急剧增大和肝功能恶化。因此，应当严格地挑选患者进行脾切除术，手术适应证应当限定于有以下表现的 CIMF 患者：症状性脾大（反复发作的脾梗死、脾破裂）、输血依赖性贫血和其他难治性血细胞减少症、重度门静脉高压。

（五）放疗

脾区放疗可以有效和短暂地缩小脾脏大小以及缓解相关症状。在一项 23 例患者的研究中，94% 的患者获得了脾脏缩小和一定程度的症状缓解，但是中位缓解期只有 6 个月。32% 的患者出现严重的血细胞减少。10% 的患者出现了致死性感染或出血。另外，放疗还可以极为有效地治疗其他部位（如脊髓、腹腔、胸腔和肝脏、肺部）有症状的髓外造血灶。

（六）沙利度胺单药

沙利度胺治疗 CIMF 的有效率为 20%～40%，包括消除全身症状、缩小脾脏、改善贫血、改善白细胞和血小板数目等。但是，多数患者不能耐受大剂量沙利度胺（＞400mg/d）的不良反应，如周围神经病变、便秘、乏力和粒细胞减少。为了提高患者对沙利度胺的耐受性，一项研究采用小剂量沙利度胺（50mg/d）和泼尼松龙 [起始剂量 0.5mg/（kg·d），逐渐减量，总疗程 3 个月] 治疗 CIMF，60% 的患者出现贫血改善，30% 的患者出现血小板数目增加，另外 20% 的患者脾脏缩小 50% 以上。

（七）雷利度胺

多个临床 Ⅱ 期研究已经评价了雷利度胺单药或者联合泼尼松龙治疗 CIMF 的疗效。在一项研究中，关于贫血、脾大和血小板减少症的总有效率分别是 22%、33% 和 50%。31% 和 19% 的患者出现了 3 或 4 级的血小板减少症和粒细胞减少症。

（八）其他方法

尽管还缺乏足够多的证据，重组人促红细胞生成素（EPO）已经被用于改善 CIMF 患者的贫血，其对于不需要输血支持的轻度贫血以及低血清 EPO 水平的 CIMF 患者疗效较好。另外，也有用环孢素治疗泼尼松龙治疗无效的 CIMF 的报道。酪氨酸激酶抑制剂伊马替尼（格列卫）对 CIMF 患者无效。

第六章 内分泌疾病

第一节 糖尿病

糖尿病是一组以慢性血葡萄糖（简称血糖）水平增高为特征的代谢性疾病，是由于胰岛素分泌和（或）作用缺陷所引起的。长期碳水化合物以及脂肪、蛋白质代谢紊乱可引起多系统损害，导致眼、肾、神经、心脏、血管等组织器官的慢性进行性病变、功能减退或衰竭。

一、危险因素

（一）遗传因素

遗传学研究发现糖尿病受遗传影响。家系研究结果指出，糖尿病的母系遗传高于父系遗传，母亲组有糖尿病的人群，子女患病率为56％，父亲组其子女患病率为49％。

目前认为，糖尿病单由遗传因素或环境因素引起者仅占少数，95％是由遗传、环境、行为多种危险因素共同参与和（或）相互作用引起的多因子病。国内外学者普遍认为糖尿病存在家族聚集性。国外研究表明，2型糖尿病一级亲属的糖尿病患病率比无糖尿病家族史者高3~10倍。国内大量的流行病学资料显示，有糖尿病家族史者糖尿病的患病率要显著高于无家族史者，是糖尿病发生的独立的危险因素。

（二）肥胖（或超重）

肥胖是2型糖尿病最重要的易患因素之一。许多研究发现，无论男女，不同年龄组中，超重者2型糖尿病患病率显著高于非超重者，前者是后者的3~5倍。我国11个省市的调查发现，糖尿病和葡萄糖耐量异常患病率随着体重的增加而上升，超重患糖尿病的危险（RR）为正常人的2.36倍，而肥胖的RR达3.43。对比印第安人的随访也证实，2型糖尿病的发病率随BMI的增加而呈线性增加趋势，$BMI < 20kg/m^2$ 者的发病率为0.8/1000人·年，而 $BMI > 40kg/m^2$ 者高达72/1000人·年。国内的研究结果显示，BMI是2型糖尿病的独立危险因素。其他一些研究还发现，腰臀比比体质指数更可能对2型糖尿病的预测有价值，尤其在亚洲人中。肥胖的时程也影响糖尿病的发病率。以色列对 2000 名 40~70 岁的人群进行研究，发现 2 型糖尿病的高患病率与其 10 年前较高的 BMI 有更大的相关性。

（三）体力活动不足

许多研究发现，体力活动不足会增加糖尿病发病的危险，活动最少的人与最爱活动的人相比，糖尿病的患病率相差 2~6 倍。有研究表明，体力活动及体育锻炼可增加胰岛素活性标志物的效应，从而改善糖代谢和脂代谢。马林茂等对中国 11 个省市的糖尿病调查结果进行了多因素 Logistic 回归分析，结果显示，职业体力活动与休闲时的体力活动减少均是糖尿病的危险因素。

（四）膳食因素

高能饮食是明确肯定的 2 型糖尿病的重要危险因素，2 型糖尿病的发病率与膳食中脂肪所提供的能量百分比呈正相关，与膳食碳水化合物所提供的能量百分比呈负相关。日本相扑运动员每日摄能达 18810~27170kJ，比一般日本人高得多。他们中 40% 将发展为 2 型糖尿病。

（五）早期营养

有人提出，生命早期营养不良可以导致后来的代谢障碍和增加发生糖耐量异常和糖尿病的危险。低体重新生儿较高体重新生儿在成长期更容易发生糖尿病，母亲营养不良或胎盘功能不良也会阻碍胎儿胰岛 B 细胞的发育。

（六）社会经济状况

糖尿病与社会经济状况紧密相关。富裕国家的糖尿病患病率高于发展中国家。即使在不发达国家，富人的糖尿病患病率也明显高于穷人。中国 1994 年的调查也发现，糖尿病的患病率随收入的增加而增加，而且经济收入越高、文化程度越低者患糖尿病的危险性越大。

（七）吸烟与饮酒

当采用吸烟与饮酒指数来分析吸烟、饮酒与糖尿病的关系，可以看到吸烟、饮酒指数与糖尿病的患病率有明显的线性关系，大量吸烟是糖尿病发生的危险因素，随着吸烟年限与吸烟量的增加，糖尿病的发生也越多。Rimm EB 等报道一项美国 114247 名护士的 12 年纵向研究结果表明，与不吸烟者相比，每天吸烟 25 支以上的妇女发生 2 型糖尿病的相对危险度为 1.42（经调整肥胖及其他危险因素后）；对美国中老年男子进行 6 年前瞻性研究结果显示，每日吸烟 25 支及以上者较不吸烟者发生糖尿病的相对危险度为 1.94（经控制已知的危险因素后）。

（八）高血压

许多研究发现，高血压患者发展为糖尿病的危险比正常血压者高，然而这可能与两者有共同的危险因素有关。流行病学研究显示，高血压患者发生糖尿病的可能性是正常血压者的 2.5 倍，糖尿病患者至少 1/3 以上患者合并高血压并发肾脏损害，高血压患病率为 70%~80%。美国糖尿病协会（ADA）报告，高血压是 2 型糖尿病的高危因子。除了以上因素外，年龄也是 2 型糖尿病已知的危险因素之一，其他相关的因素还有胆固醇及三酰甘油等。

综上所述，糖尿病的发生是遗传与环境因素共同作用所致。无论 1 型糖尿病或 2 型糖尿病，单由遗传因素或环境因素引起者仅占少数，95% 是由遗传、环境、行为多种危险因素共同参与和（或）相互作用引起的多因子病。

二、糖尿病的诊断标准

糖尿病的临床诊断应依据静脉血浆血糖而不是毛细血管血的血糖检测结果。若无特殊提示，本书所提到的血糖均为静脉血浆葡萄糖水平值。

血糖的正常值和糖代谢异常的诊断切点主要依据血糖值与糖尿病特有的慢性并发症和糖尿病发生风险的关系来确定。目前常用的诊断标准和分类有 WHO（1999 年）标准（表 6-1）和 ADA（2003 年）标准。本书采用 2020 年中国 2 型糖尿病防治指南的诊断标准（表 6-2）。空腹血浆葡萄糖或 75g OGIT 后的 2 小时血糖值可单独用于流行病学调查或人群筛查。但中国资料显示仅查空腹血糖，糖尿病的漏诊率较高，理想的调查是同时检查空腹血糖及 OGTT 后 2 小时血糖值，OGTT 其他时间点的血糖不作为诊断标准。建议已达到糖调节受损的人群应行 OGTT 检查，以降低糖尿病的漏诊率。

表 6-1 糖代谢状态分类标准（WHO1999）mmol/L

糖代谢分类	静脉血浆葡萄糖	
	空腹血糖	糖负荷后 2 小时血糖
正常血糖	< 6.1	< 7.8
空腹血糖受损（IFG）	6.1~7.0	< 7.8
糖耐量减低（IGT）	< 7.0	7.8~11.1
糖尿病	≥ 7.0	≥ 11.1

注：IFG 和 IGT 统称为糖调节受损，也称糖尿病前期。

表 6-2 糖尿病的诊断标准

诊断标准	静脉血浆葡萄糖或 HbA1c 水平
典型糖尿病症状（多饮、多尿、多食、体重下降）加上随机血糖检测	≥ 11.1mmol/L
或加上空腹血糖检测	≥ 7.0mmol/L
或加上葡萄糖负荷后 2 小时血糖检测	≥ 11.1mmol/L
或加上 HbA1c	≥ 6.5%
无糖尿病典型症状者，需改日复查确认	

注：HbA1c 为糖化血红蛋白。空腹状态指至少 8h 没有进食热量；随机血糖指不考虑上次用餐时间，一天中任意时间的血糖，不能用来诊断空腹血糖受损或糖耐量异常。

美国糖尿病学会于 2020 年对糖尿病的诊断标准进行了新的修订，制订了美国糖尿病学会 ADA（2020 年）新诊断标准，其要点如下：

（1）建议使用空腹血糖诊断糖尿病。

（2）空腹血糖受损（IFG）的诊断标准下限从 6.1 mmol/L 下调至 5.6mmol/L。

（3）对新诊断的糖尿病患者，建议在初始测试后做一个确认测试。

（4）建议 HbA1c 作为诊断糖尿病的额外标准。原因是缺少国际化的参照标准，以及身体其他状况的混淆（如妊娠、尿毒症、血红蛋白病、输血和溶血性贫血等）。HbA1c 依然被建议用作观察治疗效果的一个指标。

（5）FPG 和 2 小时 PG 都可以用来诊断，但是 FPG 具有易于使用的优点（无须等待，耐受性强），结果可重复性强，可靠性高，费用低。目前还没有足够的证据表明哪种测试更优。测试结果为非正常 FPG 后，建议采用 2 小时 PG。

（6）目前还不清楚，治疗无症状的 2 小时 PG 增多或改变空腹血糖标准和糖耐量降低的标准是否会减少心脏病的病死率。

美国糖尿病学会制订的新标准中最突出的特点是将空腹血糖过高（IFG）标准从 6.1mmol/L 降到 5.6mmol/L，这项新的标准将使糖尿病前期的诊断人数增加约 20%，因为越来越多的证据显示，当空腹血糖达到 5.5mmol/L 时糖尿病危险性显著增加。此举的目的在于引起临床医师的重视，将更有助于医师鉴别高危患者，并实施及时的干预。美国糖尿病学会建议年龄在 45 岁以上的人，特别是那些体重超重的人，都应该做糖尿病或糖尿病前期的筛查，如果正常，每 3 年做 1 次，那些由于肥胖、家族史、妊娠糖尿病或其他已知的糖尿病危险因素而有糖尿病患病高危险的人，应该每 1~2 年筛查 1 次。

三、口服药物治疗

（一）二甲双胍

目前临床上使用的双胍类药物主要是盐酸二甲双胍。双胍类药物的主要药理作用是通过减少肝脏葡萄糖的输出和改善外周胰岛素抵抗而降低血糖。许多国家和国际组织制订的糖尿病诊治指南中推荐二甲双胍作为 2 型糖尿病患者控制高血糖的一线用药和药物联合中的基本用药。对临床试验的系统评价显示，二甲双胍可以使 HbA1c 下降 1.0％~1.5％，并可减轻体重。二甲双胍的疗效与体重无关。UKPDS 研究结果证明，二甲双胍还可减少肥胖的 2 型糖尿病患者心血管事件和死亡。在我国伴冠心病的 2 型糖尿病患者中开展的针对二甲双胍与磺脲类药物对再发心血管事件影响的临床随机分组对照试验结果显示，二甲双胍的治疗与主要心血管事件的显著下降相关。单独使用二甲双胍不导致低血糖，但二甲双胍与胰岛素或胰岛素促泌剂联合使用时，可增加低血糖发生的风险。二甲双胍的主要不良反应为胃肠道反应，从小剂量开始并逐渐加量是减少其不良反应的有效方法。二甲双胍的疗效不受体重的影响。双胍类药物与乳酸性酸中毒发生风险间的关系尚不确定。双胍类药物禁用于肾功能不全 [血肌酐水平男性＞ 132.6μmol/L，女性＞ 123.8μmol/L 或 GFR ＜ 45mL/min]、肝功能不全、严重感染、缺氧或接受大手术的患者。在造影检查使用碘化造影剂时，应暂时停用二甲双胍。

（二）磺脲类药物

磺脲类药物属于胰岛素促泌剂，主要药理作用是通过刺激胰岛 B 细胞分泌胰岛素，增加体内的胰岛素水平面降低血糖。临床试验显示，磺脲类药物可使 HbA1c 降低 1.0％~1.5％，是目前许多国家和国际组织制订的糖尿病诊治指南中推荐的控制 2 型糖尿病患者高血糖的主要用药。前瞻性、随机分组的临床研究结果显示，磺脲类药物的使用与糖尿病微血管病变和大血管病变发生的风险下降相关。目前在我国上市的磺脲类药物主要为格列本脲、格列美脲、格列齐特、格列吡嗪和格列喹酮。磺脲类药物如果使用不当可导致低血糖，特别是在老年患者和肝、肾功能不全者；磺脲类药物还可导致体重增加。有肾功能轻度不全的患者，宜选择格列喹酮。患者依从性差时，建议每天只需服用 1 次磺脲类药物。消渴丸只是含有格列本脲和多种中药成分的固定剂量复方制剂。消渴丸的降糖效果与格列本脲相当。与格列本脲相比，消渴丸致低血糖发生的风险低，改善糖尿病相关中医症候的效果更显著。

（三）格列奈类药物

为非磺脲类胰岛素促泌剂，我国上市的有瑞格列奈、那格列奈和米格列奈。本类药物主要通过刺激胰岛素的早时相分泌而降低餐后血糖，可将 HbA1c 降低 0.5%~1.5%。此类药物需在餐前即刻服用，可单独使用或与其他降糖药联合应用（磺脲类除外）。对在中国 2 型糖尿病患者群中开展的临床研究的系统评价显示，在降低 HbA1c 方面，瑞格列奈优于安慰剂及磺脲类药物，与 α-糖苷酶抑制剂、那格列奈、二甲双胍相当。对在包括中国人在内的亚洲 2 型糖尿病患者群中开展的临床研究的系统评价显示，在降低 HbA1c 方面，那格列奈的效果优于 α-糖苷酶抑制剂，与磺脲类药物相当，与瑞格列奈和米格列奈相当。在中国新诊断的 2 型糖尿病患者群中，瑞格列奈与二甲双胍联合治疗较单用瑞格列奈可更显著地降低 HbA1c，但低血糖的风险显著增加。格列奈类药物的常见不良反应是低血糖和体重增加，但低血糖的风险和程度较磺脲类药物轻。格列奈类药物可以在肾功能不全的患者中使用。

（四）噻唑烷二酮类（TZDs）

噻唑烷二酮类（TZDs）主要通过增加靶细胞对胰岛素作用的敏感性而降低血糖。目前在我国上市的 TZDs 主要有罗格列酮和吡格列酮。临床试验显示，TZDs 可使 HbA1c 下降 1.0%~1.5%。TZDs 单独使用时不导致低血糖，但与胰岛素或胰岛素促泌剂联合使用时可增加低血糖发生的风险。体重增加和水肿是 TZDs 的常见不良反应，这些不良反应在与胰岛素联合使用时表现更加明显。TZDs 的使用与骨折和心力衰竭风险增加相关。有心力衰竭 [纽约心脏学会（NYHA）心功能分级 I 级以上]、活动性肝病或转氨酶升高超过正常上限 2.5 倍及严重骨质疏松和有骨折病史的患者应禁用本类药物。

（五）α-糖苷酶抑制剂

α-糖苷酶抑制剂通过抑制碳水化合物在小肠上部的吸收而降低餐后血糖。适用于以碳水化合物为主要食物成分和餐后血糖升高的患者。国内上市的 α-糖苷酶抑制剂有阿卡波糖、伏格列波糖和米格列醇。包括中国人在内的 2 型糖尿病患者群中开展的临床研究的系统评价显示，α-糖苷酶抑制剂可以使 HbA1c 降低 0.50%，并能使体重下降。在中国人 2 型糖尿病患者群开展的临床研究结果显示，每天服用 300mg 阿卡波糖的降糖疗效与每天服用 1500mg 二甲双胍的疗效相当。α-糖苷酶抑制剂可与双胍类、磺脲类、TZDs 或胰岛素合用。α-糖苷酶抑制剂的常见不良反应为胃肠道反应，如腹胀、排气等。从小剂量开始，逐渐加量是减少不良反应的有效方法。单独服用本类药物通常不会发生低血糖，并可减少餐前反应性低血糖的风险。在老年患者中使用无须调整服药的剂量和次数，也不增加低血糖发生，且耐受性良好。合用 α - 糖苷酶抑制剂的患者如果出现低血糖，治疗时需使用葡萄糖或蜂蜜，而食用蔗糖或淀粉类食物纠正低血糖的效果差。

（六）DPP-4 抑制剂

DPP-4 抑制剂通过抑制 DPP-4 而减少 GLP-1 在体内的失活，使内源性 GLP-1 的水平升高。GLP-1 以葡萄糖浓度依赖的方式增强胰岛素分泌，抑制胰高血糖素分泌。目前在国内上市的 DPP-4 抑制剂有西格列汀、沙格列汀、维格列汀、利格列汀和阿格列汀。中国 2 型糖尿病患者的临床试验显示西格列汀可降低 HbA1c0.70% ~ 0.90%，沙格列汀可降低 HbA1c0.40% ~ 0.50%，维格列汀可降低 HbA1c0.50%，在对比研究中维格列汀与阿卡波糖降低 HbA1c 的作用相似，利格列汀可降低 HbA1c0.68%，阿格列汀可降低 HbA1c0.57% ~ 0.68%。需要特别注意的是，DPP-4 抑制剂降低 HbA1c 的程度与基线 HbA1c 水平有一定的关系，即基线 HbA1c 水平高的降得多一些。单独使用 DPP-4 抑制剂不增加低血糖发生的风险。DPP-4 抑制剂对体重的作用为中性或增加。沙格列汀、阿格列汀不增加心血管病变、胰腺炎及胰腺癌发生的风险。在有肾功能不全的患者中使用西格列汀、沙格列汀、阿格列汀和维格列汀时，应注意按照药物说明书来减少药物剂量。在有肝、肾功能不全的患者中使用利格列汀时不需要调整剂量。

（七）钠 - 葡萄糖协调转运蛋白 2(SGLT-2) 抑制剂

近端肾小管中表达钠—葡萄糖协同转运蛋白 2(SGLT-2)，负责肾小管腔内葡萄糖的重吸收。SGLT-2 抑制剂可减少葡萄糖重吸收，促进尿糖排泄，从而降低血糖。此外，SGLT-2 抑制剂尚具有减轻体重和降低血压作用。

本类药物有达格列净、恩格列净等，可单用或与其他口服降糖药或胰岛素联用治疗 T2DM。不良反应有低血压、肾功能受损、生殖系统真菌感染等。严重肾功能受损、肾病终末期者禁用。

第二节 Graves 病

Graves 病（GD）也称弥散性毒性甲状腺肿。在欧洲多称为 Basedow 病或 Parry 病。在美洲和其他地区，多称为 GD；在我国也常称为 GD 或弥散性毒性甲状腺肿。GD 是一种伴 TH 分泌增多的器官特异性自身免疫性疾病。GD 多见于成年女性，有人估计其发病率占女性人群的 1.9%，男性与女性比为 1：（4-6），以 20 ~ 40 岁多见。

一、病因机制

GD 的发病机制和病因未明，近年来有许多进展，主要有以下发现。

（一）免疫功能异常

GD 的确切病因还不完全清楚。近年来的研究提示，本病为一种器官特异性自身免疫性疾病。TRAb 为本病淋巴细胞分泌的一种 IgG，其对应的抗原为 TSH 受体或邻近甲状腺细胞胞质膜面的抗原物质，当 TSAb 与甲状腺细胞结合时，TSH 受体被激活，甲状腺的功能被兴奋，引起甲亢和甲状腺肿，其作用酷似 TSH。GD 的发病与 TSH 受体抗体（TRAb）的关系十分密切。TRAb 是一组多克隆抗体，作用在 TSH 受体的不同结合位点。TRAb 可分为兴奋型和封闭型两类。兴奋型中有一类与 TSH 受体结合促进 TH 合成和释放入血，甲状腺细胞受刺激而增生，称为甲状腺刺激性抗体或甲状腺兴奋性抗体（TSAb），为 GD 的主要自身抗体；另一类与 TSH 受体结合后，仅促进甲状腺细胞肿大，而不促进 TH 的合成和释放，称为甲状腺生长刺激免疫球蛋白（TGI）。封闭型自身抗体与 TSH 受体结合后，阻断和抑制甲状腺功能，称为甲状腺功能抑制抗体（TFIAb）和甲状腺生长封闭性抗体（TGBAb）。少数 GD 患者虽有明显的高代谢症群，但甲状腺肿大甚轻微，可能由于体内的兴奋性抗体（TSAb）占优势所致。

（二）遗传因素

自身免疫监视缺陷受遗传基因控制。临床发现，部分 GD 有家族史。同卵双生相继发生 GD 者达 30%~60%；异卵双生仅为 3%~9%。流行病学调查也发现，GD 亲属中患另一 AITD（如 CLT）的比率和 TSAb 的检出率均高于一般人群。这些都说明 GD 具有遗传倾向。通过对人类白细胞膜上组织相容性抗原（HLA）的研究发现，高加索人中的 HLA-B8、日本人中的 HLA-B35、中国人中的 HLA-BW46 为本病的相对危险因子。但 GD 究竟以何种方式遗传仍不清楚。目前尚无一种遗传学指标能够较准确地预测 GD 的发生。

（三）环境因素

环境因素可能参与了 GD 的发生，如细菌感染、性激素、应激等都对本病的发生和发展有影响。

二、临床表现

（一）甲状腺毒症表现

1.高代谢综合征

甲状腺激素分泌增多导致交感神经兴奋性增高和新陈代谢加速，患者常有疲乏无力、怕热多汗、皮肤潮湿、多食善饥、体重显著下降等。

2.精神神经系统

多言好动、紧张焦虑、焦躁易怒、失眠不安、思想不集中、记忆力减退、手和眼睑震颤。

3.心血管系统

心悸气短、心动过速、第一心音亢进。收缩压升高、舒张压降低，脉压增大。合并甲状腺毒症心脏病时，出现心动过速、心律失常、心脏增大和心力衰竭。以心房颤动等房性心律失常多见，偶见房室传导阻滞。

4.消化系统

稀便、排便次数增加。重者可以有肝大、肝功能异常，偶有黄疸。

5.肌肉骨骼系统

主要是甲状腺毒症性周期性瘫痪。在 20～40 岁亚洲男性好发，发病诱因包括剧烈运动、高碳水化合物饮食、注射胰岛素等，病变主要累及下肢，有低钾血症。甲状腺毒症性周期性瘫痪病程呈自限性，甲亢控制后可以自愈。少数患者发生甲亢性肌病，肌无力多累及近心端的肩胛和骨盆带肌群。另有 1% 的 GD 伴发重症肌无力，该病和 GD 同属自身免疫病。

6.造血系统

血淋巴细胞比例增加，单核细胞增加，但是白细胞总数减低。可以伴发血小板减少性紫癜。

7.生殖系统

女性月经减少或闭经。男性阳痿，偶有乳腺增生（男性乳腺发育）。

（二）甲状腺肿

大多数患者有程度不等的甲状腺肿大。甲状腺肿为弥散性、对称性，质地不等，无压痛。甲状腺上下极可触及震颤，闻及血管杂音。少数病例甲状腺可以不肿大。

（三）眼征

甲亢的眼部表现分为两类：一类为单纯性突眼，病因与甲状腺毒症所致的交感神经兴奋性增高有关；另一类为浸润性突眼，也称为 Graves 眼病，病因与眶周组织的自身免疫炎症反应有关。单纯性突眼包括下述表现。

（1）轻度突眼：突眼度不超过 18mm。

（2）Stellwag 征：瞬目减少，炯炯发亮。

（3）上睑挛缩，睑裂增宽。

（4）Von Graefe 征：双眼向下看时，由于上眼睑不能随眼球下落，出现白色巩膜。

（5）Joffroy 征：眼球向上看时，前额皮肤不能皱起。

（6）Mobius 征：双眼看近物时，眼球辐辏不良。这些体征都与甲状腺毒症导致的交感神经兴奋性增高有关。浸润性突眼见后文专论。

三、实验室检查

（一）血清 TH（thyroid hormone）测定

甲状腺功能检查结果除因有实验误差外，还因地区、年龄、测定方法等的不同而有差异。各实验室应根据自己的正常参考值范围判断结果的临床意义。

1. 血清游离甲状腺素（FT_4）与游离三碘甲状腺原氨酸（FT_3）

FT_3、FT_4 不受血中 TBG 变化的影响，直接反应甲状腺功能状态。其敏感性和特异性均明显高于 TT_3、TT_4。

成人正常参考值：RIA 法：FT_3 3 ~ 9pmol/L（0.19 ~ 0.58ng/dl），FT_4 9 ~ 25pmol/L（0.7 ~ 1.9ng/dl）；ICMA 法：FT_3 2.1 ~ 5.4pmol/L（0.14 ~ 0.35ng/dl），FT_4 9.0 ~ 23.9pmol/L（0.7 ~ 1.8ng/dl）。

2. 血清 TT_3

血清中 T_3 与蛋白结合达 99.5％以上，故 TT_3 也受 TBG 的影响。TT_3 浓度的变化常与 TT_4 的改变平行，但在甲亢初期与复发早期，TT_3 上升往往很快，约 4 倍于正常；TT_4 上升较缓，仅为正常的 2.5 倍。故 TT_3 为早期 GD、治疗中疗效观察及停药后复发的敏感指标，也是诊断 T_3 型甲亢的特异指标。但应注意老年人淡漠型甲亢或久病者 TT_3 也可能不高。

成人正常参考值：RIA 法：1.8 ~ 2.9nmol/L（115 ~ 190ng/dl）；ICMA 法：0.7 ~ 2.1nmol/L（44.5 ~ 136.1ng/dl）。

3. 血清 TT_4

血清 TT_4 是判定甲状腺功能最基本的筛选指标。血清中 99.95％以上的 T_4 与蛋白结合，其中 80％ ~ 90％与 TBG 结合。TT_4 是指 T_4 与蛋白结合的总量，受 TBG 等结合蛋白量和结合力变化的影响。TBG 又受妊娠、雌激素、病毒性肝炎等因素影响而升高；受雄激素、低蛋白血症（严重肝病、肾病综合征）、泼尼松龙等影响而下降。

成人正常参考值：RIA 法：65~156nmol/L（5~12μg/dl）；ICMA 法：58.1~154.8nmol/L（4.5~11.9μg/dl）。

4. 血清 rT_3

rT_3 无生物活性，是 T_4 在外周组织的降解产物，其血浓度的变化与 T_3、T_4 维持一定比例，尤其与 T_4 变化一致，可作为了解甲状腺功能的指标。GD 初期或复发早期可仅有 rT_3 升高。在重症营养不良或某些全身性疾病时，rT_3 明显升高，而 TT_3 明显降低，为诊断低 T_3 综合征的重要指标。

成人正常参考值（RIA）：0.2~0.8nmol/L（13~53ng/dl）。

（二）TSH 测定

甲状腺功能改变时，TSH 的波动较 T_3、T_4 更迅速且显著，故血中 TSH 是反映下丘脑—垂体—甲状腺轴功能的敏感指标，尤其对亚临床型甲亢和亚临床型甲减的诊断更有意义。其测定方法较多。RIA 的灵敏度有限，最低测定值为 0.5mU/L，由于正常人可低于此值，故无法区别甲亢者和正常人，如做 TRH 兴奋试验，则可间接判断甲状腺功能状态及 TRH-TSH-TH 的调节关系。用 IRMA 法测定 sTSH，约有 90% 的甲亢患者低于正常低值。故一般可取代 TRH 兴奋试验。用 ICMA 法测定 TSH 的灵敏度可达 0.01mU/L，其敏感性进一步提高，方法简便，快速可靠，且无须担心放射污染。TRIFA 法克服了酶标志物不稳定、化学发光标记仅能一次发光及荧光标记受干扰因素多等缺点。非特异性信号降到了可以忽略的程度，其分析检测限和功能检测限分别为 0.001mU/L 和 0.016mU/L。ICMA 和 TRIFA 较 IRMA 的灵敏度提高了很多倍，故又称为 uTSH。必须指出，不论 TSH 测定的灵敏度多高，都必须结合临床和其他甲状腺功能检查才能做出正确诊断、判断预后或做治疗决策。

（三）TSH 受体抗体测定

方法较多，易出现假阴性和假阳性结果。TRAb 的常规测定方法是用放射受体法来测定 TSH 的结合抑制活性（猪的 TSH 受体），第二代 TRAb 测定法是用重组的人 TSH 受体代替，并包被成固相。据报道，此测定法可使敏感度从 70% 提高到 86.7%，但仍有假阳性。未经治疗的 GD 患者，血 TSAb 阳性检出率可达 80%~100%，有早期诊断意义，对判断病情活动、是否复发也有价值，还可作为治疗后停药的重要指标。最近研究表明，TSAb 的升高与突眼相关，而与眼外肌受累无关；另一面，血清中可溶性 FAS（sFAS）水平升高与眼外肌受累相关而与突眼无关，所以测定血清中 SFAS 与 TSAb 可预测 GD 的病变发展进程。有研究发现，甲状腺功能正常型 GD 患者中 TSAb 阳性率低于 50%，故 TSAb 阴性不能除外甲状腺功能正常型 GD。有人发现此亚类患者中有甲状腺抗体阳性者约占69%，而正常人中仅有10%～20%阳性，因此，一般认为有甲状腺抗体存在，T_3抑制试验不能抑制是甲状腺功能正常型GD的最好标志。

（四）其他自身抗体

1型糖尿病患者中有1/4存在甲状腺自身抗体，女性患者和GAD抗体阳性者的甲状腺自身抗体（TPOAb、TgAb等）阳性率较高，这些患者常有甲状腺功能异常。

（五）TRH兴奋试验

甲亢时血T_3、T_4增高，反馈抑制TSH，故TSH不受TRH兴奋。如静脉注射TRH200μg后TSH有升高反应可排除GD；如TSH不增高（无反应）则支持甲亢的诊断。应注意TSH无反应还可见于甲状腺功能"正常"的GD眼病、垂体疾病伴TSH分泌不足等。本试验不良反应少，对冠心病或甲亢性心脏病患者较T_3抑制试验更为安全。

（六）甲状腺摄^{131}I率

本法诊断甲亢的符合率达90%，缺碘性甲状腺肿也可升高，但一般无高峰前移，必要时可做T_3抑制试验鉴别。本法不能反映病情严重程度与治疗中的病情变化，但可用于鉴别不同病因的甲亢，如摄^{131}I率降低可能为甲状腺炎伴甲亢、碘甲亢。应注意本法受多种食物及含碘药物（包括中药）的影响，如皮质素、溴剂、利血平、保泰松、对氨基水杨酸、甲苯磺丁脲等均使之降低。长期使用女性避孕药使之升高，故测定前应停用上述药物1～2个月。甲状腺摄^{131}I率还受许多疾病的影响，如肾病综合征时增高应激状态、吸收不良综合征、腹泻时降低。孕妇和哺乳期禁用此项检查。正常参考值：用盖革计数管测定，3小时及24小时值分别为5%～25%和20%～45%，高峰在24小时出现。甲亢者：3小时＞25%，24小时＞45%，且高峰前移。由于T_3、T_4和TSH测定方法的不断改善，敏感性与特异性进一步提高，目前已很少用甲状腺摄^{131}I率来诊断甲亢。

（七）T_3抑制试验

主要用于鉴别甲状腺肿伴摄^{131}I率增高系由甲亢抑或非毒性甲状腺肿所致，也可用于长期ATD治疗后，预测停药后复发可能性的参考。甲状腺功能正常的活动性眼病的患者40%～80%T_3抑制试验阳性。大多数学者认为，对伴眼病的GD诊断来说，T_3抑制试验较TRH兴奋试验更可靠，但两试验合用可增加诊断的准确性。

四、诊断和鉴别诊断

（一）Graves 病的诊断标准

（1）临床甲亢症状和体征。

（2）甲状腺弥散性肿大（触诊和 B 超证实），少数病例可以无甲状腺肿大。

（3）血清 TSH 浓度降低，甲状腺激素浓度升高。

（4）眼球凸出和其他浸润性眼征。

（5）胫前黏液性水肿。

（6）以上标准中，（1）（2）（3）项为诊断必备条件，（4）（5）（6）项为诊断辅助条件。临床甲状腺 TSH 受体抗体（TRAb 或 TSAb）阳性，也存在 Graves 病引起的亚临床甲亢。

（二）鉴别诊断

有甲状腺毒症表现而 ^{131}I 摄取率降低者是破坏性甲状腺毒症（例如亚急性甲状腺炎、安静型甲状腺炎），以及碘甲亢和伪甲亢（外源性甲状腺激素摄入过多所致甲亢）的特征。典型亚急性甲状腺炎患者常有发热、颈部疼痛，为自限性，早期血中 TT_3、TT_4 水平升高，^{131}I 摄取率明显降低（即血清甲状腺激素升高与 ^{131}I 摄取率减低的分离现象）。在甲状腺毒症期过后可有一过性甲减，然后甲状腺功能恢复正常。安静型甲状腺炎是自身免疫性甲状腺炎的一个亚型，大部分患者要经历一个由甲状腺毒症至甲状腺功能减退症的过程，然后甲状腺功能恢复正常，甲状腺肿大不伴疼痛。如果怀疑服用过多甲状腺激素引起的甲状腺毒症时，常可找到过多使用甲状腺激素的病史，并可通过测定血中甲状腺球蛋白（Tg）进一步鉴别，外源甲状腺激素引起的甲状腺毒症 Tg 水平很低或测不出，而甲状腺炎时 Tg 水平明显升高。

单纯血清 TT_3、TT_4 升高或血清 TSH 降低的鉴别诊断。使用雌激素或妊娠可使血中甲状腺激素结合球蛋白升高从而使 TT_3、TT_4 水平升高，但其 FT_3、FT_4 及 TSH 水平不受影响；甲状腺激素抵抗综合征患者也有 TT_3、TT_4 水平升高，但是 TSH 水平不降低；使用糖皮质激素、严重全身性疾病及垂体病变均可引起 TSH 降低。

少数 Graves 甲亢可以和桥本甲状腺炎并存，可称为桥本甲亢，有典型甲亢的临床表现和实验室检查结果，血清 TgAb 和 TPOAb 高滴度。甲状腺穿刺活检可见两种病变同时存在。当甲状腺刺激抗体（TSAb）占优势时表现为 Graves 病；当 TPOAb 占优势时表现为桥本甲状腺炎或 / 和甲减。也有少数桥本甲状腺炎患者在早期、因炎症破坏滤泡、甲状腺激素漏出而引起一过性甲状腺毒症，可称为桥本假性甲亢或桥本一过性甲状腺毒症。此类患者虽临床有甲状腺毒症症状，TT_4、TT_3 升高，但 ^{131}I 摄取率降低，甲状腺毒症症状通常在短期内消失，甲状腺穿刺活检呈典型桥本甲状腺炎改变。

五、治疗

甲亢的一般治疗包括注意休息，补充足够热量和营养，包括糖、蛋白质和 B 族维生素。失眠可给苯二氮类镇静药（如安定片）。心悸明显者可给 β 受体阻滞剂，如心得安 10～20mg，每日 3 次，或美托洛尔 25～50mg，每日 2 次。目前，针对甲亢的治疗主要采用以下 3 种方式：

（1）抗甲状腺药物。

（2）^{131}I 治疗。

（3）三种疗法各有利弊，甲状腺次全切除手术，抗甲状腺药物治疗可以保留甲状腺产生激素的功能，但是疗程长，治愈率低，复发率高；^{131}I 和甲状腺次全切除都是通过破坏甲状腺组织来减少甲状腺激素的合成和分泌，疗程短，治愈率高，复发率低。但是甲减的发生率显著增高。

（一）抗甲状腺药物（ATD）

主要药物有甲巯咪唑（MMI）、丙基硫氧嘧啶（PTU）。ATD 治疗 Graves 病的缓解率为 30%～70% 不等，平均为 50%。适用于病情轻、甲状腺轻、中度肿大的甲亢患者。年龄在 20 岁以下、妊娠甲亢、年老体弱或合并严重心、肝、肾疾病不能耐受手术者均宜采用药物治疗。一般情况下治疗方法为 MMI30～45mg/d 或 PTU300～450mg/d，分 3 次口服，MMI 半衰期长，可以每天单次服用。当症状消失，血中甲状腺激素水平接近正常后逐渐减量。由于 T_4 的血浆半衰期 7 天，加之甲状腺内储存的甲状腺激素释放约需要两周时间，所以 ATD 开始发挥作用多在 4 周以后。减量时每 2～4 周减药 1 次，每次 MMI 减量 5～10mg/d（PTU50～100mg/d），减至最低有效剂量时维持治疗，MMI 为 5～10mg/d，PTU 为 50～100mg/d，总疗程一般为 1～1.5 年。起始剂量、减量速度、维持剂量和总疗程均有个体差异，需要根据临床实际掌握。近年来提倡 MMI 小量服用法，即 MMI15～30mg/d。治疗效果与 40mg/d 相同。治疗中应当监测甲状腺激素的水平。但是不能用 TSH 作为治疗目标。因为 TSH 的变化滞后于甲状腺激素水平 4～6 周。阻断 - 替代服药法是指启动治疗时即采用足量 ATD 和左甲状腺素并用。其优点是左甲状腺素维持循环甲状腺激素的足够浓度，同时使得足量 ATD 发挥其免疫抑制作用。该疗法是否可以提高 ATD 治疗的缓解率还有争议，该服药法未被推荐使用。

停药时甲状腺明显缩小及 TSAb 阴性者，停药后复发率低、停药时甲状腺仍肿大或 TSAb 阳性者停药后复发率高。复发多发生在停药后 3~6 个月内。在治疗过程中出现甲状腺功能低下或甲状腺明显增大时可酌情加用左甲状腺素或甲状腺片。

抗甲状腺药物的不良反应是皮疹、皮肤瘙痒、白细胞减少症、粒细胞减少症、中毒性肝病和血管炎等。MMI 的不良反应是剂量依赖性的；PTU 的不良反应则是非剂量依赖性的。两药的交叉反应发生率为 50%。发生白细胞减少（$< 4.0 \times 10^9/L$），通常不需要停药，减少抗甲状腺药物剂量，加用一般升白细胞药物，如维生素 B_4、鲨肝醇等。注意甲亢在病情还未被控制时也可引起白细胞减少，所以应当在用药前常规检查白细胞数目作为对照。皮疹和瘙痒的发生率为 10%，用抗组织胺药物多可纠正。如皮疹严重应停药，以免发生剥脱性皮炎。出现关节疼痛者应当停药，否则会发展为"ATD 关节炎综合征"，即严重的一过性、游走性多关节炎。

粒细胞缺乏症（外周血中性粒细胞绝对计数 $< 0.5 \times 10^9/L$），是 ATD 的严重并发症。服用 MMI 和 PTU 发生的概率相等。老年患者发生本症的危险性增加。多数病例发生在 ATO 最初治疗的 2~3 个月或再次用药的 1~2 个月内，但也可发生在服药的任何时间。患者的主要临床表现是发热、咽痛、全身不适等，严重者出现败血症，病死率较高。治疗中出现发热、咽痛均要立即检查白细胞，以及时发现粒细胞缺乏的发生。建议在治疗中应定期检查白细胞，若中性粒细胞少于 $1.5 \times 10^9/L$ 应当立即停药。粒细胞集落刺激因子（G-CSF）可以促进骨髓恢复，但是对骨髓造血功能损伤严重的病例效果不佳。在一些情况下，糖皮质激素在粒细胞缺乏症时也可以使用。PTU 和 MMI 都可以引起本症，两者有交叉反应。所以其中一种药物引起本症，不要换用另外一种药物继续治疗。

中毒性肝病的发生率为 0.1%~0.2%。多在用药后 3 周发生。表现为变态反应性肝炎。转氨酶显著上升，肝脏穿刺可见片状肝细胞坏死。病死率为 25%~30%。PTU 引起的中毒性肝病与 PTU 引起的转氨酶升高很难鉴别。PTU 可以引起 20%~30% 的患者转氨酶升高，升高幅度为正常值的 1.1~1.6 倍。另外甲亢本身也有转氨酶增高，在用药前检查基础的肝功能，以区别是否是药物的不良反应。还有一种罕见的 MMI 导致的胆汁淤积性肝病。肝脏活体检查肝细胞结构存在，小胆管内可见胆汁淤积，外周有轻度炎症。停药后本症可以完全恢复。

血管炎的不良反应罕见，由 PTU 引起的多于 MMI。血清学检查符合药物性狼疮。抗中性粒细胞胞质抗体（ANCA）阳性的血管炎主要发生在亚洲患者，与服用 PTU 有关。这些患者的大多数存在抗髓过氧化物酶 - 抗中性粒细胞胞质抗体（AACA）。这种抗体与髓过氧化物酶结合，形成反应性中间体，促进了自身免疫炎症。ANCA 阳性的血管炎多见于中年女性，临床表现为急性肾功能异常、关节炎、皮肤溃疡、血管炎性皮疹、鼻窦炎、咯血等，停药后多数病例可以恢复。少数严重病例需要大剂量糖皮质激素、环磷酰胺或血液透析治疗。近年来的临床观察发现，PTU 可诱发 33％Graves 患者产生 ANCA。正常人群和未治疗的 Graves 病患者 4％～5％ANCA 阳性。多数患者无血管炎的临床表现。故有条件者在使用 PTU 治疗前应检查 ANCA，对长期使用 PTU 治疗者定期监测尿常规和 ANCA。

（二）^{131}I 碘（^{131}I）治疗

^{131}I 治疗甲亢已有 60 多年的历史，现已是美国和西方国家治疗成人甲亢的首选疗法。我国由 1958 年开始用 ^{131}I 治疗甲亢至今已数十万例，在用 ^{131}I 治疗难治性重度甲亢方面积累了较丰富的经验，但欧美国家的使用频率明显高于我国和亚洲国家。现已明确：①此法安全简便，费用低廉，效益高，总有效率达 95％，临床治愈率 85％以上，复发率小于 1％。第 1 次 ^{131}I 治疗后 3～6 个月，部分患者如病情需要可做第 2 次 ^{131}I 治疗。②没有增加患者甲状腺癌和白血病等癌症的发病率。③没有影响患者的生育能力和遗传缺陷的发生率。④ ^{131}I 在体内主要蓄积在甲状腺内，对甲状腺以外的脏器，例如心脏、肝脏、血液系统等不造成急性辐射损伤，可以比较安全地用于治疗患有这些脏器合并症的重度甲亢患者。⑤我国专家对年龄的适应证比较慎重。在美国等北美国家对 20 岁以下的甲亢患者用 ^{131}I 治疗已经屡有报告。英国对 10 岁以上甲亢儿童，特别是具有甲状腺肿大和（或）对 ATD 治疗依从性差者，也用 ^{131}I 治疗。

2004 年，中华医学会核医学分科学会制订了我国 ^{131}I 治疗甲亢的适应证、相对适应证和禁忌证。

1. 适应证

（1）成人 Graves 甲亢伴甲状腺肿大Ⅱ度以上。

（2）ATO 治疗失败或过敏。

（3）甲亢手术后复发。

（4）甲亢性心脏病或甲亢伴其他病因的心脏病。

（5）甲亢合并白细胞和（或）血小板减少或全血细胞减少。

（6）老年甲亢。

（7）甲亢并糖尿病。

（8）毒性多结节性甲状腺肿。

（9）自主功能性甲状腺结节合并甲亢。

2. 相对适应证

（1）青少年和儿童甲亢，用 ATD 治疗失败、拒绝手术或有手术禁忌证。

（2）甲亢合并肝、肾等脏器功能损害。

（3）浸润性突眼。对轻度和稳定期的中、重度浸润性突眼可单用 ^{131}I 治疗甲亢，对进展期患者，可在 ^{131}I 治疗前后加用泼尼松龙。

3. 禁忌证

妊娠和哺乳期妇女。

^{131}I 治疗甲亢后的主要并发症是甲减。国外报告甲减的发生率每年增加 5％，5 年达到 30％，10 年达到 40％～70％。国内报告早期甲减发生率约 10％，晚期达 59.8％。核医学和内分泌学专家都一致认为，甲减是 ^{131}I 治疗甲亢难以避免的结果，选择 ^{131}I 治疗主要是要权衡甲亢与甲减后果的利弊关系。发生甲减后，可以用 L-T$_4$ 替代治疗，可使患者的甲状腺功能维持正常，患者可以正常生活、工作和学习，育龄期妇女可以妊娠和分娩。由于甲减并发症的发生率较高，在用 ^{131}I 治疗前需要患者知情并签字同意。医师应同时告知患者 ^{131}I 治疗后有关辐射防护的注意事项。

（三）手术

手术治疗的治愈率为 95％左右。复发率为 0.6％～9.8％。

1. 手术治疗的适应证

（1）中、重度甲亢长期药物治疗无效或效果不佳。

（2）停药后复发，甲状腺较大。

（3）结节性甲状腺肿伴甲亢。

（4）对周围脏器有压迫或胸骨后甲状腺肿。

（5）疑似与甲状腺癌并存者。

（6）儿童甲亢用抗甲状腺药物治疗效果差者。

（7）妊娠期甲亢药物控制不佳者，可以在妊娠中期（第 13～24 周）进行手术治疗。手术术式现在主张一侧行甲状腺全切，另一侧次全切，保留 4～6g 甲状腺组织，也可行双侧甲状腺次全切除，每侧保留 2～3g 甲状腺组织。

2. 手术的并发症

（1）永久性甲减：国外文献报告的发生率是 4％～30％，一项国外内科医师随访研究显示：随访 10 年永久性甲减的发生率是 43％。解释术后甲减发生的原因除了手术损伤以外，Graves 病本身的自身免疫损伤也是致甲减的因素。

（2）甲状旁腺功能减退症：分为一过性甲状旁腺功能减退症和永久性甲状旁腺功能减退。前者是由于甲状旁腺部分损伤或供应血管损伤所致，一般在术后 1～7 天内恢复；后者的发生率为 0～3.6％，需要终身治疗。

（3）喉返神经损伤：发生率为 0～3.4％。如果损伤是单侧性的，患者出现发音困难。症状可以在术后数周内恢复，可能遗留声音嘶哑；如果损伤是双侧性的，患者可以出现气道阻塞，需要紧急处理。近年来随着 ^{131}I 应用的增多，手术治疗者较以前减少：手术治疗一定要在患者的甲亢病情被控制的情况下进行。

（四）碘剂

碘剂的主要作用是抑制甲状腺激素从甲状腺释放。

适应证：

（1）甲状腺次全切除的准备。

（2）甲状腺危象。

（3）严重的甲状腺毒症心脏病。

（4）甲亢患者接受急诊外科手术。碘剂通常与 ATD 同时给予。控制甲状腺毒症的碘剂量大约为 6mg/d，相当于饱和碘化钾溶液（SSKI）的 1/8 滴、复方碘溶液（Lugol，s 液）的 0.8 滴的剂量。临床上实际给予上述一种碘溶液 5~10 滴，1 日 3 次。这个剂量显著超过了抑制甲状腺毒症的需要量，容易引起碘化物黏液水肿。《Williams 内分泌学》（第 10 版）推荐的最大剂量是 SSKI3 滴，1 日 3 次。

（五）锂制剂

碳酸锂可以抑制甲状腺激素分泌。与碘剂不同的是，它不干扰甲状腺对放射碘的摄取。主要用于对于 ATD 和碘剂都过敏的患者，临时控制他们的甲状腺毒症。碳酸锂的这种抑制作用随时间延长而逐渐消失。剂量是 300~500mg，每 8h1 次。因为锂制剂的不良反应较大，仅适用于短期治疗。

（六）地塞米松

地塞米松 2mg，每 6 小时 1 次，可以抑制甲状腺激素分泌和外周组织 T_4 转换为 T_3。PTU、SSKI 和地塞米松三者同时给予严重的甲状腺毒症患者，可以使其血清 T_4 的水平在 24~48h 内恢复正常。本药主要用于甲状腺危象的抢救。

（七）β 受体阻断剂

甲状腺激素可以增加肾上腺能受体的敏感性。本药的作用如下。

（1）从受体部位阻断儿茶酚胺的作用，减轻甲状腺毒症的症状。在 ATD 作用完全发挥以前控制甲状腺毒症的症状。

（2）具有抑制外周组织 T_4 转换为 T_3 的作用。

（3）β 受体阻断剂还可以通过独立的机制（非肾上腺能受体途径）阻断甲状腺激素对心肌的直接作用。目前使用最广泛的 β 受体阻断剂是普萘洛尔（心得安），20~80mg/d，每 6~8 小时 1 次。哮喘和慢性阻塞性肺病禁用；甲亢妊娠女性患者慎用；心脏传导阻滞和充血性心力衰竭禁用。但是严重心动过速导致的心力衰竭可以使用。

第三节 甲状腺功能减退症

甲状腺功能减退症简称甲减，是由各种原因导致的低甲状腺激素血症或甲状腺激素抵抗而引起的全身性低代谢综合征，其病理特征是黏多糖在组织和皮肤堆积，表现为黏液性水肿。国外报告的临床甲减患病率为 0.8% ~ 1.0%，发病率为 3.5/1000；我国学者报告的临床甲减患病率是 1.0%，发病率为 2.9/1000。

一、分类

（一）根据病变发生的部位分类

1. 原发性甲减

由于甲状腺腺体本身病变引起的甲减，占全部甲减的 95% 以上，且 90% 以上原发性甲减是由自身免疫、甲状腺手术和甲亢 ^{131}I 治疗所致。

2. 中枢性甲减

由下丘脑和垂体病变引起的促甲状腺激素释放激素（TRH）或者促甲状腺激素（TSH）产生和分泌减少所致的甲减。垂体外照射、垂体大腺瘤、颅咽管瘤及产后大出血是其较常见的原因，其中由于下丘脑病变引起的甲减称为三发性甲减。

3. 甲状腺激素抵抗综合征

由于甲状腺激素在外周组织实现生物效应障碍引起的综合征。

（二）根据病变的原因分类

甲减按病变的原因分为药物性甲减、手术后甲减、^{131}I 治疗后甲减、特发性甲减、垂体或下丘脑肿瘤手术后甲减等。

（三）根据甲状腺功能减低的程度分类

甲减按病情的程度分为临床甲减和亚临床甲减。

二、病因

成人甲减的主要病因如下。

（一）自身免疫损伤

最常见的原因是自身免疫性甲状腺炎，包括桥本甲状腺炎、萎缩性甲状腺炎、产后甲状腺炎等。

（二）甲状腺破坏

包括手术、^{131}I 治疗。甲状腺次全切除、^{131}I 治疗 Graves 病，10 年的甲减累积发生率分别为 40%、40%～70%。

（三）碘过量

碘过量可引起具有潜在性甲状腺疾病者发生甲减，也可诱发和加重自身免疫性甲状腺炎。含碘药物胺碘酮诱发甲减的发生率是 5%～22%。

（四）抗甲状腺药物

如锂盐、硫脲类、咪唑类等。

三、临床表现

（一）一般表现

易疲劳、怕冷、体重增加、记忆力减退、反应迟钝、嗜睡、精神抑郁、便秘、月经不调、肌肉痉挛等。体检可见表情淡漠，面色苍白，皮肤干燥发凉、粗糙脱屑，颜面、眼睑和手皮肤水肿，声音嘶哑，毛发稀疏、眉毛外 1/3 脱落。由于高胡萝卜素血症，手脚皮肤可呈姜黄色。

（二）肌肉与关节

肌肉乏力，暂时性肌强直、痉挛、疼痛，嚼肌、胸锁乳突肌、股四头肌和手部肌肉可有进行性肌萎缩。腱反射的弛缓期特征性延长，超过 350ms（正常为 240～320ms），跟腱反射的半弛缓时间明显延长。

（三）心血管系统

心肌黏液性水肿导致心肌收缩力损伤、心动过缓、心排血量下降。心电图显示低电压。由于心肌间质水肿、非特异性心肌纤维肿胀、左心室扩张和心包积液导致心脏增大，有学者称之为甲减性心脏病。冠心病在本病中高发。10%患者伴发高血压。

（四）血液系统

由于下述四种原因发生贫血。

（1）甲状腺激素缺乏引起血红蛋白合成障碍。

（2）肠道吸收铁障碍引起铁缺乏。

（3）肠道吸收叶酸障碍引起叶酸缺乏。

（4）恶性贫血是与自身免疫性甲状腺炎伴发的器官特异性自身免疫病。

（五）消化系统

食欲缺乏、腹胀、便秘，严重者出现麻痹性肠梗阻或黏液水肿性巨结肠。

（六）内分泌系统

女性常有月经过多或闭经。长期严重的病例可导致垂体，增生、蝶鞍增大。部分患者血清催乳素水平增高，发生溢乳。原发性甲减伴特发性。肾上腺皮质功能减退和1型糖尿病者属自身免疫性多内分泌腺体综合征的一种，称为 Schmidt 综合征。

（七）黏液性水肿昏迷

见于病情严重的患者，多在冬季寒冷时发病。诱因为严重的全身性疾病、甲状腺激素替代治疗中断、寒冷、手术、麻醉和使用镇静药等。临床表现为嗜睡、低体温（< 35℃）、呼吸徐缓、心动过缓、血压下降、四肢肌肉松弛、反射减弱或消失，甚至昏迷、休克、肾功能不全危及生命。

四、实验室检查

（一）血清甲状腺激素和促甲状腺激素（TSH）

血清 TSH 增高，TT_4、FT_4 降低是诊断本病的必备指标。在严重病例血清 TT_3 和 FT_3 减低。亚临床甲减仅有血清 TSH 增高，但是血清 T_4 或 T_3 正常。

（二）甲状腺自身抗体

血清甲状腺过氧化物酶抗体（TPOAb）血清甲状腺球蛋白抗体 TgAb 阳性提示甲减是由于自身免疫性甲状腺炎所致。

（三）其他检查

血清三酰甘油、总胆固醇、LDL-C 增高，HDL-C 降低，同型半胱氨酸增高，血清肌酸激酶、乳酸脱氢酶增高。

五、诊断

（1）甲减的症状和体征。

（2）实验室检查血清 TSH 增高，FT_4 减低，原发性甲减即可以成立。进一步寻找甲减的病因。如果 TPOAb 阳性，可考虑甲减的病因为自身免疫甲状腺炎。

（3）实验室检查血清 TSH 减低或者正常，TT_4、FT_4 减低，考虑中枢性甲减。做 TRH 刺激试验证实。进一步寻找垂体和下丘脑的病变。

六、治疗

不论是甲状腺性甲减还是下丘脑性甲减、垂体性甲减，用甲状腺激素治疗效果均良好。除了抗甲状腺药物及甲状腺次全切除术引起的暂时性甲减外，其他原因所致的甲减应长期服用甲状腺激素。

（一）原发性甲减的治疗

1. 制剂的选择

（1）左甲状腺素钠（L-T$_4$）：左甲状腺素钠（L-T$_4$）作用迟缓而持久，起效较慢，患者易耐受。1 次 / 天，服用方便，且剂量易于掌握。左甲状腺素钠（L-T$_4$）在外周组织脱碘，产生足量的 T$_3$ 满足生理需要，是治疗甲减的理想制剂，现已成为治疗甲减的首选药物。而且左甲状腺素钠（L-T$_4$）的半衰期长达 7 天，吸收相对缓慢，即使漏服 1 天也无多大影响，可于漏服的次日加服 1 天的剂量。

（2）干甲状腺粉（片）：是由动物甲状腺干燥粉末加工而成，主要含 T$_4$ 和 T$_3$。部分患者仍使用干甲状腺粉（片）治疗，效果也很好。但干甲状腺粉（片）所含甲状腺激素来源于动物甲状腺，与人的甲状腺比较，动物甲状腺中 T$_3$ 所占比例较大。干甲状腺粉（片）中极大量的 T$_3$ 导致吸收后短期内 T$_3$ 超过生理所需剂量。

（3）左旋 T$_3$：作用快、持续时间短，仅用于 T$_3$ 抑制试验、黏液性水肿昏迷的抢救、甲状腺癌术后需要停药检查时。

2. 替代治疗的具体方法

原发性甲减是一种慢性长期性疾病，可以逐渐使代谢恢复正常，不要求短期内纠正。左甲状腺素钠（L-T$_4$）的初始剂量取决于甲减的严重程度、年龄及身体状况。年轻、无心血管及其他疾病的轻至中度甲减患者可以给予完全替代剂量，即 $0.5 \sim 1.3 \mu g/kg$ 标准体重。这样的剂量可以使 T$_4$ 的浓度逐渐升高，随后 T$_3$ 浓度缓慢升高，患者不会出现任何不良反应。伴心脏病尤其是发生过心肌梗死的患者，应从小剂量开始，起始量每天 $12.5 \sim 75 \mu g$。每隔 2 ~ 3 个月后，经过细致的临床和实验室评估后，增加 12.5g。治疗目的是使血 T$_3$、T$_4$ 水平恢复正常，原发性甲减患者血 TSH 水平恢复正常。治疗多长时间后症状开始改善取决于剂量的大小。中重度甲减患者的早期反应是尿量增加，如果原有低钠血症，血钠水平会升高。随后脉率增快，脉压差增大，食欲改善，便秘消失，声嘶逐渐改善，皮肤、头发数月后才能恢复正常。足量替代治疗 6 周后血游离 T$_4$ 恢复正常，血 TSH 需要较长时间，大约 3 个月。少数情况下，如黏液性水肿昏迷者、合并急性感染或其他严重疾病可能会发展成黏液性水肿昏迷的甲减患者，需要迅速纠正甲状腺功能，一般成人可以单次静脉内给予左甲状腺素钠（L-T$_4$）$300 \sim 500 \mu g$，第 2 天用 $100 \mu g$，第 3 天以后每天给予 $50 \mu g$，直至病情好转能够口服药物后，减为通常维持剂量。如果最初患者能够口服，也可以给予左旋 T_3 25μg/12 小时，左旋 T_3 起效更快。由于代谢速率急速增加，可能会导致垂体 - 肾上腺皮质负担过重，对接受大剂量甲状腺激素的患者可适当补充糖皮质激素，可用氢化可的松 5mg/h 静脉输注，以防肾上腺皮质功能不全或危象的发生。

3. 监测替代治疗的效果

原发性甲减患者甲状腺激素剂量是否合适，通过测定血 TSH，易于监测。用敏感的检测方法测得的 TSH 在正常范围，即 0.5 ~ 5.0mU/L。TSH 在正常范围，原发性甲减患者所有临床表现和生化异常均会消失。

4. 某些情况下剂量的调整

经过最初 6 个月的治疗后，应重新摸索剂量，这是因为甲状腺激素水平恢复正常后，对 T_4 的代谢清除率会增加。一般情况下应每年监测 TSH，保证患者应用合适的剂量。如果 TSH 超过正常范围，且排除了患者未正规服药这一因素，甲状腺激素的剂量应稍作调整，6 周后复查 TSH，了解调整后的剂量是否合适。在某些情况下，甲状腺激素的需要量会发生变化。接受雄激素作为乳腺癌辅助治疗的妇女，替代治疗应减少；孕妇左甲状腺素钠（L-T_4）的需要量增加 50% ~ 100%，产后数周内恢复原来剂量。某些药物如硫糖铝、氢氧化铝、硫酸亚铁、洛伐他汀、各种树脂对左甲状腺素钠（L-T_4）有吸附作用，如果与这些药物同时服用或存在肠道疾病会影响肠道对左甲状腺素钠（L-T_4）的吸收，需增加剂量。某些药物如利福平、卡马西平、苯妥英钠等可增加左甲状腺素钠（L-T_4）的代谢清除率，胺碘酮抑制 T_4 向 T_3 的转换，与这些药物合用时剂量也应增加。

（二）继发性甲减的治疗

下丘脑性、垂体性甲减患者主要补充甲状腺激素和肾上腺激素，应先补充肾上腺皮质激素。下丘脑性、垂体性甲减患者 TSH 不能作为监测替代治疗效果的可靠指标，应使 FT_4 达到正常范围的中点之上。甲状腺激素的剂量及调整与原发性甲减相同。

（三）亚临床甲减的治疗

关于亚临床甲减的治疗，各家看法不一。有人认为预防亚临床甲减发展成临床甲减，尤其是患者 TSH 大于 14 ~ 20mIU/L，且 TPOAb 有中等度升高时，可予替代治疗。另有人认为，亚临床甲减无症状的持续时间可能会很长，有些患者在替代治疗后，可能会使心绞痛加重，或出现心律不齐，故主张不予治疗。

（四）老年甲减的治疗

对老年甲减的治疗更应从小剂量开始，逐渐谨慎加量，尤其是有心血管疾病的患者，对补充的甲状腺激素耐受性较差，剂量增加过快或剂量过大，可致代谢亢进，增加心肌耗氧量，有可能引起心绞痛或心肌梗死。对年轻甲减患者，甲状腺激素维持量是使 T_4、TSH 恢复正常，对老年甲减患者使 T_4 恢复正常即可，不必使 TSH 降至正常。

（五）黏液性水肿昏迷的治疗

排除其他原因所致昏迷，临床诊断确立后，尽早开始治疗，不必等待实验室检查结果（如甲状腺激素测定）。治疗的目的是提高甲状腺激素水平，控制威胁生命的合并症。

1. 甲状腺激素替代治疗

此时甲状腺激素替代治疗的目的是尽早使血中 T_3、T_4 水平恢复正常。患者因为肠黏膜水肿，口服给药吸收不稳定，较好的办法是静脉注入大剂量甲状腺激素可以降低病死率，但有引起心律失常或心肌缺血的危险。因此，对有冠状动脉粥样硬化性心脏病的患者处理较困难。但相对于威胁生命的黏液性水肿昏迷而言，抢救后者更为重要。一般成人可以单次静脉给予左甲状腺素钠（L-T_4）300～500μg，可在 24 小时内使血中 T_4 升至正常水平。第 2 天用 100μg，第 3 天以后每天给予 50μg，直至患者好转能够口服药物后，减为通常维持剂量。如果最初患者能够口服，也可以给予左旋 T_3，25μg/12h，左旋 T_3 起效更快。也有人主张开始静脉内给予左甲状腺素钠（L-T_4）500μg，同时或随后 6～8 小时用左旋 $T_3$10～25μg，原因是此时患者外周组织中 T_4 向 T_3 的转换减慢，尤其是存在明显的并发症时，最初几天内应加用少量 T_3。大剂量使用甲状腺激素时，有必要进行心电监护，当出现心律不齐或心肌缺血时，及时减少用量。如为下丘脑、垂体引起的甲状腺功能减退，在用甲状腺激素的同时，应该加用肾上腺皮质激素，以免发生肾上腺危象。

2. 对症支持治疗

（1）纠正缺氧及二氧化碳潴留：呼吸减慢，换气降低导致缺氧及二氧化碳潴留，应监测血气分析，必要时给氧。一旦发现有呼吸衰竭的征象，就应在气管内插管或将气管切开，使用人工呼吸机。

（2）抗休克：如有低血压及休克，需要抗休克药，必要时输血，但应注意甲状腺激素及升压药有协同作用，患者对升压药较敏感，仅肾上腺素药物能引起心律不齐，更应慎用。

（3）控制液体入量：甲状腺功能减退严重者，液体需要量较正常人少，如无发热，每天补液量 500～1000mL。低血钠时限制水量，如血钠很低，可用少量高渗盐水。

（4）纠正低血糖：开始用50%葡萄糖静脉推注，以后用葡萄糖静脉滴注维持。

（5）防治感染：仔细寻找感染灶，可行血、尿常规和血、尿培养及胸部X线片检查。部分患者对感染的反应差，体温不高，白细胞升高不明显，容易漏诊。

（6）糖皮质激素：原发性甲状腺功能减退者，肾上腺皮质储备功能差；垂体功能减退者，除甲状腺功能减退外，肾上腺皮质功能也减退。可每天用氢化可的松100～300mg静脉滴注，持续约1周。

（7）对症治疗：多数低体温患者，用甲状腺激素治疗可使体温恢复正常。一般保温只需盖上被子或毛毯，或稍提高室温即可。过度加温保暖可使周围血管扩张，增加氧耗，易致循环衰竭。一般护理如翻身、避免异物吸入、防止尿潴留均很重要。

（六）孕妇甲减的治疗

孕妇左甲状腺素钠（L-T$_4$）的需要量增加50%～100%，左甲状腺素钠（L-T$_4$）需要量增加的原因：由于高孕激素血症使血液中甲状腺激素结合蛋白（TGB）水平增高；甲状腺功能不足使得HCG不能发挥作用；胎盘水平T$_4$脱碘不足。在治疗中，患者应每3个月检查1次，以确保TSH水平仍然正常或者应该进行适当的调整。在分娩之后，左甲状腺素钠（L-T$_4$）应在数周内恢复到原来剂量，并于产后6～8周复查。

参考文献

[1] 付蓉，王邦茂.内科疾病疑难病例精解 [M].上海：沪科文献出版社 ,2022.

[2] 王蕾，李秀敏，戴志初，林琳，牟善强.内科疾病诊断与临床用药 [M].北京 /西安：世界图书出版公司 ,2022.

[3] 孙雪茜.内科常见病治疗精要 [M].北京：中国纺织出版社 ,2022.

[4] 王晓彦.内科常见病诊治指南 [M].济南：山东大学出版社 ,2022.

[5] 黄忠.现代内科诊疗新进展 [M].济南：山东大学出版社 ,2022.

[6] 周仲瑛，金妙文.中医内科急症学 [M].长沙：湖南科学技术出版社 ,2022.

[7] 梁莉莉，赖奉庭，王华卿，郐美莲，赵雪单.新编内科疾病临床诊疗技术 [M].北京 /西安：世界图书出版公司 ,2022.

[8] 胡春荣.神经内科常见疾病诊疗要点 [M].北京：中国纺织出版社 ,2022.

[9] 夏健，陈华，袁叶.神经内科疾病全病程管理 [M].北京：化学工业出版社 ,2022.

[10] 詹庆元.内科重症监护病房工作手册 [M].北京：人民卫生出版社 ,2022.

[11] 缪景霞.肿瘤内科护理学思维导图 [M].广州：广东科学技术出版社 ,2022.

[12] 冯念苹.常见内科疾病治疗与用药指 [M].北京：中国纺织出版社 ,2022.

[13] 孙玉信.内科条辨 [M].济南：山东科学技术出版社 ,2021.

[14] 赵晓宁.内科疾病诊断与治疗精要 [M].开封：河南大学出版社 ,2021.

[15] 陈永升，孙雪辉.现代内科疾病诊疗精要 [M].青岛：中国海洋大学出版社 ,2021.

[16] 金琦.内科临床诊断与治疗要点 [M].北京：中国纺织出版社 ,2021.

[17] 黄佳滨.实用内科疾病诊治实践 [M].北京：中国纺织出版社 ,2021.